章次公《药物学》点校

叶新苗　叶肖琳　点校

科学出版社

北　京

内 容 简 介

《药物学》为江苏镇江丹徒人章次公所撰，书刊于1949年，共四卷，每卷96～100页，约15万字。联目号：02567。本书是参合中西医药学的专著，大抵以讨论《伤寒论》所用药物为主，共论药102种（含文内附药8种）。每种药物的目次安排参考《和汉药考》及《和汉药物学》，分名称、科属、品考、产地、形态、药用之部、修治、性味、成分、用量、方剂名称、作用、效能、禁忌、编者按共15项，依次介绍内容。

《药物学》药物讨论主要铺设两条主线，一是历代主要本草著作对药物性味，效能的论述；二是引述日本医家对汉方、汉药的中西医理、药理的讨论，中西互参，中日医家的灼见显现其中。此外作者的临证经验与以六经辨证为主体的寒温观也陈述其间。它不同于一般的节要性、实用性的本草著作，而是汇集方论、医论、药论等有关《伤寒论》的中西互参的切合实用的本草著作。

本书流传不广，现藏于浙江中医药大学图书馆的版本，系1949年版《药物学》。现据1982年人民卫生出版社点校本《本草纲目》等为校本，并参考汤本求真《皇汉医学》（2007年中国中医药出版周子叙译张立军等整理本）、小泉荣次郎编纂《和汉药考》（昭和十六年第8版增订版）、日野五七郎、一色直太郎合著《和汉药物学》（昭和六年第4版）等，仔细点校，并加句逗。可供中医院校师生、中医研究工作者及中西医师参考。

图书在版编目（CIP）数据

章次公《药物学》点校 / 叶新苗，叶肖琳点校．—北京：科学出版社，2012.3

ISBN 978-7-03-033521-0

Ⅰ．章… Ⅱ．①叶… ②叶… Ⅲ．药物学 Ⅳ．R9

中国版本图书馆 CIP 数据核字（2012）第 020314 号

责任编辑：杨　扬 / 责任校对：刘亚琦

责任印制：李　彤 / 封面设计：范璧合

科学出版社 出版

北京东黄城根北街16号

邮政编码：100717

http://www.sciencep.com

北京厚诚则铭印刷科技有限公司印刷

科学出版社发行　各地新华书店经销

*

2012年3月第　一　版　　开本：787×1092　1/16

2024年4月第五次印刷　　印张：8 1/2

字数：192 000

定价：68.00 元

（如有印装质量问题，我社负责调换）

点校说明

《药物学》章次公所撰，书刊于1949年，现藏浙江中医药大学图书馆，联目号：02567。章氏名成之，号之庵，字次公，以字行，江苏镇江丹徒人。生于公元1903年，卒于1959年。民国八年（公元1919年）就读于上海中医专门学校，师从孟河名医丁甘仁及经方大家曹颖甫，又问学于国学大师章太炎，学业兼优。民国十四年毕业后在上海开业行医，并任职于上海广益中医院，后任上海红十字会医院中医部主任。曾与徐衡之、陆渊雷等创办上海国医学院，并教授药物学课程，还兼任上海中医专门学校等多家学校教师。建国后，历任上海市卫生局中医门诊部特约医生兼中医师进修班教师，卫生部中医顾问兼北京医院中医科主任。为第三届全国政协委员、中国亚洲团结委员会委员。章氏精研医书经典及诸家学说，于伤寒学造诣尤深。认为仲景之书确系大经大法，为医者不可不读，而明清温病学说则是《伤寒论》之发展，应汲取两家之长。临证主张运用中医之四诊、八纲、辨证论治，兼采现代科学诊断手段，"双重诊断，一重治疗"，以提高疗效。用药则博采众方，无论经方、单方、验方乃至草药，兼收并蓄，机动灵活，注重实效，剂量或轻或重，突出重点，能合病情。对热性病、内科病、妇科病的治疗均有效验。临床擅长应用虫类药物，多有所得。对中西医学，早年主张"发皇古义，融会新知"。建国后，积极团结中西医，主张取长补短，努力继承发扬中医药学。其著除《药物学》外，尚有《杂病医案》（1934）、《中国医学史》、《诊余抄》等。又与徐衡之合辑《章太炎先生论医集》。晚年拟修订《医籍考》和校勘《内经》，惜怀志未竟。另有门人整理出版《章次公医案》与《章次公医术经验集》。

《药物学》全书四卷，每卷96～100页，约15万字，32开本。它以《伤寒论》所用药物为主线编排，共论药102种（含文内附药8种）。每种药物的目次安排参考《和汉药考》及《和汉药物学》，分名称、科属、品考、产地、形态、药用之部、修治、性味、成分、用量、方剂名称、作用、效能、禁忌、编者按共15项，依次介绍内容。其名称项下，设学名、别名、释名。成分项下，反映现代药学研究成果。品考项下则简洁扼要叙述药物真伪、优劣。效能项下，先引述《本草经》、《别录》、《大明》、《本草纲目》等本草著作对该药主治的主要论述，次涉黄宫绣、邹澍、王翃、曹拙巢、张石顽、章太炎等诸家论述；又选《药徵》、《一本堂药选》、《和汉药考》、《和汉药物学》、《皇汉医学》等日本著名医药学家著作的有关内容，使药物的作用、主治的发展演变与得失，能方便浏览，而且还能使药物的作用主治在医理、药理上得以中西互参。编者按项，则是作者思考诸家得失之论与心得体会之所在。上二项不唯论药，还研讨各种配伍与各家学说，俨然是方论等，为本书精华，参考价值极大。

此次整编校勘以1949年版《药物学》（现藏于浙江中医药大学图书馆）为底本，以1982年人民卫生出版社点校本《本草纲目》（校点本）为校本，并参考宋·唐慎微著《经史证类备急本草》（张存惠晦明轩刻本影印政和本）、宋·寇宗奭撰《本草衍义》（1990年人民卫生出版社颜正华等点校本）、清·邹澍《本经疏证》（2009年学苑出版社张金鑫点校本）、王翃《握灵本草》（康熙二十二年即公元1683年初刻本）、汤本求真《皇汉医学》（2007年中国中医药出版社周子叙译张立军等整理本）、吉益东洞《药徵》邨井杶《续药徵》（2008年学苑出版社钱超尘主编本）、小泉荣次郎编纂《和汉药考》（昭和十六年第8版增订版）、日野五七郎与一色直太郎合著《和汉药物学》（昭和六年第4版）等，仔细点校。

书中凡加校记之处，均用脚注序码标出，而将校记附于页末；书中各种异体字和笔画有差错残缺的，就径直改正，不出校；书中所引书名，多系简称，有时用人名，有时作书名，凡著作名一律加书名号；底本引文多为意引，一律不加引号，对其中明显的脱字、缺字则补之，并出校；底本中重要的中医名词术语均以今天标准改之，如症候改证候，证状改症状，症瘕改癥瘕，刺戟改刺激，傅药改敷药，法马改砝码，蕃殖改繁殖，养化改氧化等，不出校；对书中存在的费解、谬误之处，则加注，或解释疑难，或直指其误，供读者参考；著者在综合引用他书时，大都是摘要或综合式的，凡与原文有较大出入，或与原意不合及影响后人学习的地方，并加校记，说明原作什么，以及或衍或脱等情况，校勘查对仍不明的，则注明存疑待考。另药物名称项下"学名"及成分项下的成分英文名称，均转引自当时荷兰西学习用英文写法，有的已与今天不一样，凡与今同的不出注，与今不同的，旁加括弧注，说明今作什么；为保持原貌书中的英文中译则保留之。

《药物学》对药物的介绍，突出了以《神农本草经》等为代表的对药物主治的经典讨论，介绍了日本古方派、后世派、折衷派等医家对药物主治等的中西理念演绎，又反映作者学习领略日本明治维新前后在汉医汉药领域中西论争及其研究水平，非常贴近当今临床实际情况。相对那些收录全面的大型本草著作，既体现检索方便、小型实用的优点，又可为学习《伤寒论》、方剂学提供重要参考。其学术特点可概为崇《伤寒》、俾实用、参中西；溯源流、议作用、论配伍。

崇《伤寒》、俾实用、参中西。《药物学》是章氏积数十年研习伤寒及本草的经验撰成的一部切合临床实用的本草著作，较明、清二代小型实用本草著作依从《本草纲目》择要选药者不同，它以《伤寒论》用药为重点论述，旁引百家，尤其参合中西药理，处处体现作者主张的"发皇古义，融会新知"，与"取长补短，努力继承发扬中医药学"的思想。如论附子，先述其生理作用："入胃后觉有温暖之感，吸收后能刺激心脏，增进血液之循环，惟大量则兴奋过度，反致麻痹"；后又陈其药理作用，引汤本求真关于脉沉细弱、恶寒或厥冷、浮肿等症状的生理病理分析，指出“若用附子，则心力旺盛，血行恢复，郁滞之水毒或为汗，或为呕吐，或为下利、利尿而排出体外，诸患顿如云雾散矣”。紧接其后则记录《本经》、《别录》、李时珍、邹润安、周伯度等有关附子主治、功效等论述，中西医医理药理互参，将附子散寒利尿、温肾助阳与强心增进血循环互观，确利于理解、学习与应用。又如论桂枝之生理作用：“能亢进胃液及唾液之分泌，以振起消化器”。其医治作用为“发汗解热，及止汗作用，镇静、镇痉、镇痛作用，亢奋强心强壮作用，祛痰作用，健胃驱风作用，疏通瘀血。通经催产及下胎盘死胎之作用，利尿作用”。所论确别开生面，利于西医阅读中医本草，中医阅读深化认识。

溯源流、议作用、论配伍。学习《药物学》，应了解每味药的应用现状与历史。如论芍药性味：“自宋元而后，上工大师之论芍药，莫不以为酸寒收敛……拙巢先生根据《本经》独以为苦平开泄，殊有卓见”。论芍药之功效：“自《和剂局方》有四物汤之制，近世视白芍药为妇人养血重品，于是仲景用芍药之精义，乃无人领会”。章氏认为《司马相如列传》“芍药之和”，此“和”字颇能尽芍药所长，如东洞翁以芍药主结实拘挛，即为和之效。结实拘挛为肝急，芍药酸敛平肝，故能治之，当是具有和组织神经之作用。又如论知母之滋阴作用，作者认为滋阴之义“就急性热病言之，有清热以存阴者，有益阴以退热者，前后二者之治法，往往统称为滋阴。仲景之知母、石膏属于前者，叶派之生地、麦冬属于后者”。从而提出知母为“热清而后阴存之滋阴药，非后世益阴以望退热之滋阴药也”。

对药物作用的认证，注重药物间相互比较及从西药药理成分方面阐发。如言厚朴，长中长义博士谓厚朴成分有类苍术，然就其经验所得，则利水之力术过于朴，除满开结之力，朴甚于术。又厚朴与白芍相比较，则白芍以除腹痛为主目的，而厚朴则以除胸腹满为目的，而能去腹痛，则为其间接作用而已。厚朴与苍术之利水除满作用，厚朴与白芍之除腹痛作用的不同点一清二楚。

从临床各家配伍应用中，认识药物作用，也是《药物学》的特点。如论麻黄之发汗作用，作者指出：近世人认为麻黄发汗作用太强，如使用不慎，会导致人汗出不止而死。而作者认为“麻黄本身发汗之力，诚亦平常，如得佐药，而其功乃著。如恶寒、无汗、发热之症，恶寒多佐以桂枝；发热甚佐以葛根；又恶风寒、关节痛颇甚，可以配附子；若与石膏同用，则灵妙更不可名状”。又如论葛根止痛作用，谓“根据仲景方项背强几几者，均用葛根；《肘后方》背腰疼痛者，饮生葛根汁，其痛乃止。项背强几几与背腰疼痛，均为末梢神经疾患，葛根于此种疾病以经验证之，可知其独擅胜场也”。这种切合实际，详细引证，比较分析式的讨论，确利于进一步认识总结前代的用药经验。

书中有些研讨还是精辟的方论。如讨论温病家用桂枝。他说：“自清中叶苏派学说盛行以后，桂枝的价值遂无人能解，病属外感，既不敢用之解肌，病属内伤，更不敢用之以补中……。盖桂枝本质原无发汗之能力，以其辛香走窜，故可助发汗药之作汗”。又说“自后世有‘血家不宜桂枝’之说，内伤病乃视桂枝如蛇蝎，其实桂枝辛温……不宜于血证之属实热者固也，至若虚劳羸弱，法当宗《素问》‘劳者温之’之义，……考之仲景之桂枝龙骨牡蛎汤、小建中汤、黄芪建中汤，《千金方》之炙甘草汤，其所治均属虚劳不足、亡血失精者……‘血家不宜桂枝’此非桂枝之不良，乃后人用桂枝不得其法之过也”。又如讨论大黄攻下之作用，指出从药理分析虽远不如西医精详，但根据积验方剂，疗治疾病，则未必有愧。大黄因为含鞣酸收敛的缘故，所以习惯性便秘虽连服有效，停药则病又复发，有此流弊，是因为西医喜欢单独使用所致。中医用大黄通便，即使是药性平和的脾约麻仁丸，亦和他药配合一起使用，所以麻仁丸没有流弊。章氏还认为中医用大黄之胜人处，远远还不止于此。

章次公先生为医家泰斗，造诣精深，学验宏富，其《药物学》四卷因种种原因，现存不多，今幸得《药物学》珍本，仔细阅读，一得之见以为发扬章氏学术之引玉砖也。但同时需要指出的是，章氏对药物的认识，亦有不够正确和全面者。如其对甘草的看法是：“西医籍论甘草之功用，仅得五种，在我国古代论甘草之玄言空论，自无存在之价值”。又如柴胡条下，作者认为：“余尝根本否认药物之作用有升降沉浮之说，盖药物之作用在使分子间之结合起变化，而无所谓升降沉浮也”。“夫药物仅可言其能治何种疾病，而不可言其能入某脏某腑也”。这种认识，未免有武断之嫌，失之客观、全面。但瑕不掩瑜，并不影响章氏《药物学》所取得的成就。

本人早年受“用药如用兵论”的影响，曾潜心本草之学，对我校馆藏的善本本草书籍进行了为期 8 年的学习，并先后对王翃《握灵本草》、章次公 1949 年版《药物学》、邢诵华 1934 年版《药物学讲义》等著作进行了梳理与校注。前次《握灵本草》校注本有缘蒙中国中医药出版社出版，今次又有章氏《药物学》蒙科学出版社出版，将好书推出馆藏，与大家共享，直抒胸臆，快哉！

限本人学识，书中定有许多不当之处，期读者、学者指正，并共同学习。

叶新苗

2011 年秋于杭州

目　录

点校说明

药物学卷一 …………………………（1）

桂枝 …………………………（1）

芍药 …………………………（3）

甘草（缓和剂） …………………（6）

人参（强壮剂） …………………（9）

生姜　干姜 ……………………（13）

大黄 …………………………（15）

麻黄 …………………………（18）

大枣 …………………………（22）

葛根 …………………………（23）

厚朴 …………………………（24）

杏仁 …………………………（26）

附子 …………………………（28）

药物学卷二 …………………………（31）

石膏 …………………………（31）

知母 …………………………（32）

粳米 …………………………（34）

柴胡 …………………………（35）

半夏（附　半夏曲、牛胆曲） ………（39）

黄连 …………………………（41）

桔梗 …………………………（43）

贝母 …………………………（44）

白术　苍术 ……………………（45）

茯苓 …………………………（47）

朴硝　芒硝 ……………………（48）

吴茱萸 …………………………（50）

地黄（附　熟地炭） ………………（51）

豆豉　大豆黄卷附 ………………（53）

栀子 …………………………（54）

饴糖 …………………………（55）

枳实 …………………………（56）

细辛 …………………………（58）

桃仁 …………………………（59）

黄芩 …………………………（61）

药物学卷三 …………………………（63）

甘遂　芫花　大戟 ………………（63）

常山 …………………………（65）

龙骨　龙齿 ……………………（66）

牡蛎 …………………………（67）

阿胶 …………………………（69）

当归 …………………………（70）

旋覆花 …………………………（71）

茵陈蒿 …………………………（71）

黄柏 …………………………（72）

瓜蒂 …………………………（74）

赤小豆 …………………………（75）

人尿（附　人血　乱发） ……………（76）

鸡卵（附　鸡膍胵　鸡屎白） ………（78）

滑石 …………………………（80）

赤石脂（附　高岭土） ……………（80）

黄耆 …………………………（81）

防己 …………………………（83）

苎蓉 …………………………（84）

牡丹皮 …………………………（85）

升麻 …………………………（86）

薏苡仁 …………………………（87）

山药 …………………………（89）

何首乌 …………………………（90）

石钟乳 …………………………（92）

药物学卷四 …………………………（94）

菊花 …………………………（94）

防风 …………………………（95）

犀角 …………………………（96）

蟾酥 …………………………（98）

麝香 …………………………（99）

茴香 …………………………… (101)
皂荚 …………………………… (102)
远志 …………………………… (103)
莱菔 …………………………… (104)
沙参 …………………………… (106)
玄参 …………………………… (107)
苦参 …………………………… (108)
白头翁 ………………………… (110)
槟榔 …………………………… (111)
延胡索 ………………………… (112)
甘松 …………………………… (113)
菖蒲 …………………………… (114)
艾 ……………………………… (115)
大蓟 小蓟 …………………… (116)
荆芥 …………………………… (118)
羚羊角 ………………………… (119)
石斛 …………………………… (120)
红花 …………………………… (121)
鹿茸(附 鹿角胶 鹿角霜) …… (123)
郁金 …………………………… (125)

药物学卷一

丹徒　章次公　编著

桂　　枝

【科属】 樟科樟属(注:桂枝学名为 *Cinnamomum cassia* Presl)。

【品考】 时珍释牡桂云:此即木桂也,薄而味淡,去粗皮,用其最薄者,为桂枝。气味辛辣者,为上品也。李杲以气味厚薄分桂枝、肉桂,遂构上行、下行之说,是臆测也,不可从矣(《药徵》)①。《古方药品考》②曰桂枝,外国产者佳,大抵色紫黑,味辛甘,发香者为佳品(《和汉药考》)③。

【产地】 产四川、广西、云南、安南等处及东印度。

【形态】 桂枝为外面现红褐色之薄皮,阔五分许,质坚,作螺旋状,或两边向内卷缩,甚至卷转如管,表面稍粗,有白色纵纹,皆隐隐隆起,里面现褐,亦不平滑,破折之处,几尽平坦,但不作纤维状(《和汉药考》)。

【修治】 刮去粗皮,旋切。生用,白芍拌用。

【性味】 味芳香异常,辛味峻烈(小泉荣次郎)。

【成分】 中含挥发油(桂皮油)1.0%至1.5%,余则为树脂护膜黏液质、糖质、单宁酸等。桂皮油 oleum cinnamomi.(为肉桂油,桂皮油今作 cinnamonoil)有桂皮固有之芳香质,澄明而稍浓稠,色带黄,或黄褐,性善挥发,起酸性之反应,比重1.04～1.07,味如烧灼,酒精、伊打、哥啰仿、姆冰醋酸等能溶解之,其中含有桂尔台希度 $C_6H_6—CH=CH=COH$、台尔品 $C_{10}H_{14}$ 及桂皮酸等(《和汉药考》)。挥发油——即桂皮油(1%～2%)、灰分(3%～5%,多至6%)、淀粉、黏液、鞣酸、树脂等。桂皮油呈澄明之黄色,或类褐色,比重1.055～1.070。主成分为阿尔兑希德($C_9H_8O_8$),含70%以上,其他为醋酸、桂爱司对路、桂皮酸等(《和汉药物学》)④。含有1.5%的挥发油,挥发油中主成分,是梫谟忒阿尔兑希特(zimmtaldehyd)($C_6H_5·CH=CH·CHO$)。(《药用植物》)广西省有大规模之桂皮,此桂皮厚约一米厘,色褐,味芳香而辛甘,富有黏液性质,其成分含有一封度之挥发油(比重1.064)为主要成分,肉桂酸、鞣酸、砂糖及一乃至五封度之无机物(白井光太郎⑤)。

---

①《药徵》,吉益东洞著。东洞公元1702～1773年时人,为日本真古方派四大家之一。该著选《伤寒论》及《金匮要略》方中常用药物,推其实际功用等而成。

②《古方药品考》,日本内藤尚贤著,书成于日本天保十二年即公元1841年。

③《古方药品考》曰……发香者为佳品等,查《和汉药考》无此引文。《和汉药考》日本小泉荣次郎著,书成于1910年。

④《和汉药物学》,日本日野五七郎、一色直太郎合著,书成于日本大正七年即公元1918年。

⑤白井光太郎,原作白井光太耶,白井光太郎。

【用量】 几分至二三钱。

【方剂名称】 川桂枝、桂枝尖。

【作用】

(1) 生理作用：能亢进胃液及唾液之分泌，以振起消化器(《临床应用汉方医学解说》[①])。

(2) 医治作用：由《肘后百一方》至《荷[②]兰药镜》所说，知桂枝有发汗解热，及止汗作用，镇静、镇痉、镇痛作用，亢奋、强心、强壮作用，祛痰作用，健胃驱风作用，疏通瘀血，通经催产，及下胎盘、死胎之作用，利尿作用(《皇汉医学》)。

【效能】

(1)《本经》：上气咳逆，喉痹吐吸，利关节，补中益气，久服通神，轻身不老。《别录》：心痛胁痛胁风，温筋通脉，止烦出汗。甄权：去冷风疼痛。元素：去伤风头痛，开腠理，解表发汗，去皮肤风湿。成无己：泄奔豚，散下焦蓄血，利肺气。震亨：横行手臂，治痛风。

(2) 邹澍曰：凡药须究其体用，桂枝色赤，条理纵横，宛如经脉系络，色赤属心，纵横通脉络，故能利关节，温经通脉，此其体也。《素问・阴阳应象大论》曰："味厚则泄，气厚则发热"，辛以散结，甘可补虚，故能调和腠理，下气散逆，止痛除烦，此其用也。盖其用之之道有六：曰和营、曰通阳、曰利水、曰下气、曰行瘀、曰补中。其功之最大，施之最广，无如桂枝汤，则和营其首功也。夫风伤于外，壅遏卫气，卫中之阳，与奔迸相逐，不得不就近曳营气为助，是以营气弱，卫气强。当此之时，又安能不调和营气，使散阳气之郁遏，通邪气之相迸耶(《本经疏证》)。

(3) 主治冲逆也，旁治奔豚，头痛，发热恶风，汗出身痛(《药徵》)。《气血水药徵》[③]中桂枝条曰(上略)：是皆冲气之证也，在表则为头痛，为恶寒，为疼痛；在里则为悸，为上冲(中略)。若小便不利，则有桂枝；若自利，则无桂枝也(《皇汉医学》)。

(4) 桂枝外用，如心腹痛，中风口斜，足筋拘挛者，以酒和之，涂于患处亦效(白井光太郎)。依日本药局方为芳香性健胃药，又为调味调香料，于慢性下痢，急性肠加答儿[④]之末期，子宫之弛缓，轻度之出血(作用于子宫筋之力，比麦角远弱)，可为散剂(《化学实验新本草》)。

【编者按】 自有清中叶，苏派学说盛行以后，桂枝之价值，遂无人能解，病属外感，既不敢用之解肌；病属内伤，更不敢用之以补中；不免有弃材之叹。编者遇有麻黄汤证，惧病者疑麻黄之猛悍，辄以荆、防代麻黄，而以桂枝佐之，亦效。盖桂枝本质原无发汗之能力，以其辛香窜散，故可助发汗药之作汗，苏派医生，所以不敢用桂枝，其理由之可得而言者，不外"南方无真伤寒"，仲景之麻、桂，仅可施于北方人，非江南体质柔弱者所能胜。故若辈一遇热病，无论伤寒、温病，一例以大豆卷、连翘、桑、菊应付之，于此而欲中医之不式微，难言之矣。近世药工剖切桂枝，必先以水浸三五日，是桂枝芳香之性已受损失。苏派医生之较高明者，知桂枝治寒饮，然量仅二三分，宁不可笑。自后世有"血家不宜桂枝"之说，内伤病乃视桂枝如蛇蝎。其实桂枝辛温，能使血波流行亢进，不宜于血证之属实热者，固也。至若虚劳羸弱，法当

---

①《临床应用汉方医学解说》，矢数道明著，其为日本后世派著名代表人物之一，公元1905～2002年时人。

②荷，原作和，系另一音译。《荷兰药镜》，系日本兰学家宇田川玄真1820所著。

③《气血水药徵》，吉益南涯著。其为日本古方派著名医家，公元1750～1813年时人，吉益东洞之子。首创"气血水"学说，善用经方，对《伤寒论》的研究颇有建树。

④加答儿，为catarrh，即卡他的另一种译音，意为炎性渗出。下同。

宗《素问》"劳者温之"之义，则桂枝正不妨与地黄、黄芪同用。考之仲景之"桂枝龙骨牡蛎汤"、"小建中汤"、"黄芪建中汤"，《千金方》之"炙甘草汤"，其所治均属虚劳不足，亡血失精者，古人又何尝屏弃之而不用。"血家忌桂枝"，此非桂枝之不良，乃后人用桂枝不得其法之过也。日本东洞翁徵桂枝，谓仅能治咳逆上气，其次身体疼痛。编者以为不足尽其所长，吾人对于桂枝之信仰，当以邹澍之说为准。近世于寒湿痛风证，每以桂枝为引经药，与桑枝同，其意盖取以枝入肢之意。

芍　药

【名称】 学名 *Paeonin albiflora*. Pall(注：今作 *Paeonin lactiflora*. Pall 或 *P. veitchii* Lynch)。别名将离、犂食、余容、铤。

【释名】 时珍曰：芍药犹绰约也，此草花容绰约，故以为名。罗愿《尔雅翼》言：制食之毒，莫良于芍，故得药名，亦通。

【科属】 毛茛科，芍药属(亦作牡丹属)(《植物学大辞典》)。

【品考及产地】 其种有二：曰木芍药也，曰草芍药也。木芍药是其真也，服食家言白花胜赤花，尝试其功，赤[①]白惟均，服食家之说，不可从矣。草芍药世所谓宇多芍药也，不可用矣(《药徵》)。《一本堂药选》[②]曰：凡选芍药，不拘山生园种，花红花白，惟取根形肥大如指，折之坚硬，外面淡红色，内作淡白色，味苦涩，兼有香气者为佳。紫黑色者勿用。盖芍药经年久远，则尽变成紫黑色(《和汉药考》)。赤芍七月出新，山西太原陵邱县者，为京条赤芍，皮宽色白者佳；河南出者，皮结肉白略佳；山西并亳州、关东等处出者，皮结肉带紫色更次(《药物地道录》)。赤、白芍药古代不分，宋以后始分之。李时珍以为根之赤白，随花之赤白而异，《植物名实图考》录寓简其说，又不同曰：予官维扬，春暮纵观芍药，真一时胜赏，厘祠殿之侧，有老圃业花数世矣，一日以花来献予，售以斗酒，因问之曰：人知赏花耳，吾欲知芍药之根所以赤、白，有异种耶？曰：非也，花过之后，每旦迟明而起，斸土取根，洗濯而后暴之，时也遇天晴日猛烈，抵暮，中边皆燥，断而视之，雪如也；倘遇阴云，表里滋润，信宿然后干，色正赤无疑矣。盖得至阳之气，则色白而善补，医家用之以生血则止痛。其受阳气不全者，则色赤而善泻，功用不侔，自然之理也。按吾尝询诸药肆，赤白原非一种，白芍产浙江、四川等处，赤芍产陕西凰山等处，故白芍曰杭白芍，而赤芍曰京赤芍，其形态亦有异，赤芍之皮黑而易碎，性甚柔，白芍皮红，甚坚硬。

【形态】 多年生草本，春月自宿根簇生新苗，高至三四尺，茎与叶皆带赤色，叶复叶，其小叶往往三裂甚深，初夏茎顶开花，花大而美丽，有单瓣复瓣，其色有种种(《植物学大辞典》)。圆柱状之根，长四五寸，大三四分许，外部暗褐色，有皱纹(《台湾汉药学》)。

【药用之部】 根。

【修治】 白芍：冬月必以酒炒，下痢腹痛必炒用(丹溪)。赤芍：今人多生用，惟避中寒者以酒炒，入女子血药以醋炒(《本草述》)。八九月掘取其根，以竹刀刮去黑皮洗净，微蒸过晒干。盖不蒸过则干而柔皱，且易霉蛀，减耗气味，甚于蒸过之少力，故以微蒸为宜，若蒸久则损失性味(《一本堂药选》)。

---

①赤，原缺，据文意补。

②《一本堂药选》，香川修庵著。其为日本古方派名医，与吉益东洞齐名。

【性味】 味苦甘，有收敛性。

【成分】 药理学博士长井长义尝于芍药中发见安息香酸，故医学博士猪子吉人亦认定安息香酸为芍药之有效成分。凡须应用安息香酸，或安息香酸盐类者，投以芍药，其效相同。明治四十年十一月，《药学杂志》第300号，刊有药学士朝比奈泰彦、奥野政造合著之《芍药辨》，并谓其中含有安息香酸树脂（少许），及葡萄糖等成分（《和汉药考》）。含有淀粉、鞣酸、砂糖、挥发油、安息香酸（5%）、白树胶质等（《和汉药物学》）。含有安息香酸和蔗糖（房雄）。

【用量】 小量钱半至三四钱，大量两许。

【方剂名称】 杭白芍、京赤芍。

【作用】 生理作用：安息香酸，服其过分剂，胃略觉烧热，排泄时则变成马尿酸，而加增尿之酸度（《贺氏疗学》）。医治作用：芍药为一种收敛药，欲使充分发现发汗、祛痰、泻下、利尿诸作用，以不用此药物为通则（《皇汉医学》）。

【效能】

(1)《本经》：芍药，味苦平。主邪气腹痛，除血痹，破坚积，寒热疝瘕，止痛，利小便，益气。《别录》：芍药，酸微寒，有小寒毒。通顺血脉，缓中，散恶血，逐贼血，去水气，利膀胱大小肠，消痈肿，时行寒热，中恶腹痛腰痛。甄权：治脏腑壅气，强五脏，补肾气，治时疾骨热，妇人血闭不通，能蚀脓。《大明》：女人一切病，胎前产后诸疾，治风补劳，退热除烦益气，惊狂头痛，目赤明目[①]，肠风泻血，痔瘘、发背疮疥。时珍：止下痢腹痛后重。

(2) 黄宫绣曰：芍药有白、有赤，白者味酸微寒，无毒。产后不宜妄用者，以其气血既虚，芍药恐伐生气之意也。然用之得宜，亦又何忌，如仲景黑神散，芍药汤，非皆产后要药耶？惟在相证明确耳。恶芒硝、石斛。畏鳖甲、小蓟。反藜芦，赤芍其义另详。

(3) 张石顽曰：赤芍药性专下气，故止痛不减当归。苏恭以为赤者利小便下气，白者止痛和血，端不出《本经》除血痹，破坚积，止痛，利小便之旨。其主寒热疝瘕者，善行血中之滞也，故有瘀血留着作痛者，宜之。非若白者酸寒收敛也。其治血痹、利小便之功，赤白皆得应用，要在配合之神，乃著奇绩耳。

(4)《药徵》主治结实而拘挛也，旁治腹痛，头痛，身体不仁疼痛，咳逆下利，肿脓。《一本堂药选》：疗腹痛，痢疾，目赤，疝瘕，寒热伤风，寒利肠胃，散恶血，治痔疾，痈疽，内托妇人血闭、痘疮。《荷兰药镜》曰，生根略有麻酸气，干根则无。微甘苦，性收敛，为镇痉止痛之药。因神经感动而发之痉挛、搐搦诸症，神经性筋肉挛急，头旋眩晕，癫痫睡魇，小儿痫瘛，子宫冲逆痛，痛风等症，用之俱有殊效（《和汉药考》）。

(5) 用为镇痉镇痛，通经止泻，驱虫等剂（《台湾汉药学》）。内服为镇痉镇痛，通经止泻药，治腹痛下痢，月经不顺，身体之知觉减少等。又本品应用于腹痛者，尤于有热感而痛，寄生虫腹痛，添加莪术；于冒寒气而起腹痛，通常加肉桂，于食伤腹痛，无用本品（《和汉药物学》）。房雄云：有镇痛的作用，可治疗腹痛和腰痛等症；有解热的作用，可治感冒和肺病；又可治妇人的血证，很有功效（《民间药及其利用法》）。

(6) 曹拙巢曰：《本经》云芍药苦平，味苦不可妄指为酸，犹鹿之不可为马也。自宋元医家，乃强指为酸寒敛阴，一犬吠影，百犬吠声，乃以迷谬至今，无敢正言其非者，芍药初非珍

---

①目，原脱，今据《本草纲目》引《大明》芍药条补。

品，又系无毒，可以一试立见。仲景用之桂枝汤中，正以苦泄能通营分之瘀，近人施之妇人瘕疝，亦能止痛，所以然者，亦以血分之瘀，得芍药之疏而始和也。譬之宿食在中脘，得大黄而痛始定，岂得谓大黄之酸敛乎！通则能和，敛则不和，今有病血瘀气痛者，饮醋略止，再发再饮，则无救矣。然则通之之谓和乎，抑敛之之谓和乎，此正不辨而自明也。又有风寒袭表，一身尽痛者，得麻黄发汗而痛止，表之所以和者，为麻黄之能开泄也。太阳之门户有二：①为皮毛，肺主之，故“太阳伤寒”无汗，为外邪阻遏皮毛，第一重门户受病，麻黄汤中用杏仁，所以泄肺经之汗，而达之皮毛者也。②为肌腠，脾主之，“太阳中风”有汗，为外邪阻遏肌腠，为第二重门户受病，桂枝汤中用甘草、生姜，所以泄脾经之汗，而出之肌腠者也。病在皮毛，故皮毛间无汗，病在肌腠，故皮毛间有汗，肌腠为孙络散布之处，固非桂枝之辛温入血分者，不足以通之，然亦非芍药之苦泄，不足以助之也。

【禁忌】 血虚者，忌赤芍。

【编者按】 自宋元而后，上工大师之论芍药，莫不以为酸寒收敛，非黄宫绣一人而然也。拙巢先生根据《本经》独以为苦平开泄殊有卓见，然吾人居今日论芍药之功效，实不能受臭味之支配，芍药之功用，以味酸而敛固非，以味苦而泄亦非是。至论桂枝汤中之芍药，乃桂枝之佐药，而非监视桂枝者，其言殆足信矣。清邹澍著《本经疏证》，已先拙巢先生言之：营阴结于内，卫阳不得入，则“啬啬恶寒，淅淅恶风，翕翕发热”；营与卫周旋不舍，则“鼻鸣干呕”，营与卫相持而终不相舍，则“汗出”矣，与桂枝汤。芍药、桂枝，一破阴，一通阳，且佐以生姜，解其周旋不舍之维，使以甘、枣，缓其相持之势，得微似有汗，诸证遂止。此实和营布阳之功，断断非酸收止汗之谓也（录自《本经疏证》卷七第十五页）。后世以仲景于伤寒下之后，脉促胸满，桂枝汤去芍药主之，为芍药酸寒收敛之铁证。愚以为此后人断章取义，不善读书之过。要知芍药之主治，在痛而不在满，脉促胸满，非芍药所主，故去之。设腹满时痛者，则芍药在所必用，如太阳病，医反下之，因尔腹满而时痛者，桂枝加芍药汤主之，是其证也（此节摘取邹澍之说）。仲景去芍药之方剂，又有伤寒下之后，微恶寒者，去芍药加附子汤主之（此节与脉促胸满原系一章）。据余云岫之研究，仲景于恶寒恶风所以用附子之故，乃是皮面血液不足，所以恶寒恶风，手足冷厥了，这也许是心力不足的缘故，也许是血管收缩的缘故，心力不足，就用第一个强心的作用来治他；血管收缩，可用麻酸药把那“血管运动神经”麻酸了，血管便放大起来，皮肤的血就多了，就温暖起来了（见余氏《医述》）。

用附子所以强心，所以使血管放大，从反面观之，可知皮肤血液不充分者，非芍药所宜，血管收缩者，非疏泄血分之芍药所能为力。或曰：芍药既非酸敛，则芍药之“泻肝”、“柔肝”、“泄肝”、“敛肝”，将全无根据，胡以妇人肝病，用之多效。夫古籍之所谓肝病，大都类乎今日西医之所谓神经系疾患，妇人性多悒郁，神经受病，神经性疼痛必多，芍药能和缓止痛，故肝病用之多效。

自《和剂局方》有四物汤之制，近世遂视白芍药为妇人养血重品，于是仲景用芍药之精义，乃无人领会，吾尝谓宋元以来之医家，头脑均颟顸，若芍药真个补血，则考仲景设当行大黄芍药者宜减之一节，大黄与芍药相提并论，则仲景岂非不通之尤。故吾人欲知芍药之真确功效，宁暂屈宋元以后之上工大师为不通，为头脑颟顸。《司马相如列传》：芍药之和，此“和”字颇能尽芍药所长。东洞翁以芍药主结实拘挛，此亦和之效也。结实拘挛在宋元以后为肝急，芍药酸敛、平肝，故能治之。实则结实，拘挛是组织神经之紧张收缩，芍药能和之，当是具有和组织神经之作用。痢疾、赤痢，芍药有殊效，生理作用不可知，或亦定痛作用，不然，则疏泄脓液，与外科用芍药，同一原理。宁波郑松馆先生谓：近世药肆以芍药浸水中三五日，然后用之切片，天然性味，损失必多，故芍药必用至五六钱乃有效。按余与曹拙巢先生治张姓女孩，芍药必用至二两。《和汉药物学》引猪子博士说，芍药含多量之安息香酸或安息酸盐。按安息香酸有防腐兴奋祛痰之效，此恐不足尽芍药之功，虽化验所得，亦当阙疑。

甘草（缓和剂）

【名称】

（1）学名 *Glycyrrhiza glabra*. L.。

（2）别名：蜜甘、蜜草、美草、蕗草、灵通、国老、汾草、灵草、主人、美丹、枹罕草、大嗷、伦蜜珊瑚。

（3）释名：甄权曰：诸药中用甘草为君，治七十二种乳石毒，解一千二百般草木毒，调和众药有功，故有国老之号。

【科属】 豆科甘草属（《中国植物学大辞典》）。

【品考及产地】 陕西出者地道。山西太原、大同府出者亦佳，其货皮皱。亳州出者名皮草，多次。关东出者，亦次。另有一种名刮皮甘草，亦次货。以皮黄皱，体结匀净者为妙（《药物地道录》）。

【形态】 豆科甘草属，南部欧罗巴栽培甚盛，多年生草本，春月生新芽，高至二三尺，叶羽状复叶，往往自十余片小叶而成，小叶长卵形，夏秋之际，叶腋生花，花蝶形，花冠淡红色，此植物之地下茎及根，采掘而干贮之，色黄（《植物学大辞典》）。

【药用之部】 根、梢、节。

【修治】 生用、蜜炙用。

【性味】 呈弱酸性反应（《新中药》）。

【成分】 甘草之主成分为甘草糖（glycyrrhizia）（注：今为甘草酸的拼写），此外含有一种辛烈性软脂“阿斯巴拉精”（asparagin）及胶质等（小泉荣次郎）。刘米诺夫云：甘草之甘味，是因于称为格里契列丁（glycyrrhizin）$C_{44}H_{64}O_{19}$，按即甘草糖的甘味质的（《药用植物》）。主成分为格里记里辰酸（glycyrrhizin-saure $C_{41}H_{33}NO_{13}$），阿摩尼亚，及石灰等，并含有其他糖类（《和汉药物学》）。其主要成分为甘草糖，glycyrrhizin arparagin，橡胶等（刘曜曦）。含有葡萄糖及属配质之甘草糖（袁淑范）。主要成分为 glycyrrhizensaure $C_{44}H_{64}O_{19}$，余为纤维、树脂、灰分及水（黄劳逸《广济》五卷二号）。

【用量】 几分至两许。

【方剂名称】 粉甘草、炙甘草、清炙草。

【作用】

（1）生理作用：入胃后与胃液起作用，分解为葡萄糖与甘草糖，至肠能激肠之蠕动。

（2）药理作用：能使秘结之大便徐徐而下，伴随粪而排出体外，半由肠壁吸入血中，能促进全身细胞新陈代谢之作用，同时又能使唾液及咽喉之分泌增加，易使痰沫附着而咳出，且可免除咽喉燥感之患（《广济》五卷二号）。服其膏剂，能激口生涎，且有轻泻之效（《贺氏疗学》）。据《药物学》则甘草属于矫正药中之甘味药，而矫正药味之外，不仅有效于亢进咽喉气管之分泌，而使容易咯痰，且含有甘草糖酸之有甘味胶样糖质，及糖淀粉黏液质，同时可知兼有黏滑药之功也。甘草与大枣，俱为缓和药之代表的药物，故有缓解组织之作用，尤以因筋肉之急剧紧缩，所发疼痛，及其他诸般急迫症状为宜（《皇汉医学》）。又咽头及喉头于干燥粗糙之感觉，亦有缓和之效也（《临床应用汉方医学解说》）。

【效能】

（1）《本经》：五脏六腑寒热邪气，坚筋骨，长肌肉，倍气力，金疮尰，解毒，久服轻身延年。《别录》：温中下气，烦满短气，伤脏咳嗽，止渴，通经脉，利血气，解百药毒。甄权：主腹中冷痛，治惊痫，除腹胀满，补益五脏，养①肾气内伤，令人阴不痿。主妇人血沥腰痛，凡虚而多热者加用之。《大明》：安魂定魄，补五劳七伤，一切虚损，惊悸烦闷健忘。好古：吐肺痿之脓血，消五发之疮疽。时珍：解小儿胎毒惊痫，降火止痛。

（2）张石顽曰：生用，则气平，调脾胃虚热，大泻心火，解痈肿，金疮诸毒。炙之，则气温，补三焦元气，治藏腑寒热，而散表邪，去咽痛，缓正气，……。其性能缓急而又协和诸药。故热药用之缓其热，寒药用之缓其寒，……。仲景附子理中用甘草，恐僭上也；调胃承气用甘草，恐速下也，皆缓之之意。小柴胡有黄芩之寒，人参、半夏之温，而用甘草则有调和之意。治伤寒脉结代，心动悸，浑是表里津血不调，故用甘草以和诸药之性而复其脉，……。惟土实胀满者禁用，而脾虚胀满者必用，盖脾温则健运也。世俗不辨虚实，一见胀满便禁甘草，何不思之甚耶（节《本草逢原》）。黄宫绣曰：甘草……入和剂则补益②，入凉剂则泻热，入汗剂则解肌，入峻剂则缓正气，入润剂则养血，并能解诸药毒，及儿胎毒（节《本草纲目③求真》）。倪朱谟曰：甘草和中益气，补虚解毒，健脾胃，固中益元虚羸，协阴阳，和不调之荣卫，故治脾虚气弱，元阳不足，肺气衰弱，……。又如咽喉肿，佐枳、桔、鼠黏，可以清肺开咽；痰涎咳嗽，共苏子、二陈可以消痰顺气；佐黄芪、防风，能运毒走表，为痘疹气血两虚者首尾必资之剂……。凡用纯热纯寒之药，必用甘草以缓其势，……。甘能缓中，中满者忌之，呕家忌甘，酒家亦忌甘，诸湿肿满及黄疸、膨胀、郁结诸证禁用（节《本草汇言》）。周岩曰：甘草中黄皮赤，确是心脾两经之药，……。其功能全在于甘，甘则补，甘则缓，凡仲圣方补虚缓急，必以炙用，泻火则生用（节《本草思辨录》）。

（3）甘草主治急迫也，故治里急、急痛、挛结，而旁治厥冷、烦躁、冲逆之等诸般迫急之毒也。（为则按：调胃承气汤，桃核承气汤，俱无甘草也。调胃承气汤证曰：不吐，不下，心烦。又曰：郁郁微烦，此皆其毒急迫之所致也。桃核承气汤证曰：或如狂，或少腹急结，是虽有结实，然狂与急结此皆为急迫，故用甘草也。大、小承气汤，厚朴三物汤，大黄黄连泻心汤，俱解其结毒耳，故无甘草也）（《药徵》）。《飨庭家秘说》曰：甘草俗医有用梢末者，毕竟亦有缓急迫之效也，……。凡秘结之证，倍加甘草，而得利者屡矣，……。于发积气之急用甘草，虫痛甚亦用甘草，肿物等痛甚用甘草，中风中气等之拘挛，亦用甘草，皆因缓其病以取功也（《皇汉医学》）。尾台榕堂氏曰：凡用紫圆脾积丸、梅肉丸、桔梗白散等，未得快吐下，恶心腹痛苦楚闷乱者，用甘草汤，吐泻俱快，腹痛顿安。汤本求真曰：若施之外治，其效果亦无差异，一五十余岁妇人，医以妇人科的治法投之，或因药液之强烈，其后阴部肿胀糜烂，疼痛不能忍，余变本方（甘草汤）为局部罨法，痛忽镇静，创面亦随机而愈也（《临床应用汉方医学解说》）。

（4）患气支管加答儿者，用作缓和及祛痰药（小泉荣次郎）。根有特异的甘味，故用为矫味药，及丸剂的赋形药，在汉方上则尝用于咽喉诸病，为镇咳药（刘米诸夫）。其他可解肿毒

---

①养，原脱，据《证和本草》卷六甘草条补。

②益，原作血，今据《本草求真》甘草条改。

③纲目，疑衍文。

及淋疾(《台湾汉药学》)。

(5) 甘草为润肺药、化痰药,能治伤风,并生殖器具及肠内各病。可以之为润内皮药,如咳嗽痰多,喉干口热,用甘草入口含咽。其功又能治肝肠内皮生炎,尿管内皮生炎(《化学实验新本草》)。袁淑范曰:……由上所述者观之,甘草之作用颇近于西药中之甘味调和剂,到处皆可用之,……。甘草因含有葡萄糖及属配质之甘草糖 glgcyuhitjon,能刺激味觉神经之末端,使起甜味感觉,故用做调味剂,尤适矫正金鸡纳霜等类,有不快臭味药品之味,……。甘草因无毒性,其粉末又松疏,并且其醇剂亦有黏稠性,故用做散剂、丸剂、锭剂等之赋形药,……。甘草含多量有甜味之物质,故一般糖类在矫正药味以外,又有促进气管咽喉之分泌,使咯痰容易之作用,故于呼吸器加答儿症,时常用作祛痰药。在欧洲昔时民间土方亦曾用甘草为祛痰药,如所谓 Dron yeat hont 者即此,……。甘草中含有多量之黏滑性物质,因能被护病处,缓和外表之刺激作用,故于咽喉加答儿及肠加答儿等,时常用作刺激缓和药,……。甘草之大量有缓下之作用,此则虽因于甘草糖之作用,而其中含多量之黏性物质,能妨碍水分之吸收,使肠内容不得成稠厚状态,实其主要原因也。服甘草糖之十~十五,虽有促便作用,而普通皆与其他之泻下药如旃那硫黄等混合用之,如复方甘草散即此(节《民国医学杂志》)。高思潜曰:甘草以味甘得名,其主要成分为甘草酸,乃甘味之糖元质也,glyhoside 及其他一种辛烈性之软脂阿斯巴拉背护谟等。甘草性质和平,故药物学列入缓和剂中,然用大量则反能起下利,不可不知。调胃承气汤用大黄、芒硝、甘草,自来说甘草者,皆以为甘草为缓硝黄之性而设,不知此汤之用甘草,正所以助硝黄而协成通下之功也。《外科精要》治一切痈疽毒发背,及丹石烟火毒,民间治疗治毛虫螯啮,马肉中毒,菌蕈中毒,诸药中毒,皆以甘草多量浓与服。查中毒疗法,不外吐、下二法,甘草之所以能奏解毒之效者,殆以其具有通下之作用欤。甘草在西药中为和缓药,为矫味药,为赋形药,无单独用之者。中国则不然,《伤寒论》治脉结代,用炙甘草汤,汤名甘草,以之为君也,此用甘草为君药也。《圣济总录》之治舌肿塞口,《伤寒类要》之治伤寒心悸脉结,《兵部手集方》之治悬痈,《直指方》之治痘疮,《金匮玉函》之治小儿撮口,《得效方》之治小儿遗尿,皆以一味甘草为妙用,此单用而成单方者也。中国之用甘草,究竟单用者少,而用为佐药者多,人第见甘草之宜于佐药,而不知甘草亦堪作君药也。某说部载咏甘草诗曰:历事五朝长乐老,未尝独将汉留侯,此门外汉语也。

【验方】 阴下悬痈:生于谷道前后,初发如松子大,渐如莲子,数十日后,赤肿如桃李,成脓即破,破即难愈也。用横纹甘草一两四钱[①],截断,以溪涧长流水一碗,以文武火慢慢蘸水炙之,自早至午,令水尽为度,劈开视之,中心水润乃止。细剉,用无灰好酒两小碗,煎至一碗。温服,次日再服,便可保无虞。此药不能急消,过二十日方得消尽(李迅《痈疽方》)。

【禁忌】 缪仲醇云:中满者忌之,呕家、酒家、诸湿肿满及胀满,咸不宜服。

【编者按】 西医籍论甘草之功用,仅得五种,在我国古代论甘草之玄言空论,自无存在之价值。吾曹从仲景用甘草之方剂,剖析其药效,有与西说暗合者,述之如次。

(1) 调味药:谚云:"药里的甘草",极言甘草能协和诸药,在仲景方,凡某药有特殊臭味,多用甘草以矫正之,如甘草恒与附子、生半夏同用,所以解其辛辣之味是也。

(2) 祛痰药:少阴病二三日咽痛者,可与甘草汤。不差者,与桔梗汤。又咳而胸满,振寒

①钱,原为寸,据文义改。

脉数，咽干不渴，时出浊唾腥臭，久久吐脓如米粥者，为肺痈，用甘桔汤。尝见民间治干咳不爽，用冰糖梨子蒸食，此即糖类有促进咽喉气管分泌之作用也。

(3) 缓和药：中医用甘草最大功用，即在缓和作用，芍药甘草汤治脚挛急，甘麦大枣汤治脏躁，此二者，所谓肝苦急，急食甘以缓之。他如烦渴、惊悸、厥逆诸般急迫紧张现象，甘草无不可缓和之。东洞翁曰：甘草、治诸般急迫之毒也，得其旨矣。近世外科多用甘草，盖取解毒之意，实则本品为富黏滑性之物质，可以包摄创面，以缓和刺激疼痛而已。

(4) 缓下药：以甘草为缓下药，吾国无此记载，时贤高思潜谓调胃承气汤之甘草，非硝黄之监制药，正所以协助硝黄下利者。据《幼科金鉴》初生便闭，以甘草、枳实为治。《纲目》引崔衍所传方，以炙甘草治赤白痢。《梅师方》以甘草一两，豆蔻七个，治白赤痢，或即取甘草之缓下欤。编者近治赤白痢，少腹瘈痛，后重，以芍药甘草汤予之。芍药常两许，甘草可五六钱，亦取其缓下之用也。

甘草梢，近世多用作淋病药。

甘草节，疡科多用之。

人参(强壮剂)

【名称】 学名 *Panax*(*Sium ninsi*)(注：今作 *Panax ginseng* C. H. Mey)。别名神草、人衔、鬼盖、地精、血参、土精。

【科属】 五加科土当归属，一作人参属(《植物学大辞典》)。

【品考及产地】 曹炳章曰：人参多年生草根也，长者八九寸，短者二三寸，略似人形，故名人参。产吉林，以野参为贵，故又谓吉林参，或曰野山参，叶似掌状，复叶。《东陲游记》云：辽东人参产宁古塔，即今吉林宁安县地，四月发芽，草本方梗，对节生叶，叶似秋海棠，六七月开小白花，花白如韭，大者如碗，小者如钟，八月结子，若小豆而连环，色正红，久之则黄而扁，初生一椏，四五年两椏，十年三椏，久者四椏，每椏五叶，茎直上，即《扈从东游日记》所谓百丈杵也，高者数尺余云。考其产处，有人工种植者，有天然野生者。如为凤凰城及船厂产者，种植为多。而宁古塔产者，野生为多。郑肖岩曰：真人参以辽东产者胜，连皮者色黄润如防风，去皮者坚白如粉，肖人形。谋利之徒，伪造混售以乱真品，甚至因人参价贵，有以短接长者，谓之接货；以小并大者，谓之合货。必先用水潮过，原汁已出。又用粉胶粘扎蒸烘做成，力薄而易变。又有以汤泡参自啜，乃晒干烘燥，做色复售，谓之汤参。江淮所出土木人参，多荠苨混充(并《伪药条辨》)。

【形态】 多年生草本，亦有栽植于园圃间者，下年至三年始着花实，初年茎高三四寸，生一椏五叶之掌状复叶，二年二椏，三年三椏，每经一年，辄增一枝，至四五年时，茎高二尺余。根略与人体相类，颇肥大。叶为掌状复叶，类七叶树，但由五小叶而成，边有小锯齿。秋日开花，花小，花瓣五，类五加花。伞形花序，至第三年即抽花轴作花。果实初青，熟则色赤，扁圆状，径约一分五厘许，灰白色，即繁殖用之种子也(《植物学大辞典》)。

【药用之部】 根、须。

【修治】 李春芝曰：制作人参，分为两步：初糖制，将人参取来，用水洗净，剥去老黑皮，再用绒制之弓，将参之周身拉成细纹，用针遍刺出孔，以糖锅一只，先以白冰糖同水煎熟，糖亦溶解，移时候冷，将参掷于锅内，以糖汁浸一宿，翌日取出阴干，为免坏之虞，名曰白参。及蒸煮，亦用前法，将参洗净，用蒸笼干蒸之后，取出晒干，即成。

【性味】 呈弱微之酸性反应，味甘苦，微有香气。

【成分】

(1) 侯毓汶曰：Ra-Finesgue为研究人参者之嚆矢，就人参而分析之，其结果报告之曰，人参之内，除含有普通成分外，尚含有樟脑样物质，是谓 panacin。至 1845 年，美人 S. garrgues 曾就北美所产之人参，即 *panax guinguefolin* S. 亚美利加人参，由大学教授 Wohler 指导之下，而分析之，遂制出一种新成分，因其原植物之名而特名之曰 panaguilon，试验其化学的性状，及其分子之记号，且以该成分为人参固有药效之原动力。至1889 九年俄人名 Dmitri Dauydow 者，就南部乌斯利地方所产之人参，即所谓高丽人参，由生药学之学理而记载之，且更由他法制出一种 panguilon 之成分。然其制出此成分也，与 S. Garrgues 所制之法异，而所得之结果同，是人参中含有 panaguilon 之成分也明矣(《医药学报》四号)。自 Saito 于二氏之实验室内，发见高丽人参内所含主要之糖苷(glucoside)，遂名之为人参素(cinsenin)(《中华医学杂志》十二卷二号)。

(2) 赤松宗二曰：1834 年，米人 Garrigues，由美国人参之研究，制成一种 panaguilon 之物质，以之为人参之特有成分，恐亦不能代表其有效作用，彼等亦无何等实验的以证明之。panaguilon 者，酒精中为可溶性，不溶于 aether。在日本亦有多数人之研究，光即 1909 年朝比奈及田口，由人参的化学研究，认有 saponin 样物质之存在。最近近藤平三郎氏，由朝鲜产人参之化学研究，其中有铁，alminium，magan，kali，磷酸硅酸等无机物质，且有黏液质、淀粉、蔗糖，少量之盐基性物质，近似物质(adenin)saponsn 及脂肪油之存在云。酒井氏人参由 aether extracte 之研究，其中含有挥发成分，酸 ester 样物质，及树脂样物质云。其挥发性分，为清澄淡黄色油状之液体，呈中性反应，属 *Terpen* 属之物质，有人参特有之芳香。酸性成分中，含有人参特有之不饱和酸 ester 样物质，即前述不饱和酸之一部，如 phytosterin ester 之存在是(《医药学》二卷四号)。

(3) 刘米诺夫曰：作为成分是巴那吉伦(panaguilon $C_{32}H_{56}O_{14}$)，及巴那克萨波干诺尔(panaxsapogenol $C_{27}H_{48}O$)等。而人参的特有的香气，则因于称为巴那专(panacn $C_{15}H_{24}$)的挥发油(《自然界》六卷一期)。房雄曰：含有挥发油“萨波宁”，含水炭素类等成分。日本酒井医学博士，把这种挥发油名为拍拿生(panacen)(《民间药及其利用法》)。日野五七郎曰：其成分尚未确实检明，唯知其含有 saponin。Garrigues 就北美产之人参，发见 panaguilon ($C_{20}H_{42}O_{15}$)，朝鲜及本邦产者，含有千分之二五(《和汉药学物》)。小泉荣次郎曰：日本京都大学之藤谷功彦氏，就朝鲜及日本产人参，从化学研究其成分，亦名之为“巴那规伦”，据云朝鲜产者，含有 0.25%；云州产者，含有 0.0812%。惟对于额里克氏之“巴那规伦”，指其尚非纯粹物质。又药学士朝比奈泰彦、田口文太两氏，理想人参中必含有沙波宁(saponin)，就参质研究，果得之。今略载药学士井上圆治氏之实验报告之大要，氏依其化学试验之成绩，自竹节人参得呈淡灰赤色之物质，虽已确定为糖原质，然动物试验之结果，均为消极的(《化学实验新本草》)。

【用量】 大量五钱至一两，中量三钱，小量五分至一钱五分。

【作用】

(1) 生理作用：入胃后能助胃之消化力，一部分与胃酸化合，而含水炭素，与类似葡萄糖之物质，至小肠始被吸收而入血中，能促进血液之运行(《新中药》)。富田长寿成氏之报告云：脉微弱而易压迫者用之，则血压渐增进，用脉波计见脉波渐渐高起。然猪子氏于血行器尚未实验其有显明之变化(《化学实验新本草》)。藤谷氏以日本产及朝鲜产人参，制成 pan-

guilon，以为药物学的研究。其结论曰：Panguilcn 者，麻痹蛙之心脏筋肉，骨骼筋肉亦受其麻痹，对于温血动物之作用，比较的微弱，达于血行机之作用，亦甚显著，犯及心筋自身，则减退其动力，因是血压下降（《医药学》二卷四号）。酒井氏由 aether loslich-supstanz 检其作用，其中之挥发成分多少有著明麻醉的作用之外，并有亢奋血管运动中枢及呼吸中枢之作用，且大量时，即能使此等中枢麻痹，对于心脏在一定度以上之浓度，能减弱其搏动。人参之 axther extract 中之酸性或碱化性成分，少量存在时，则血压上升，呼吸亢奋；然有稍大量时，则血压起著明之沉降；已摘出之蛙心脏，以本物质之一万倍稀释施用后，心脏旺盛；至二千倍之浓度，则减退（《医药学》二卷四号）。

(2) 药理作用：①人参素注射于幼年白鼠之皮下组织内，其尾遂举，此种作用，似由荐脊髓受激而具壮阳作用，如与“尤乙平”（tohimbin）相同。②人参素略具刺激交感神经之作用，而增进后者之紧张，盖如敷此素于业已割截之子宫及肠子等，后者复能反应肾上腺精之作用，因其略能刺激交感神经，故能感觉温暖，病人服人参后，感觉温暖，职是故也。高丽人参，在植物学上，乃属于五加科。人参按 Jejto 研究之结果，高丽人参对于肾上腺精性多糖血，胃肠性多糖血，及利尿素性多糖血诸症，皆具抑制作用。最后所举一症，乃系属于中枢神经性者，据其他学者之研究，则谓高丽人参与动物体内炭水化物之代谢作用，必具一种莫可分离之关系，参内所含之原质，能减少血中糖分者，不能以醚或石油醚提吸而出，但可以纯醇加温而提吸之，其质属于糖苷类。据 S. Inada 与 E. Ko 二氏之说，则谓其增加利尿作用，因其能扩张肾部血管，而增进其血液循环，此种作用，或系其作用于交感神经，而使麻木所致。参内此种物质，乃一种有机化合物，溶解于水及醇，不但增进尿量，兼促进尿素之排泄。据作者（Gozo Sato）研究，凡兔犬及人类服高丽人参后，尿内之氮及硫，皆行减少，然氮质存留于体内之分量极小。高丽人于重病后，即用此参为补品，人参既能保持体内之氮，其为补剂，颇合乎理（《中华医学杂志》十二卷二号）。人参之 aether 可溶性物质，对于大脑有镇静催眠之作用，对于延髓之诸中枢（血管及呼吸中枢），少量时则有亢奋作用，大量时则呈麻痹作用，尚有对于心脏作用，亦宜加以注意也（《医药学》二卷四号）。此药宜于病衰而血压沉降之时，其禁忌在血压高脉有力之时，即人参之主效在恢复沉退之血压，既如斯笃罗孚安钦专作用于心脏。又如实支答利斯，除作用于心脏之外，更能收缩血管，所以能影响及于血压而奏效，盖无疑也（《化学实验新本草》）。

【效能】

(1)《本经》：补五藏，安精①神，定魂魄，止惊悸，除邪风，明目益智。久服轻身延年。《别录》：疗肠胃中冷，心腹鼓痛，胸胁逆满，霍乱吐逆，调中，消渴，止烦②，通血脉，破坚结，令人不忘。甄权：五劳七伤，虚损瘦弱，止吐，消胸中痰，治肺痿及痫疾，冷气逆上，伤寒不下③食。凡虚而多梦纷纭者宜之。李珣：止烦躁，变酸水。《日华子》：消食开胃，调中治气，杀金石药毒。张元素：肺气虚促，短气少气。李时珍：治男妇一切虚证，发④热自汗，眩晕头痛，反胃吐食，虚疟，滑泻久利，小便频数，淋沥，劳倦内伤，中风中暑，痿痹，吐血嗽血下血，血淋⑤血崩，

①精，原脱，据《本草纲目》引《本经》人参条补。
②止烦，《本草纲目》引《别录》人参条补原无。
③下，原无，据《本草纲目》引甄权文补。
④发，原作潮，据《本草纲目》人参条改。
⑤血淋，原作淋血，据《本草纲目》人参条改。

胎前产后诸病。

(2) 陈嘉谟曰：若古方书云，诸痛不宜服参、芪，此亦指暴病气实者言。若久病气虚而痛，何当拘此。东垣：治中汤，同干姜用，治腹痛吐逆者，亦谓里虚则痛，补不足也(《本草蒙筌》)。倪朱谟曰：人参与麦冬、黄芪、白芍、皂角刺、肉桂、穿山甲，同治痘疮灰白干枯不起者(《本草汇言》)。张路玉曰：参须低廉，贫乏之家，往往用之，其治胃虚咳嗽失血等证，亦能获效(《本经逢原》)。王翃曰：丹溪言虚火可补，须用参、芪。又云阴虚潮热，喘吐盗汗等症，四物加人参、黄柏、知母。又云好色之人，肺肾受伤，咳嗽不愈，琼玉膏主之。又云肺肾虚极者，独参膏主之。是知阴虚劳瘵之证，未尝不用人参也，古今治劳，莫过于葛可久，其独参汤、保真汤，并用人参。节斋之说，诚未深思也(《握灵本草》)。周伯度曰：心痞最不宜参，然以参佐旋覆、姜、夏，则参可用于散痞矣；腹胀最不宜参，然以参佐厚朴、姜、夏，则参可用于除胀矣。参能实表止汗，故有表证者，忌之。若汗出后烦渴不解，于寒剂中用之何妨(《本草思辨录》)。

(3)《药徵》曰：人参主治心下痞坚，痞鞭，支结，兼治[①]不食呕吐，喜唾，心痛腹痛，烦悸。《和汉药考》曰：中医用作兴奋强壮药，喜用于衰弱痨瘵虚性热等。《台湾汉药学》曰：可用于神经衰弱，其他虚性热有效。

(4) 已故猪子医学博士之《和汉药论》曰人参，用作兴奋强壮药，为汉医所尚，但证于余之实验，殊不能加以赞赏，尤以在危急时不见近功，惟持久服之，经数日或数周，始稍见营养佳良云(《和汉药考》)。《汤本求真》曰：古来以人参为万病之灵药，病者若濒于危笃，不问病证之如何，不论证之表里内外，阴阳虚实，必与此药为常，然是皆后世派医人之谬见，人参断非万灵之神药也。大概此药物以治胃衰弱痞鞭，由于新陈代谢机能之减衰为主目的，与续发之食欲不振，恶心呕吐，消化不良，下利等之症状，为副目的而用之(《皇汉医学》)。

(5) 刘曜曦曰：吾国往昔认人参为最有奇效，但就学理上研究时，非但无效，而且为一种筋肉毒，然而此特就其大量言之耳，但其少量，则具有心脏机能兴奋作用，故当垂危时或虚弱者用之，每收奇效也(《民国医学杂志》七卷三号)。华实孚曰：新药"今则宁"即高丽人参所制，用以壮阳益精。人参之成分，含有一种筋肉毒，能使心脏筋肉麻痹，类似于加里盐，而加里盐之少量，却能兴奋心脏机能，增强脉搏，亢进血压，人参中所含之筋肉毒，本属几微，故能兴起心脏机能，用于衰弱之证而获效也。

【禁忌】 忌久用。

【编者按】 人参之成分与效能，今得科学之实验，吾人始有明确之认识，是科学之补益国医学术，良非浅鲜。虽然，倘吾人不与科学接触，则人参之效能，吾人不将终于谬妄而不自觉耶，是又不然。张仲景之用参，亡血则用之，脉不出则用之，心下痞满则用之，何尝视人参有意想不到之效力耶。人参治顿虚，实为确论，类如产后虚脱，大汗亡阳，均非参不治。然则前人所谓补虚益气，多服生火，盖不外兴奋强心之功而已。以人参为补虚药，盖始于《本经》，《本经》于药效，虽为先民实验而得，然多杂服食家之言，非疾医之旧也，至今则变本加厉，富厚之家，偶撄疾患，非参不悦，医者亦以此迎合病家心理，沿成风尚，于是日为外人稗贩贵药而不自知，其为患又岂仅学术堕落而已。党参属豆科，人参属五加科，故效能不侔。

---

①兼治，《药徵》原作旁治，《皇汉医学》引《药徵》作兼治。

生姜　干姜

【名称】 学名 *Ridix Zingiberis*、*zingiber*（注：今干姜、生姜均作 *Zingiber officinale* Rosc.）

【释名】 时珍曰：按许慎《说文》，姜，作畺，云御湿之菜也。初生嫩者，其尖微紫，名紫姜，或作子姜，宿根谓之母姜也。又曰：干姜以母姜造之，今江西、襄均皆造，以白净结实为良，故人呼为白姜。

【品考】 邹澍曰：近世论干姜、生姜者，多哓哓置辨于去皮留皮之别。予尝取生姜刮去皮，暴而干之，则但存其筋，无所为姜矣。因是知姜非在地中至极老，不足为干姜，不去皮不渍不酿，亦不足为干姜。盖凡暴物之道，难碎者易干，易碎者难干，以其有老嫩之殊也（《本经疏证》）。周岩曰：生姜是老姜所生之子姜，干姜则老姜造成者（《本草思辨录》）。

【产地】 生姜栽培于田圃。

【形态】 生姜为多年生草本，茎高二三尺许，包以叶鞘，叶互生，作广披针形，叶面有平行脉，花淡黄色，小而为三裂之瓣，类似蘘荷之花，惟内地开花者少，故农家每于晚春移植母姜。俾其繁殖，夏末发生新根，横列如掌，形状扁平，茎之近根处红色，宿根则为淡黄色（《和汉药考》）。干姜被灰色之皮，破折面类白色，或淡灰白色，富有粉质，纤维状（《台湾汉药学》）。

【药用之部】 根、皮。

【修治】 今药肆，以采掘洗净晒干切片者，为干生姜。沸汤略煮，取出暴干者，为干姜。生姜炮焦用者，即所谓炮姜。

【性味】 生姜味辛而带甘，经霜老熟则味苦。有特异之芳香性。

【成分】 含有挥发油，软性树脂，越几斯质，淀粉，巴蜀林等。

生姜之有效成分为挥发油，其含量不定，大抵为 1%至 2%之淡黄色稀薄油液，沸腾点为 160 度，其余尚待检查（《和汉药考》）。

生姜含挥发油 2%及淀粉，金盖罗尔（gingrol），树脂等（《和汉药物学》）。

生姜根的成分是淀粉，它的辛味成分是金盖罗尔，因为含有挥发油，所以有香气（房雄）。

辛味成分，是称为精该伦（zingeron $C_{11}H_{14}O_3$）的结晶性物质（《药用植物》）。

【用量】 生姜几片至两许，干姜几分至三钱。

【作用】

（1）生理作用：生姜能刺激胃神经，使胃之分泌增多，蠕动加速，又能刺激小肠，使肠之糜乳管吸收力强，并能增多其分泌（《新中药》）。

此物不独黏膜，触及皮肤，亦有刺激之作用（《同仁会药理学》）。

干姜入鼻则能作嚏，入口则能令喉热，生津液，入胃则能令内皮发暖行血（《化学实验新本草》）。

（2）医治作用：生姜为矫味药，则等于桂枝、大枣、甘草，至于其他之作用，则大异其趣。主治由水毒之上逆，而咳逆、吃逆、恶心呕吐等证，由本药之应用，水毒以之下降，以此药兼有利尿作用，得排除于体外，故胃内之停水自然消失，使食欲亢进。且本药之健胃作用，不但此也，其主成分之挥发油，于胃黏膜刺激作用，亦大有力焉，故本药有下降水毒、利尿、黏膜刺激之作用，如欲达镇咳、镇呕，及其他之目的状况，始可用之（《皇汉医学》）。

干姜为安胃暖性之香药，能为引炎取嚏生津药，与泻剂同服，能止泻药之烈，而泻时之肚痛可免（《化学实验新本草》）。

【效能】

（1）生姜之主治如下：

《别录》：归五脏，除风邪寒热，伤寒头痛，鼻塞，咳逆上气，止呕吐，去痰下气。甄权：去水气满，疗咳嗽时疾。和半夏，主心下急痛。和杏仁作煎，下一切结[①]气实，心胸壅隔冷热气，神效。捣汁和蜜服，治中热呕逆，不能下食。藏器：破血调中，去冷气。汁，解药毒。孟诜：散烦闷，开胃气。汁，作煎服，下一切结实，冲胸膈恶气，神验。张鼎：除壮热，治痰喘胀满，冷痢腹痛，转筋心满，去胸中臭气、狐臭，杀腹内长虫。吴瑞：解菌蕈诸物毒。时珍：解食野禽中毒成喉痹。浸汁，点赤眼。捣汁和黄明胶熬，贴风湿痛甚妙。

干姜之主治如下。《本经》：胸满，咳逆上气，温中止血。出汗，逐风湿痹，肠澼下痢，生者尤良。《别录》：寒冷腹痛中恶，霍乱胀满，风邪诸毒，皮肤间结气，止唾血。甄权：治腰肾间疼痛冷气，破血去风，通四肢关节，开五脏六腑，宣诸络脉。去风毒冷痹，夜多小便。《大明》：消痰下气，治转筋吐泻，反胃干呕，瘀血扑损，止鼻红，解冷热毒，开胃，消宿食。好古：主心下寒痞，目睛久赤。

（2）张石顽曰：生姜辛温而散，肺脾药也。散风寒，止呕吐，化痰涎，消胀满，治伤寒头痛鼻塞，咳逆上气呕吐等病。凡中风、中暑，及犯山岚雾露，毒恶卒病，姜汁和童便灌之，立解。倪朱谟曰：生姜、干姜，不拘寒热虚实，并外感内伤，及不内外因诸证，惟痈疡痔血之证，宜禁用云。邹澍曰：《本经》干姜主治，当分作两截读，曰干姜味辛温，主胸满咳逆上气，温中止血，为一截；出汗逐风湿痹，肠澼下利，生者尤良，为一截。以是合之仲景之用生姜，凡桂枝、小柴胡诸加减法，皆所谓出汗；桂枝附子汤、白术附子汤、桂枝芍药知母汤、桂枝黄芪五物汤[②]、抵当、乌头桂枝汤，皆所谓逐风湿痹，惟肠澼下利无明文。然桂枝汤证、小柴胡汤证，多有兼下利者，焉知其不指此耶?! 推而类之，则《别录》之风邪诸毒，伤寒头痛，鼻塞，即桂枝、柴胡之用。其桂枝麻黄各半汤治身痒，白术附子汤治风湿相搏，初服其人如痹，继而如冒，又岂非去皮肤间结气耶（《本经疏证》）?!。周岩曰：生姜泻心汤，有生姜，又用干姜，以生姜治干噫食臭，干姜治腹鸣下利也（《本草思辨录》）。

（3）《药徵》曰：干姜主治结滞水毒，旁治呕吐咳嗽，下利，厥冷，烦躁，腹痛胸痛腰痛。村井杶[③]曰：生姜主治呕，故兼治干呕、噫、哕逆（《续药徵》）。《一本堂药选》曰：生姜发散风寒湿邪气，出汗，止呕，愈痰喘咳嗽，开胃，调和诸药。干姜治泄泻干呕，咳嗽下气，开胃进食，止血温中，治寒冷腹痛，伤食吐泻翻胃，消痰及宿食，去冷气，疗久虚痢疾。

（4）中医以生姜为健胃止吐药，以干姜为驱风消化药（《和汉药考》）。榨取生姜之汁，混合砂糖，可作风邪药与祛痰药。涂之皮肤，可治疥癣与毒蛇咬伤。混和白汤，可作冻疮罨法料。治疗黄疸病，可以姜汁摩擦全身（房雄）。生姜味辛温，而开胃止呕，其力量较干姜为优，故《本经》云，干姜生者尤良，其治有特效者，如健胃，止呕吐，发汗等。西洋则知治消化不良及风气，而不知有治呕吐特效也（白井光太郎）。

---

①一切结，原作急痛，今据《政和本草》生姜条改。

②桂枝黄芪五物汤，应为黄芪桂枝五物汤。据仲景方名改。

③村（一作邨）井杶，公元1733～1815年时人。师从香川修庵、山胁东洋、吉益东洞，所著《续药徵》，载药89种。

附　姜皮

时珍曰：消浮肿，腹胀痞满，和脾胃，去翳。

炮姜。时下风尚，止血药中率以炮姜为佳，且多用炭。

【禁忌】 干姜大辛，凡阴虚内热诸病，及表虚有热，自汗出者，法并忌之(缪仲淳)。

【编者按】 近世医林视生姜为无足轻重，仅于辛温解表方末，大书一二片，与葱头为伍，无复有用作一方之主药者。尝考仲景之用生姜，如生姜半夏汤，多及一斤(约今三两)，如生姜泻心汤，亦至四两(约今一两弱)，其增损之际。亦具规律，以较一二片之漫不经心者，诚不可同日语矣。又按时医虽薄生姜，而于干姜则畏之如虎，握管疏方，辄冠淡字，斯皆叶天士之流毒，而徐灵胎之所为长太息者也。又奄忽失血，色白脉芤，或过事寒凉，血溢不止，脉反紧疾者，则止血药中尤不可无干姜，以为济急之策，是非区区数分之漂淡干姜所能为力，而吾侪之当书绅者也。

大　黄

【名称】 学名 *Radix rhei*(注：今有 3 种大黄供药用，分别为 *Rheum Palmatum* L.，*R. tanguticum* Maxim. ex Balf，*R. officinale* Baill)。别名火参、破门、黄良将军、肤茹、无声虎。

【释名】 宏景曰：大黄，其色也。将军之号，当取其骏快也。

【科属】 蓼科大黄属。

【品考及产地】 苏颂曰：今蜀川、河东、陕西州郡皆有之，以蜀川锦文者佳，其次秦陇来者，谓之土番大黄。正月内生青叶，似蓖麻，大者如扇，根如芋，大者如碗，细根如牛蒡，小者亦如芋。蜀大黄乃作紧片，如牛舌形，谓之牛舌大黄。江淮出者，曰土大黄。

我国之陕西、甘肃、四川、满洲、西藏、青海，俄国，波斯，土耳其，印度，日本诸国，亦均产之(《新中药》)。

【形态】 为多年生宿根草，茎直立，圆形，高四五尺，有微细沟线，叶大而互生，作掌状分裂，两面有软毛，具有长叶柄，花小而作黄白色，根甚厚肥，似球状而正圆。体大三四寸，外表色黄，内白色而坚实，有光泽及褐色之髓线附着。

【药用之部】 根。

【修治】 除去外皮，切片，阴干。生用，蒸熟用，酒、醋、姜汁浸用。

【性味】 呈弱酸性反应，味酸苦，气香。

【成分】

(1) 华鸿曰：吾国所产之大黄，其所含之成分，为克列索芳酸(chrysop hansaure)$C_{15}H_{10}O_4$、大黄糅酸(rheumgelbsarue)$C_{20}H_{26}O_{14}$、爱模定(emodin)$C_{15}H_{10}O_5$、卡塔挺酸(kalhartinsaure)、蓨酸钙 CaO_4+H_2O、淀粉及树脂类等。克列索芳酸者，实则为克列索芳(chrysobhan)之分解物，据苦白黎(Kubli)之实验，谓大黄中尚含有一种类蛋白体(abuminoid)，其中含窒素及硫黄，若加以水，则此类蛋白体能使克列索芳分解，而成克列索芳酸及葡萄糖，且能使大黄糅酸分解而成大黄酸(rheum aure)$C_{20}A_{16}O_3$，及糖类也。而此类蛋白体不溶解于纯酒精中，故以大黄浸于纯酒精中，则克列索芳不受变化，能保有天然之状态，若含有水分，则起变化矣(《医药学报》第七号)。

(2) 黄劳逸曰：主要素为 chrysophan $C_{27}H_{30}O_{14}$、chrysophanic acid $C_{15}H_{10}O_4$，徐为 emodin Phaeretin、erythroretin、aporetin、rhesTannic acid、淀粉、草酸钙(《新中药》)。

含有克里苏番[crysophan $C_{14}HCH_3(OH)_2O_2$]、爱玛易仁[emoidin，$C_{14}H_4CH_3(OH)_3O_2$]，及二种树脂质阿波列丁（aporetin）、爱里斯洛列丁（erythroretin），此外含有苦味质、单宁、没食子酸、挥发油、淀粉、蓚酸、石灰等（《和汉药考》）。

含有大黄鞣酸（rheumgerbsaure $C_{26}H_{26}O_4$）、苦列琐夫酸（chrysophans aure $C_1H_{10}O_4$）、爱马定（emodin $C_{12}H_{10}O_5+H_2O$）、挨扑来听（aporetin）、蓚酸、卡路马爱马、淀粉等（《和汉药物学》）。

含有克利梭法恩（crysophan saure $C_{14}H_{10}O_3$）、爱谟丁（emodin $C_5H_{11}O_2$）、伊琐爱谟丁（iso emodin $C_{15}H_{11}O_2$）等。其他又含有来欧克利、新阿坡来轻、爱利托来轻等（房雄）。

【用量】 小量钱半，大量五六钱。

【作用】

（1）生理作用：有医士谓其感肝，使胆流液之机能无常，有时加增，亦有时不显何感。又有医士谓服后则必增加胆之分泌作用（《贺氏疗学》）。在胃中能助胃液之不足，以促进其消化作用，至肠能刺激肠之蠕动，使积粪泻下（《新中药》）。内服大黄或旃那叶后，排出之尿为黄色者，因其中有克里索反酸也（《药理学》）。

（2）药理作用：大黄根如前所述，除有起下利之有效成分外，又含有苦味质及鞣酸，故其用少量，即 0.05 乃至 0.25 许，则呈后者之作用，不但不起下利，反有止泻健胃之效。至 1.0 乃至 2.0，始现下利作用，服后 8 时间乃至 10 时间见效，别无副作用，排泄粥状粪便，故不适于习惯性便秘。多量大黄与峻下剂同用。能起剧烈之下利（《药理学》）。

大黄为泻药，又为收敛药、轻补药，令肠内显其逐下粪质之力，所泻之粪略稠，已泻后则有收敛性，故此药治泄泻最佳，因其先放出肠内之质，后有补性，若将此药研至极细，则其力愈大，因其易于入血也（《化学实验新本草》）。

汤本求真曰：《药徵》以大黄与诸药相合，能泻下身体各部之病毒而排除之，虽如此说，然此作用，以病者呈实证时始能发挥之，否则匪独不现其用，反与病者以恶影响①（《皇汉医学》）。

【效能】

（1）《本经》：下瘀血血闭，寒热，破癥瘕②积聚，留饮宿食，荡涤胃肠，推陈致新，通利水谷，调中化食，安和五藏。《别录》：平胃下气，除痰食，肠间结热，心腹胀满，女子寒血闭胀，小腹痛，诸老血留结。甄权：通女子经候，利水肿，利大小便，贴热肿毒，小儿寒热时疾，烦热蚀脓。元素：泻诸③实热不通，除下焦实热，消宿食，泻心下痞满。时珍：下痢赤白，里急腹痛，小便淋沥，实热燥结，潮热谵语，黄疸诸④火疮。

（2）成无己曰：热淫所胜，以苦泄之，大黄之苦，以荡涤瘀热，下燥结而泄胃强。刘河间曰：凡壮实人滞下赤白初起，可同枳壳、槟榔、当归、甘草、滑石，作丸投之，是迎而夺之之法，然不可过，过则伤胃。张石顽曰：其功用专于行血导血，开通积滞，破癥瘕，消实热，泻痞满，润燥结，敷肿毒，总赖推陈致新之功。《本经》与元素皆谓去留食宿食者，以宿食留滞中宫，久而发热，故用苦寒化热，宿食亦乘势而下。后世不察，以为大黄概能消食，谬矣。若食在上脘，虽经积住，只须枳实、黄连以消痞，宿食自通，若误用大黄，推荡不下，反致结滞不消，为害不浅（《本

①反与病者以恶影响，原作"反与恶影响于病者"，今据《皇汉医学》改。

②瘕，原作结，今据《本草纲目》引《本经》大黄条改。

③泻诸，原作通，今据《本草纲目》引元素文改。

④诸，原作大，今据《本草纲目》引元素文改。

经逢原》)。邹澍曰:桃核承气汤、抵当汤、抵当丸、下瘀血汤,下瘀血者也;柴胡加龙骨牡蛎汤、鳖甲煎丸,除血闭寒热者也;大黄䗪虫丸、大黄牡丹汤,破癥瘕积聚者也;大陷胸汤、大陷胸丸、己椒苈黄丸、大黄甘遂汤、桂苓五味甘草加姜辛半杏加大黄汤,祛留饮者也;厚朴七物汤、厚朴三物汤、厚朴大黄汤,推宿食者也。火有微盛,著有浅深,宜缓宜急,为汤为丸,审而处之,而后知大黄之用也(《本经疏证》)。周岩曰:大黄气味俱厚,本峻下之物,因其峻下而微变其性以用之,则如大承气、抵当汤之大黄酒洗酒浸,以兼除太阳余邪也。大黄黄连汤之大黄,以麻沸汤渍之而不煮,欲其留恋心下也。大黄附子汤,大黄与附子并用,则变寒下为温下。茵陈蒿汤、大黄与茵陈、栀子并用,则不走大便而走小便,大黄用法之不同也(《本草思辨录》)。

(3)《药徵》曰:主治通利结毒也,故能治胸满、腹满、腹痛,及便闭、小便不利,旁治发黄、瘀血、肿胀。又曰:张仲景氏用大黄者,特以利毒而已,故各陪其主药,而不单用焉。合厚朴、枳实,则治胸腹满;合黄连,则治心下痞;合甘遂、阿胶,则治水与血;合水蛭、虻虫、桃仁,则治瘀血;合黄柏、栀子,则治发黄;合甘草,则治急迫;合芒硝,则治坚块也。学者审诸仲景方中用大黄者,不止于兹,而以其用之征显然著名于兹,故不复游赘也。少量用作健胃剂,治消化不良,兼有大便秘结症,大量用作泻剂(《和汉药考》)。

森岛氏曰:内服因为含鞣酸及苦味质,有收敛健胃之作用,适合于胃肠炎。大量则有缓下作用,六至十时间,下糜粥状之薄便,其作用极为缓和,故适合于小儿,暨贫血衰弱之病者,及恢复期等。又常习便秘,久服至年馀者,有效,但废药则反致便秘,此为其含有鞣酸也(华实孚译森岛氏论泻药)。

(4)刘曜曦曰:用其少量(0.05～0.3瓦),能健胃,而尤以消化不良兼便秘时用之为佳,并有止泻作用。用其大量时,则能奏泻下之功矣(0.3～0.5瓦)。更大量时(2.0～5瓦),则具有强大之泻下作用矣,尤以病弱者老人及小儿等最宜。再此药久用之无害,故对于常习性便秘者,最适宜也(《民国医学杂志》)。华鸿曰:大黄因用量之多寡,而其效力不同。若用少量,则惟显大黄鞣酸及苦味质之作用,有制恶心、嗳气、下痢等症。若用量稍多,则显卡塔挺酸之作用,肠痛其剧,连下粥状大便数次,卡塔挺酸排泄既尽,则大黄鞣酸作用复起,而止泻下者也(《医药学报》第七号)。曹拙巢先生曰:大黄以生用为佳,故遇阳明热证,常以生大黄急下全生。今人遇此等急证,往往以洋参、麦冬、石斛等物养其津液,弃此良药而不用,卒之,燥屎①不去,肠胃枯槁,以致于死,为可憾也。按阳明当下之证,额上痛,目昏口燥,舌苔焦黑,或筋络燥急牵掣,左膝不伸,时作谵语,甚则连作冷呃,牙关不开,大黄轻则三钱,重则一两,随证酌用,可以起死回生。若用犀角、羚羊角,未有不死者。

【编者按】 本品为攻下要药,所含之成分,药理之分析,吾人虽远不如西籍之精详,但根据积验方剂,疗治疾病,视西医未必有愧。譬如大黄因含有鞣酸收敛之故,故习惯性便秘虽连服有效,废药则病复作,有此流弊,则因西医好单独用之所致。国医用大黄通便,即至和平之脾约麻仁丸,亦用他药与之配合,故麻仁丸无流弊,国医治疗在方效,此等即足以表现一端。然国医用大黄之胜人处,则尤不止此,阳明病肠有燥屎,热度高张,粪毒由血液之吸收,上侵脑府,其人昏聩诞妄,此时宜大黄与枳实、厚朴同用,以去其燥屎。就中主药,大黄为植物性泻剂,佐药芒硝,为盐类性泻剂,但徒恃大黄,则肠管虽蠕动亢进,然缺乏水分之燥屎,因

①屎,原为矢,据文意改。

胶结而难畅下，必以芒硝之溶解液，使燥尿稀释，当芒硝稀释之际，适值大黄之鼓动，则燥屎自下，而诱发之诸种症状，亦一时除去矣。大黄与附子同用，是为温下法，其用甚多。尝见苦力者生冷油腻胶滞肠间，其人神疲面黄，脉迟苔垢，附子大黄汤为的对之方。《千金》温脾饮亦可应用。其有阴寒痼冷，凝阻下焦，成痞成痃，更非附子、大黄温通之不可。衰老者大便燥难，少腹作胀，其人脉细，手微厥冷，专任大黄之峻攻，恐非衰老者所能克胜，则亦以与附子同用为宜。用附子，所以振起周身机能之衰沉，且大黄伍附子，其攻下之力恒能倍增，则以附子能兴奋肠之机能，助大黄以排去积滞，故大黄附子同用，高年与阴证最为的当。

生地汁磨大黄内服，则治血分有热，口臭唇绽，或齿缝出血者，良法也。大黄可应用于吐血证，若病者吐血盈碗，潮涌而至，古人谓大黄苦寒折热，故用之也，持此说者，为明·李中梓。其辞曰：予于诸血证之始，率以大黄、桃仁、红花行血破瘀之剂，折其锐气，而后区别之，虽获中病，然犹不得其所以然也。后遇四明故人苏伊举，论诸家之术，伊举曰：吾乡有善医者，每治失血妄行，必先以快药下之。或问失血复下，虚何以当？则曰：血既妄行，迷失故道，若不去蓄利瘀，则以妄为常，曷以御之，且去者自去，生者自生，何虚之有。按大黄治吐血证，确所以奏效之理由，则因植物性下剂有诱导之作用故也，凡吐血盈碗，则上部必有炎症或充血等因，大黄亦可亢进肠之蠕动，使腹腔藏器充血，因此可以减少身体他部分因炎症或充血之血量，一转移间，吐血自止，故吐血服大黄有效也。吾师拙巢先生，好以大黄治脑膜炎，其理由以为西医之脑膜炎，即仲景阳明篇目中不了了，睛不和，急下之，宜大承气汤之证。编者亦曾如先生之教，以大黄、黄连、黄芩、芒硝、地黄、龙胆治脑膜炎而效，后乃思及，亦诱导之效也。

大黄与白芍同用，治下利与痢均妙。盖大黄作用于肠，为刺激之蠕动，时有腹痛之弊，协白芍之和缓，则疼痛较少也。拙巢先生又好以大承气治中风不语，其标准为脉洪大而劲，此则与西医以下剂治脑出血，使下部充血，同一理由。目疾红赤，大便秘结，大黄亦有效，古以为苦寒折热者，亦诱导之效已。

大黄能引起下部充血，故配丹皮、赤芍、桃仁、红花，作通经之用。大黄内服，可治淋浊，民间有将军蛋方。其方以大黄末纳蛋中，蒸熟食之。熟大黄较生大黄，攻下之力相差甚远，但用于赤痢则甚相宜，老年便秘亦佳。

附　曹拙巢先生治脑膜炎医案

国梁族侄孙，西医所称脑膜炎，主证有二：一为角弓反张，一为满头皆痛。自予论之，皆阳明悍热之气壅滞不行，随而上冲于脑也。所谓角弓反张者，即《金匮》痉篇卧不着席证，所谓满头痛者，乃阳明悍气入脑为之也。要知二者皆为大承气汤证，头痛而阙上为甚，阙上固阳明之经入络于脑之道路，大便二日不行，此即肠燥之征；口渴，此即胃热征，发热不恶寒，此即表无风寒之征；加以目中不了了，其为阳明三急下之第一证，更无可疑，下之即愈。生川军三钱后入，小枳实三钱，中川朴二钱，芒硝冲二钱。

麻　黄

【名称】 学名 *Ephedra vulgaris*（注：今有 3 种麻黄供药用，分别为 *Ephedra sinica* Stapf、*Ephedra intermedia* Schrenk et C. A. Mey.、*Ephedra equisetina* Bge.）。别名龙沙，卑相，卑盐。

【科属】 麻黄科，麻黄属。

【品考及产地】 《药徵》曰：本邦之产未闻，而亦有形状相似者，是木贼而非麻黄也。朱震亨、李时珍言其与麻黄同功，则学者试可乃已。甄权曰根节止汗，试之无效也，不可从矣。仲景氏曰：先煮麻黄去上沫，今汉舶所载而来者，煮之无上沫，共诸药煮之而可也，剉用。《药物地道录》曰：山西大同府代州边城出者肥大，外青而内赤者道地。

【形态】 《植物名实图考》曰：麻黄春生苗，至五月长及一尺，梢上有黄花，结实如百合瓣而小，又似皂荚子，外皮红，里仁黑，根皮黄赤色，以皮青粉黄，入口有麻性者佳。茎似木贼而细，其色淡绿，内部空虚，亦有稍充实者，根似木质，色黄，粗约如指（《和汉药考》）。

【药用之部】 茎、根。

【修治】 其茎生用，蜜炙，用均宜去节。

【性味】 味微麻，有收敛性。

【成分】 刘曜曦曰：长井氏于麻黄中发见植物盐基一种，名之曰爱弗特灵 ephedrin，为发汗药之最良品（《民国医学杂志》七卷四号）。郑志强曰：麻黄素为生于亚州麻黄之主要元素，在中国麻黄，除麻黄素以外之成分有：psudo-ephedrine、nord-pesudo-ephedrine、*L*-methyl-peqhedrine、*D*-methyl-pseudsephedrine（《医学》创刊号）。小泉荣次郎曰：长井博士之制爱泛特林也，先以麻黄制成酒精越几斯，再加过剩之亚儿加里，以伊打浸过蒸馏，乃去其渣滓，精制为结晶性之盐酸盐，此爱泛特林为白色结晶状之块，大约须 245 度，始分解而沸腾，遇酒精伊打俱溶解，遇水则构成水化合物，亦易溶解（《和汉药考》）。黄劳逸曰：主要素为 ephedrin $C_{10}H_{15}NO$，馀为 tannic acid $C_{14}H_{10}O_3 2H_2O$，cellulose $C_{12}H_{20}O_{10}$（《新中药》）。丁福保云：依猪子氏之实验云，麻黄从来为发汗剂所赏用之药品也，明治十八年之顷，长井博士分析之，发见一种类盐基，名曰爱弗特灵，化学的记号为 $C_{10}H_{15}NO$（《化学实验新本草》）。

【用量】 小量八分，中量钱半，大量三钱。

【作用】

（1）生理作用：在胃肠中能收缩胃肠之血管，以阻止其蠕动，入血中能致血压增高，心跳加速，内脏之血管，均被激而收缩，惟以肾脏之血管收缩为最甚，而外部皮下之微血管，因强力增其鼓出之力，使血液自然转运于外，故外部皮下之微血管，反被激而放大，而汗腺之分泌，遂此增多，支气管之抽搐，亦被激而松弛（《新中药》）。麻黄素之适当剂量，在动物试验中，得下列之作用：①增高血压。②放大瞳孔。③增加心脏之工作。④减轻气管之痉挛。⑤收缩子宫。⑥对于胃肠之蠕动，遏制性多于刺激性。以上各种作用，可用以刺激交感神经之肌与神经之连结处。此外神经节于某种情况时，亦能同受刺激，亦有谓麻黄素能刺激平滑肌者。适当分量之麻黄素，能增加血内之成分与糖分，但易致血糖过多。麻黄素能稍增加基本的新陈代谢（batsal meabolism），与体内氧之消费（《医学》创刊号）。

（2）药理作用：刘曜曦曰：麻黄内之“爱弗特灵”，能刺激神经末端，或瞳孔散大筋，故此麻黄又有散瞳之作用。此外佐藤氏又试之于慢性肾脏炎病者时，此麻黄又具一种利水作用。厥后天津久保田杜诸人，又详细研究之，其结果则谓就药理上言之，麻黄亦颇与“副肾精”adrenalin 相似，即对于血管有收缩作用（能强心），对于平滑肌脏器，则刺激交感神经之末梢，对于一般之筋肉，则有麻痹作用。据近藤氏之解热力之研究，则谓此麻黄殊无任何解热作用之可言（《民国医学杂志》七卷四号）。夫“爱弗特灵”之主作用，在散大瞳孔，此为高桥三浦两氏所确定，猪子氏亦参预其实验者也，其作用因刺激瞳孔散大神经（颈部交感神经）之末端，或瞳孔开大筋。猪子氏与高桥氏共施行之于动物试验，云投小量之“爱弗特灵”，则散大瞳孔之外，不见特殊之作用。然与大量，则发全身之痉挛，此时血压太高。但“爱弗特灵”与“阿笃鲁欣"等相反，其毒性极少，故点眼之际，无中毒之虞（《化学实验新本草》）。刈米诺夫曰：在汉药麻黄之茎叶，用为发汗镇咳药，同时地下茎，则作为制汗药，用于结核患者之盗汗等，是则地上部与地下部之作用，即发汗与制汗，实相反对。《本草纲目》亦云："麻黄发汗之气，决不能御，而根节止汗，效如影响，物理之妙，不可测度"。近年医学博士藤井美知男，于麻黄地上部地下部作用之相反，已以动物试验证明之（《自然界》）。

【效能】

（1）《本经》：中风伤寒，头痛，温疟，发表出汗，去邪热气，止咳逆上气，除寒热，破癥坚积聚。《别录》：五藏邪气缓急，风胁痛，字乳余疾，止好唾，通腠理，疏伤寒头痛[①]，解肌，泄邪恶气，消赤黑斑毒，不可多服，令人虚。

（2）邹澍曰：麻黄非特治表也，凡里病可使从表分消者，皆用之（《本经疏证》）。周岩曰：与麻黄相助为理之物，其最要者有六：曰杏仁、曰桂枝、曰芍药、曰石膏、曰葛根、曰细辛，得其故而后知彼知己，百战百胜矣（《本草思辨录》）。张秉成曰：一切咳嗽宿哮等疾，皆属肺中有风寒痰者，皆可用之，不必拘拘乎麻黄之但能出汗也。

（3）《药徵》曰：主治喘咳水气也，旁治恶风恶寒，无汗身疼骨节痛，一身黄肿。《古方药品考》曰：麻黄解寒，逐湿去痰，与石膏之清降并用，则能利水湿，越婢汤、麻杏石甘之类是也。

（4）石原保秀曰：但自昨年经泰西诸家之研究，发表其对于喘息，有决定的价值以来，立即引起我临床家之注意，而应用者亦骤增，成为逆输入之势焉。夫爱弗特林不待言，即汉药麻黄中之主成分，而麻黄早为我汉医所用于中风伤寒头痛、温疟疾上气，痰哮气喘，皮肉不仁，赤黑斑毒，风疹痹，目赤肿痛，水肿风肿等，明言之，即早经汉医实验而证实也（《本草略解》）。西尾重氏曰：凡疾病要发汗者，如因感冒而发之急性鼻加答儿，急性咽喉加答儿，急性气管支加答儿，偻麻质斯，急性肾藏炎等，最宜用之（《化学实验新本草》）。

（5）丁福保曰：知足斋《永田德本遗稿》[②]有荣阳汤（葛根八分，麻黄、桂枝、芍药、生姜各六分，附子、杏仁、甘草各四分，以水二合，煎为一合，一同服之），治肿满水肿膨胀，发汗利尿。荣阳汤与清济子（防己、白术、商陆、滑石、甘草各二钱，五味为散，每服一钱，一日三服）并用，则能利尿，盖荣阳汤有麻黄，清济子有商陆也。汉药中治感冒之普通药，为葛根汤，其主成分亦含麻黄（《化学实验新本草》）。邓志强曰：下列之病症中，用麻黄素后，曾收圆满之效果。①气管痉挛。②干草或花粉热。③百日咳。④气管炎。⑤因脊髓麻木而使血压降低。⑥消缩鼻黏膜液之浮肿。⑦抵抗麻醉药之作用。⑧于眼科检察时，用以放大瞳孔。麻黄素之力量，较肾上腺素（即副肾精）为弱，但其功用能持久（《医学》创刊号）。

【禁忌】 表阳虚者忌服。

【编者按】 近世畏麻黄不啻猛虎，而尤以上海为甚，问其理由，莫不以麻黄发汗之力太悍，不慎将汗出不止而死。此等谬说，吾不欲剪辟，姑引吉益东洞麻黄辨误以纠正之，其言曰：吾闻之，麻黄能发汗，多服之则洒洒汗出不止，是以不敢用焉，恶是何言也？譬怯者之于妖怪，足不尝踏其境，而言某地真出妖怪也，为则尝试麻黄之效，可用之证而用之，汗则出焉，虽当夏月，而无洒洒不止之患。仲景氏言服麻黄后覆取微似汗，宜哉，学者勿以耳食而饱矣。麻黄本身发汗之力，诚亦平常，如得佐药，而其功乃著。如恶寒、无汗、发热之证，恶寒多佐以桂枝，发热甚佐

---

①疏伤寒头痛，原著无。

②永田德本，公元1513年～1630年时人，日本战国时代后期至江户时代初期有名的医师，号"知足斋"、"乾室"。

以葛根。又恶风寒关节痛颇甚，可以配附子，若与石膏同用，则灵妙更不可名状。近世医工一见表寒行将化热，喘渴并见，虽知必用麻黄解表，而顾忌其辛温，于是连翘、桑、菊、大豆卷、冬瓜子，摇笔即来，渠等所谓辛凉清解，或凉解表邪者，轻者尚效，重者必传阳明无疑。吾以若以麻黄、石膏并进，麻黄解其郁热，石膏平其烦渴，麻黄之辛温，得石膏之甘寒调剂之，更何不可用之有。东国喜多村曰：石膏与麻黄同用，则有走表驱热，以发郁阳之功，以发郁阳四字，盖深得仲景方义者。又麻黄与石膏同用，有时可作强心剂用之，盖钙能增加心脏之紧张力，麻黄能亢进血压之故也。麻黄除发汗外，定喘亦为主要功用，近世陈克恢博士，从麻黄中提出有效成分爱非特林(亦名麻黄精)，主要功用亦为气管支[1]喘息之妙药，按气管支喘息之原因，虽有种种，然不论其原因如何，主证候总不外乎气管支之痉挛，爱非特林能使痉挛之气管支弛缓，气管支弛缓之后，则腔径开大，而气喘自平。吾友张伯瑜医师，述近日德意志医界，不特赏用麻黄之治气管支喘息，并有人能用华方者。其师某，当任职上海宝隆医院时，即有手订治疗气喘之华方，且将药品储诸西式药瓶，以备不时之用，就中麻黄，并知恪遵古法，先煎去沫，亦趣闻也。方如下：麻黄先煎去沫八分、白果三粒去壳打碎、炒苏子钱半、炙款冬钱半、姜夏钱半、杏仁钱半、制小朴一钱、炙紫菀钱半、甘草八分。准如上述，麻黄之定喘，其适应证为气管支喘息，所谓气管支喘息者，又可称为神经性喘息。盖气管支之血管及筋肉，皆受植物性神经之支配，交感神经与副交感神经，此二者互相拮抗，互相牵制，治生理学者，类能言之，交感神经副交感神经之分布于肺脏者，交感神经司弛缓气管支平滑肌之紧张，及制止黏液痰汗之分泌；副交感神经则反是，其作用则司促进气管支平滑肌之紧张，及增加黏液痰涎之分泌。气管支之所以痉挛，大多气管一受刺激，副交感神经乃因之兴奋，而痉挛乃起，同时气管支之筋肉，发生急性肿胀，此时若用麻醉药，如阿片之类，则气管支之筋肉，因麻醉之故，即麻痹，已痉挛之筋肉即弛缓，麻黄用于气管支喘息所以奏效之理，即因爱非特林用于气管支痉挛时，由交感神经末梢之刺激，血管得以收缩，而急性之黏膜肿胀得以减退，爱非特林有麻醉作用，更能麻痹气管筋肉，故已痉挛之气管支筋肉得以弛缓，于是气喘平。

小儿之顿咳，俗名虾蟆咳，即西籍所谓百日咳，始则黏膜发炎，终则入于痉挛期，有特异痉挛性咳嗽发作。古方治此病，亦有用麻黄者，如鸬鹚涎丸。古人谓本病因于风寒伏肺，麻黄能宣利肺气，故治之。实则麻黄之治此病，亦不外弛缓痉挛而已。或曰：麻黄之用在弛缓气管痉挛，谨闻命矣，小儿瘀子后每见气急鼻扇，麻杏石甘汤是要方，则小儿瘀子后气急鼻扇，亦属之气管痉挛乎？答曰：非是。小儿瘀子后气急鼻扇，是卡答性肺炎现象，凡肺炎，以呼吸困难为特征，呼吸之所以困难，乃因肺循环每多郁血，因肺之呼吸面积为之缩小，故鼻乃从而扇动。西医恒用强心剂疗治，使肺循环郁血减退，则肺炎自能缓解，而呼吸困难亦能畅顺，麻黄有亢进血压之效，能除祛血行障碍，其作用与毛地黄阿特列那林同，故应用于肺炎，亦能消除肺郁血，减退肺之炎症，呼吸因之畅利，且因能亢进血压之故，肺炎时随发之心脏衰弱，亦得以恢复。《大论》[2]：汗出而喘，无大热者，可与麻黄杏仁甘草石膏汤。近贤恽铁樵氏《伤寒辑义按》，以为麻杏石甘总非有汗之病可服，本条经文，似当作无汗而喘，大热者，则无疑义矣。按恽氏此说可商，自汗出身无大热之喘息，吾人平日临证，不时遇之，审为肺循环郁血，或气管支喘息，总以麻黄为主药，而以他药副之，病无不愈。宗人太炎先生论肺炎之治，

①气管支，今作支气管，下同。

②《大论》，为《伤寒论》别称，见《千金翼方》，其引文为《伤寒论》63条。

咳嗽发热，喘息不甚者，无汗宜小青龙加石膏汤，有汗宜麻杏石甘汤，何尝以有汗而禁绝麻黄不用，故凡以有汗、无汗定麻黄去取，殊不尽麻黄之用，其失盖与恽氏同矣。麻黄又可以应用于肺气肿，肺气肿者，非原发病，多由慢性气管支炎续发，咯出之痰为白沫，多气泡，呼吸困难，往往不能平卧，国医浑称为痰喘，或痰饮，或咳逆。麻黄有强心作用，故用之有效。周身浮肿所起之呼吸困难，国医名曰喘肿。盖浮肿时胸腔积有水分，压迫肺脏，致发生呼吸困难。此时用麻黄亦有效，因麻黄具有利尿作用，小溲通畅而浮肿减退，肺部无所压迫，则呼吸困难自除矣。例如受孕至末期，孕妇恒多呼吸困难症状，此亦因腹部膨胀，子宫腔上升，肺部受其上升之压迫，而发生呼吸困难，一俟分娩，呼吸即平，其理一致也。

大　枣

【名称】 学名 *Juiubae*（注：今作 *Ziziphus jujuba* Mill）。别名干枣、美枣、良枣。

【科属】 鼠李科枣属。

【品考及产地】 时珍曰：入药须用青州及晋地晒干大枣为良。《药徵》曰：汉种者为良，其品核小而肉厚也，不去核而剉用之。

【形态】 枣为落叶乔木，高二丈馀，往往有刺，叶互生，作平滑卵圆形，边缘有钝锯齿，初夏新枝生叶时，于叶腋开淡绿色小花，后结核果，果为赤褐色有光泽之椭圆形，果实外皮，厚有皱纹，内层作髓状，呈黄白色，味甘，中有褐色扁平卵圆形核仁。

【药用之部】 果实。

【修治】 晒干洗净，擘去核。

【性味】 味甘。

【成分】 含有砂糖①及黏液质等（《和汉药考》）。含有砂糖及黏液质等（《和汉药物学》）。含有糖质及黏液质，其营养成分，为水 15.2%，蛋白质 2.1%，脂肪 5.1%，含水炭素 76.3%，灰分 1.2%（《新中药》）。

【用量】 三枚至十二枚，为普通之用量。

【作用】

(1) 生理作用：入胃后，与胃酸起作用，而成有效之糖素，至肠被肠壁吸收，而达血中，使血中氯化力增加，细胞繁殖力扩大（《新中药》）。

(2) 药理作用：汤本求真云：有缓解组织之作用。又云：兼有利水作用。

【效能】

(1)《本经》：心腹邪气，安中，养脾气，平胃气，补少气、少津液，四肢重。《别录》：补中益气，坚志强力，除烦闷，疗心下悬，除肠澼。《大明》：润心肺，止嗽，补五脏，治虚损，除肠胃澼气。孟诜：小儿患秋痢，与蛀枣食之良。

(2) 缪仲醇曰：经云里不足者，以甘补之。又曰：形不足者，温之以气。大枣甘能补中，温能益气。黄宫绣曰：肠胃清，身中不足，及病见肠澼者，用此则安。

(3)《药徵》曰：主治挛引强急也，旁治咳嗽、奔豚、烦躁、身疼、胁痛②、腹中痛。房雄曰：可作缓和药，治疗胃病声哑，咽喉疼痛等。又可作为祛痰药，治疗胸痛的咳嗽和风邪的咳嗽，

①砂糖，原作糖质，据《和汉药考》大枣条改。

②痛，原作病，今据《药徵》大枣条改。

并且可以治冻疮。煎汁可作眼药，用作缓和药。又中医用以配合诸药，目的在理胃和血云(《和汉药考》)。一次内服二乃至四格兰姆，能治身体各部之痉挛，镇静咳嗽，制止胸痛及腹痛(《和汉药物学》)。

(4)《荷兰药镜》曰：有甘和滋润之功效，疗咳嗽声嗄，咽喉刺痛等胸肺诸证，治肺伤吐血，和解血液焮热，和解[①]小便焮痛，及石淋肾痛，滑利大便。山田业广氏曰：用多量之大枣，如仲景之炙甘草汤，橘皮竹茹汤等，用三十枚；当归四逆汤，用二十五枚。年少之时，不能玩索其精义，觉三方用多量之大枣，亦后世方每于方后加姜枣引者然。迨年长始能会得大枣之所长，于本草养脾，平胃气，成无己注中以甘缓之等义。虽任何人亦能知之，但补心气，与成氏之十枣汤注中云大枣之甘，益土胜水云云，则心知其意者鲜，如甘麦大枣汤之大枣，即补心脾，苓桂术甘汤之大枣，有逐水之功也。

【禁忌】 齿痛者忌。

【编者按】 大枣与甘草，同为缓和药，凡缓和药多能缓解筋肉之结实拘挛，而由拘挛所起之疼痛，亦因缓解而消失。吉益氏以挛引强急，为大枣之主治，良非虚语。十枣汤之治悬饮、支饮，其用大枣之目的，为祛痰而设。盖非甘遂、芫花、大戟之监制药，正所以助甘遂、芫、戟之祛痰也。至葶苈大枣汤之用大枣，则与十枣汤同意。

葛　根

【名称】 学名 *Pueraria thunbergiana*[注：(今有2种葛根供药用，分别为 *Pueraria lobata* Willd.，*Pueraria thomsonii* Benth)]。异名鸡齐、鹿藿、黄芹。

【科属】 豆科葛属。

【形态】 生于山野，多年生蔓草，茎长二三丈，常缠绕于他物之上，叶大，有三小叶互生，茎与叶俱生褐色之毛茸。秋日，叶腋抽出花轴，长五六寸，总状花序，花冠蝶形，紫赤色，两体雄蕊，果实为扁荚，密生褐毛。根为类似薯蓣之纺锤状根，最大者直径七八寸，长达一尺。

【产地】 产浙江等处。

【药用之部】 根。

【修治】 生用，煨用。

【性味】 味微甘。

【成分】 本品之主成分为淀粉(《和汉药物学》)。

【用量】 钱半至三四钱。

【作用】

(1) 生理作用：入口后与唾液起作用，微有甘味，入胃后分解为多量之葡萄糖，至小肠，始渐渐而被吸收。

(2) 药理作用：在糖化时，发生胶样之副产物，有缓和包摄作用，能制肠之蠕动亢盛，及包摄肠黏膜。

【效能】

(1)《本经》：消渴，身大热，呕吐，诸痹。《别录》：疗伤寒中风头痛，解肌发表出汗，开腠理，疗金疮，止胁风痛。甄权：治天行上气呕逆，开胃下食，解酒毒。《大明》：治胸膈烦热，发狂，止

---

①和解，原作消，今据《和汉药考》引《荷兰药镜》大枣条改。

血痢。《开宝》:作粉,止渴,利大小便,解酒,去烦热。敷小儿热疮。捣汁饮,治小儿热痞。

(2) 张石顽曰:葛根属阳,能鼓舞胃中清阳之气,故《本经》主消渴身热呕吐,使胃阳敷布,诸痹自开,其言起阴气解诸毒者,胃气升发,诸邪毒自不能留而解散矣。葛根乃阳明经之专药,治头额痛,眉棱痛,天行热气呕逆,发散解肌,开胃止渴,宣斑发痘。若太阳经初病,头脑痛而不渴者,不可使用也。仲景治太阳阳明自利,不下利但呕者,俱用葛根汤。太阳病下之,利遂不止,喘汗脉促者,葛根黄芩黄连汤。此皆随二经表里寒热轻重而为处方,按证施治,靡不应手神效。黄宫绣曰:葛根一味,必其[①]于头额挟[②]之处,痛如刀劈,其药可用。

(3)《药徵》曰:主治项背强也,旁治喘而汗出。用作发散清凉解热剂(《和汉药考》)。房雄曰:葛根可作缓和的包摄药。又可作滋养药,治疗胃肠病,叶可治毒虫之刺伤,花可解酒毒,其根又可治皮肤破烂。

(4) 浅田宗伯[③]曰:葛根为太阳之药,然与桂枝之解肌,麻黄之发汗,稍异其途,有清凉滋润之效。故专主筋脉劲急,与桂、麻为伍,不唯治项背强急,亦能治刚痉也。与芩、连为伍,则津液走于上下,以治下利喘息脉促。又与竹叶、防风为伍,治产后中风之喘。又颈项强者,加附子以逞其力。奔豚汤用生葛者,特主滋津液也。

【编者按】 升降沉浮之说,编者论药所不言也,彼谓葛根为透发药,为升提药,其根本错误,与视柴胡为透发药、升提药者,正复相同。然就经验言之,痧疹之不能透布者,葛根能治之,暑湿泄泻,外见身热者,葛根能疗之。则透发升提两说,有时亦有意义可言,大抵透发升提,为古人从经验归纳,然后拟定之名词,吾人断不可胶柱鼓瑟,谓升提是由下至上,谓透发是由内出外也。根据仲景方,项背强几几者,均用葛根。《肘后方》背腰疼痛者,饮生葛根汁,其痛乃止。项背强与背腰疼痛,均为末梢神经疾患,葛根于此种疾病,以经验证之,可知其独擅胜场也。前人视葛根能升提清气,故治泄泻,实则葛根所以止泻,在其所含淀粉之作用,与升提无关。汤本求真论本品曰:本药含有多量淀粉,故有缓和包摄作用,于表则缓解筋骨挛急,于里则制肠之蠕动亢盛,及缓和包摄肠黏膜,故能发挥止泻作用。温病、伤寒之争,为清医一大公案,至今犹纷呶未已,实则果能知《内经》热病者皆伤寒之真义,则伤寒、温病之纠纷,当涣然冰释。夫温病与伤寒,其症象之异,在伤寒恶寒,温病不恶寒耳;治疗所异者,伤寒用药宜辛温,温病用药宜辛凉耳。仲景方剂,有麻、桂之辛温,治恶寒发热;即有葛根之辛凉,治不恶寒而身灼热。葛根除主治项背强急外,其作用为清热解肌,止渴除烦,用之治身发热,不恶寒,或自身微汗出而喘渴之症,无不效如桴鼓。今之俗医,以为伤寒、温病,截然两途,遇有葛根主治之症,偏以葛根性能升发,舍之不用,而用吴鞠通之银翘散、桑菊饮,病轻者辛能为力,重者必火势燎原而后已。故太阳表邪化热,将转阳明之时,其重要关键,即在葛根,尔时之葛根,诚有举足轻重之势,所以医工懂得葛根之效用,则温病迎刃而解,此可断言者也。

厚　朴

【名称】 学名 *Magnoliae*(注:今作 *Magnolia officinalis* Rehd)。异名烈朴、赤朴、厚皮、重皮。

---

①其,原脱,今据《本草求真》葛根条补。

②挟,原作狭,今据《本草求真》葛根条改。

③浅田宗伯,日本明治时代汉方著名医家、儒家。著述甚丰,存世可查的著作还有80种如《古方药议》等。

【科属】 木兰科之落叶乔木。

【品考及产地】 《日用药品考》曰：厚朴以皮厚多润，色紫褐而味苦辛者为上品，唯今甚少（《本草原始》名此为紫油厚朴）。若皮薄作淡褐色，味苦甘者，则为下品（《本草原始》名此为山厚朴），此中有杂商州厚朴者。《药品地道录》曰：四川出者，其货色紫，又要厚，气香味苦，稍带辣者佳。如老山者，其皮宽白，而且有绉纹，体松肉紫，味辣气香者道地。如新山之货，其皮结，色黑而且香，肉亦紫，心结，稍辣，亦佳。川党山出者，为平朴，略佳。碎小者为小朴。次如贵州出者名贵朴，其货厚结，其色不紫，气不香，此货不可用。湖广及别处出者，比贵州略佳。

【形态】 本品外面带灰褐白色，内面带紫褐色，皮宽而厚，有鳞纹，破碎面如纤维状。

【药用之部】 皮。

【修治】 去粗皮用姜汁炙，或浸炒用。

【性味】 味辛苦，富有收敛性。

【成分】 小泉荣次郎曰：长井理学博士，曾研究汉产厚朴之挥发性芳香成分，据云。其物质与苍术中之“阿笃拉克吉连”atractylen 相似，又发见同样之挥发性芳香结晶体（atractylen 之分子式为 $C_{15}H_{26}O$）。《新中药》曰：主要素为 magnolin。

【用量】 八分至钱半。

【作用】

（1）生理作用：入胃后，能刺激胃黏膜，增进胃液之分泌，入肠亦有同样之作用，且能促营养素之吸收。

（2）药理作用：在胃肠内，有制酵作用，且能排泄肠内之气体，入血后能刺激肾脏，使促进其利尿机能，且略能促进血液之循环，以强心藏。

【效能】

（1）《本经》：中风伤寒，头痛寒热，惊悸，气血痹，死肌。《别录》：消痰下气，疗霍乱及腹痛胀满，胃中冷逆，胸中呕不止，泄痢淋露，除惊，去留热心烦满，厚肠胃。《大明》：健脾，治反胃、霍乱转筋、冷热气，泻膀胱及五脏一切气，妇人产前产后腹脏不安。甄权：治积年冷气，腹内雷鸣虚吼，宿食不消，去结水，破宿血，化水谷，止吐酸水，大温胃气，治冷痛，主病人虚而尿白。好古：主肺气胀满，膨而喘咳。

（2）朱丹溪曰：气实人误服参、芪，胀闷作喘，宜此泻之。周伯度曰：半夏厚朴汤，治妇人咽中如有炙脔，非胸满，非腹满，亦无表邪，又何以用厚朴哉？夫厚朴者，消痰下气，力厚气雄，于四物外别树一帜，此厚朴所以匹半夏而并标之欤。

（3）《药徵》曰：主治胸腹胀满也，旁治腹痛。《一本堂药选》曰：痢疾腹痛，里急后重，潮热谵语，腹间结热，一切梅毒，下疳，便毒，疗一身结毒，瘀血下闭。

（4）汤本求真曰：《药徵》以厚朴主治胸腹满，旁治腹痛，此说虽非不当，然凡腹满者，有虚满、实满之分。虚满者，有因水毒蓄积，或瘀血兼水毒，或肠管麻痹，气体①充满；实满者，有因食毒充实，瘀血郁滞，水毒壅滞等。如此二因或三因合并者，其原因既不相等，故以厚朴主治胸腹满者为不妥当，以余之经验，本药之主治胸腹满者，亦只限于食毒，或食兼水毒，故前说宜改为厚朴主治食毒，或食兼水毒之胸腹满。

---

①气体，原作瓦斯，今据《皇汉医学·厚朴之医治作用》改。

【禁忌】 缪仲淳曰：凡病气虚不能归元，血槁不能润降，老人娠妇及产后，咸忌。

【编者按】 长井长义博士谓厚朴之成分，有类苍术。然就经验所得。则利水之力，术过于朴，除满开结之力，朴甚于术。又厚朴与白芍相比较，则白芍以除腹痛为主目的，而厚朴则以除胸腹满为主目的，而能去腹痛，则为其除满之间接作用而已。

杏　仁

【名称】 学名 Apricot-seed（注：今有 4 种杏仁供药用，分别为 *Prunus armeniaca* L. var. *ansu* Maxim.，*P. sibirica* L.，*P. mandshurica*（Maxim.）koehne，*P. armeniaca* L.）。别名德儿、老阴子、甜梅仁、草金丹。

【科属】 蔷薇科樱桃属之落叶乔木。

【品考及产地】《药徵》曰：和汉无异品也。《药物地道录》云：杏仁出山东者佳。

【形态】 杏仁为杏之种子，稍带心脏形，长约四五分，广三分许，一端尖锐，一端作圆形。

【药用之部】 仁。

【修治】 以汤浸，去皮尖，连皮尖晒干，或打泥。

【性味】 味苦。

【成分】 主成分脂肪油，即杏仁油，100 分中含有 50，以本品捣碎，加水蒸馏，又发生藏化水素（《和汉药物学》）。杏仁所含之成分，如苦扁桃仁，为含有亚密加他林 amygdalin $C_{20}H_{27}NO_{11}$，及爱谟尔圣 emulsin 之卵白性发酵素，脂肪油护膜糖质等（《和汉药考》）。

【用量】 三钱至五六钱。

【作用】

（1）生理作用：入胃后，亚密加他林分解而为犄[①]酸。其毒性的作用，发现最快，即初期刺激呼吸中枢后，则能迅速麻痹之，故用其大量时，犹如电击，立即坠倒，行二三深呼吸后，呼吸即陷于麻痹而死。证之于动物试验时，血管运动中枢等，亦先兴奋，后麻痹。然其作用和缓时，例为服 1%至 2%液之一小匙时，初期虽起呼吸困难及呼吸痉挛，以致陷于麻痹，但中毒后经一时间，尚现呼吸运动者，大多数皆能恢复。此盖因本品吸收迅速，变为无毒之物质亦迅速之故也。其一部自肺脏排出，一部在体中呈变无毒之硫化犄气酸也。其最少之致死量约为 0.06 克。犄酸为一种原形质毒，能夺取所有生活细胞之氧气摄取能力，此外对局部，亦能使知觉末梢麻痹，使皮肤之知觉麻痹也。

（2）自药理的作用而言，在昔曾将少量犄酸用于虚脱等，欲因刺激呼吸中枢，而使呼吸运动旺盛。然此亦不免刺激之后，起疲劳状态，故终难实用也。此外往时，曾以犄酸为镇痉剂，用于咳嗽，又用于疼痛，为止痛剂（《药理学》）。汤本求真曰：本药有缓下作用，则宜于实证，而不宜于虚性，为其含有脂肪油故也。又此药有镇痛作用，因有麻痹知觉神经末端之性，又含有制腐制酵作用。

【效能】

（1）《本经》：咳逆上气雷鸣，喉痹，下气，产乳金疮，寒心奔豚。《别录》：惊痫，心下烦热，风气往来，时行头痛，解肌，消心下急满痛，杀狗毒。甄权：治腹痹不通，发汗，主温病脚气，咳嗽上气喘促。入天门冬煎，润心肺。和酪作汤，润声气。元素：除肺热，治上焦风燥，利胸膈

---

①犄，今作氰，下同。

气逆，润大肠气秘。时珍：杀虫，治诸疮疥，消肿，去头面诸风气，皶疱。

(2) 黄坤载曰：杏仁降冲逆而开痹塞，泄壅阻而平喘咳，消皮腠之浮肿，开肺肠之枯燥。周伯度曰：有以杏仁治喘，而不用于汗剂者。桂枝加厚朴杏仁汤，太阳病误下，无结胸下利诸变证，而但微喘，喘既微，则表实之不解者，亦仅矣。桂枝汤固不解表实，以麻黄施于微实之表邪，又岂得为当。唯厚朴温散，胜于桂枝，与桂枝汤协以解表，则不致有大汗之虞。然不大汗，表固已解，表解而气不下，则喘犹不止，夫优于下气，而解表亦兼有所资者，杏仁是也，退麻黄而进杏仁，殆以是夫。

(3)《药徵》曰：主治胸间之停水也，故治喘咳，而旁治短气、结胸、心痛、形体浮肿，气血水[①]。《药徵》[②]曰：以上诸证，为水滞气不畅之候，而杏仁终不得逐水。故表有水者，合麻黄以逐之；水在里，则合茯苓或葶苈、巴豆以逐之。

(4) 刘曜曦曰：杏仁有镇痉及镇痛作用，故凡气管支病，痰咳、肺劳、肺痨、肺炎、胃病，及神经性心悸亢进时，可试用之(《民国医学杂志》七卷三号)。顾子静曰：杏仁为镇咳祛痰药，用于风邪与痰咳(《新本草》教本)。

【编者按】 近世苏医下乘，以杏仁、象贝，应付一切咳嗽症，无论其为寒痰宿饮，风寒，风燥，虚损肺病，无不用之。盖本草学之不讲也久矣。由杏仁而出之犇酸，有麻醉咳嗽中枢之作用，故《本经》谓其主咳逆上气。然则杏仁者，镇咳之药，而非一切咳嗽皆可用之药也，夫咳嗽何贵乎镇静？查咳嗽之作用，原为排除气道及肺胞内之异物(细菌及尘埃等)窜入，或有黏液脓汁之滞留，故咳嗽者，在生活上，有自疗自卫之意义也。然而咳嗽虽为自疗自卫之作用，但有时在某种咳嗽病理上，吾人不得不采用镇静一法。盖咳嗽之起因，可分为两大类，一为自动者，一为被动者。自动云者，则因气道自身之变化，例如气道之炎症溃疡出血等；其属于被动，则因气道内容之变化，例如分泌物异常等，气道被刺激，该刺激复传导于延髓中之咳嗽中枢，由反射作用，而诱起咳嗽作用。咳嗽之属于被动的，则不得不用药稀释其痰涎，或用药刺激气道，诱起咳嗽，使其痰易于咯出之药品。如咳嗽之属于自动的，即所谓气道自身之变化，所起之咳嗽。此等咳嗽，徒增患者之苦闷，且能消耗患者之体力。吾人倘遇此种咳嗽，必当设法减少咳嗽中枢之兴奋性，迅速制止其咳嗽，为必要条件。且病者咳嗽而见咯血时，因咳嗽运动，能妨碍血栓之生成，而使咳血加甚，此时吾人更应设法镇静其咳嗽。故杏仁者，乃自动咳嗽的对之药也。若被动之咳嗽，无取乎麻醉镇咳，则杏仁诚无应用之必要。近人视咳嗽频剧时，不问其自动或他动，均宜用止咳药，以减少病人之苦楚，但近人视杏仁为祛痰药，则失之远矣。杏仁之本身，绝无化痰之能力，如与化痰药同用，如远志、桔梗等，则杏仁所担任之工作，为减少剧烈咳嗽，而非祛痰。且祛痰剂兼用杏仁，亦必以祛痰为主，使杏仁不妨碍祛痰药效乃可。古籍有以杏仁为定喘药者，杏仁所以定喘，盖与镇咳同一理由，不外犇酸镇静呼吸中枢，使病者呼吸困难，得以缓解而已。凡呼吸困难之来源，大别有二：①呼吸性困难；②血行性困难。凡疗治呼吸困难，务必除其原因，方为根治之法，如其病为血行性时，则不得不用对血行器有作用之药品，杏仁用于此等病，仅为副药。所以麻杏石甘汤，杏仁与麻黄同用，杏仁仅能镇静呼吸中枢，使病者减少苦闷，是为对证治疗。古人于喘促浮肿，有用杏仁者，此则因胸腔蓄水，压迫肺藏，于是呼吸困难，此等病用杏仁，亦是治标之法。然东洞先

①气血水，原著无，系衍文。

②《药徵》曰，应为《皇汉医学》曰。

生，从《伤寒》、《金匮》考证药效，转谓杏仁主治胸间停水，此未免本末倒置之诮矣。故凡胸间停水，以致喘满者，当以治水为主，杏仁特为附庸耳。

附　　子

【名称】 学名 *Aconitum fischri reich*（注：今作 *Aconitum carmichaeli* Debx.）

【科属】 毛莨科附子属。

【品考及产地】 郑肖岩曰：附子以蜀地绵州出者为良，气味辛热，有大毒。今陕西亦莳植附子，谓之西附。又曹炳章曰：附子八、九月出新，四川成都、彰明产者为川附，底平有角，皮如铁，内肉色白，重两许者，气全，最佳。性潮，鲜时用盐腌。盖不腌易烂，然经盐腌过，性味易失，效力大减，景岳先生已辨之详矣。《药物地道录》曰：四川成都府出者为川附，其大白生辣潮咸者佳。

【形态】 本品为不整之萝卜形，下部狭小，稍有弯曲，处处隆起疣状，呈污灰色，质坚，其断面成角形或星形，拗部成波涛状（《台湾药物学》）。

【修治】 甘草水泡浸，剥去皮脐。

【性味】 性苛烈，味辛。

【成分】 主成分为耶普阿哥尼丁（japaconitine $C_{66}H_{88}NO_{221}$）。

【用量】 八分至两许。

【作用】

（1）生理作用：入胃后觉有温暖之感，吸收后能刺激心脏，增进血液之循环，唯大量则兴奋过度，反致麻痹。

（2）药理作用：汤本求真曰：吾人之心力，若较常态为沉弱，则流入动脉系之血量及速度为减，因而脉现沉微弱迟等象，末梢部及体表，由于血量减少，在该部之新陈代谢，及发温机随而减弱，因起恶寒或厥冷。此际静脉血及淋巴之归流，亦不活动，致停滞于末梢部，下肢尤甚，而觉沉重，渗漏机亢盛，则为浮肿。又静脉血中之碳酸，及其他老废物质，若刺激知觉神经，则发生疼痛，此刺激强且久，则知觉麻痹。又局部由于营养不足，运动神经及筋肉，亦致麻痹，倘心力比前更为衰弱，此等之症状，不仅限于末梢，及体表部，遂波及于腹部，发生疼痛麻痹下利等症。此时若用附子，则心力旺盛，血行恢复，郁滞之水毒，或为汗，或为呕吐，或为下利，利尿，而排出于体外，诸患顿如云消雾散矣。

【效能】

（1）《本经》：风寒咳逆，邪气，寒湿踒躄，膝痛不能行步，破癥坚积①聚血瘕，金疮。《别录》：腰脊风寒，脚气冷弱，心腹冷痛，霍乱转筋，下痢赤白，温中②强阴，坚肌骨。时珍：治三阴伤寒，阴毒寒疝，中寒中风，痰厥气厥，柔痉癫痫，小儿慢惊，风湿麻痹，肿满脚气，头风，肾厥头痛，暴泻脱阳，久痢脾泄，寒疟瘴气，久病，反胃噎膈，痈疽不敛，久漏冷疮。

（2）邹润安曰：汗下后用附子证，其机在于恶寒，否则无表证而烦躁。未经汗下用附子证，其机在于脉沉微，是则其大旨矣。周伯度曰：《本经》附子，主风寒咳逆邪气，后世缘此多以为治风之药，其实经文深奥，别有在也。夫风有伤与中之分，伤者伤于营卫，中者中于经络

①积，原脱，今据《本草纲目》引《本经》附子条补。

②温中，原著无，系衍文。

脏府。中于经络脏府者，寒根于里而阳本虚，用麻、桂又贵用附子。附子非风药，而《本经》之主风寒，盖指中风之风寒言，非指伤风之风寒言也。

(3)《药徵》曰：附子主逐水也，故能治恶寒，身体四肢及骨节疼痛，或沉重，或不仁，或厥冷，而旁治腹痛、失精、下利。《证治摘要》曰：凡病用附子即愈，心气爽快者，为药证相应也，与疗外科之结毒，为动其痼毒而用之者，自有迳庭。然则附子之症状如何？答曰：仲景云，无热恶寒者；又真武汤证曰，腹痛下利；附子汤证曰，口中和。由是考之，无热恶寒，大便滑，或溏，口中和者，当用附子。冷秘之证用附子，而大便通快，此冬节薄衣之人，或妇人月经之时，一身冰冷，少腹痛者，多有此证，然唯百人中之一人耳。又痛风之一证，用附子非数日不效者，若大便难则宜兼用大黄剂。又久服附子，有患眼疾者，宜速止附子，不然后必有以此失明者。

(4)太炎先生曰：方今天灾流行，民命危如朝露，苟治之不误，无论其为中医、西医，十必可以救六七。为中医者，耻吾术之不人若固也。然观西法强心之术，用之多效，退而求之于吾之经方，有与之冥然相契者。且川东夔府、湘西辰沅一带，三伏日即以生附子猪肉合煮饮之，以防霍乱；北方山东直隶之民，常啖生蒜，亦无霍乱病，此皆健胃强心之热剂也。是故四逆汤法，推之四裔而皆准，考之民俗而不惑，医者何故不信经方，而信徐王之岐说耶？四逆汤、通脉四逆汤等载在《大论》，人人皆知，今不必更为疏录，但顾习中医者，守之以约，勿以多岐亡羊，则民免夭扎矣。以上二方，并用生附子，市肆所行之淡附片，进则殊无丝毫之效也。又经方虽有定式，剂之大小，亦须临时视病轻重，消息行之，唯诸药比例，则不可差，以通脉四逆汤论，大附子一个，即今川附子，干者可重七八钱，干姜三两，甘草二两，以孔继涵同度记所质，古一两当今砝码二钱五分有奇，大致可以四分之一约之，则干姜七钱五分有奇，甘草五钱，分温再服。则一服得全剂之半，若随意轻重，比例错乱，亦不足以著效也。

【编者按】 曩年负笈中医专校，恒见孟河黄体仁先生于夏日以通脉四逆汤加吴萸、黄连，疗治吐泻交作，肢冷脉伏之霍乱，时机未失者，多具奇效，以是称黄师为黄一帖，以其能于死生顷刻之间，一药而愈也。后曹拙巢夫子应诊同仁辅元堂，予侍诊三月，见以整个四逆汤，治愈垂毙霍乱症可五六人，但药量视黄先生重且数倍。生附子常七八钱至两许，炮姜亦五六钱，炙草最轻为四钱，药店伙往往不敢配发，且称拙巢夫子为野郎中，然而南市居民，服野郎中之方而庆更生者，至今犹称道不止焉。丙寅夏，霍乱盛行，吾家太炎先生于报端发表霍乱治法，亦以四逆为主，且言生附子有强心作用，予昔日视四逆汤为霍乱杀菌剂者，今乃知其不然，从附子强心上，更悟及古人谓回阳之说，为恢复体温。盖体温之升降，与血液之流行，关系至密，服附子后心脏不致衰歇，血液循环得以如常，肢厥肤冷者，亦因之而除矣。当今之世，薛、叶学说盛行，胆小如鼠(自诩能得仲景遗意，于苏医曾加倍击之，某新中医家犹如此)，用药又拘泥时令，于夏日炎蒸之际，几无人敢以生附子疗治霍乱，必待周身之水分排泄殆尽，然后求于西医之盐水针，且称西医之所长，即在救急，以文其过，仲景之学，日就凌替，可胜慨哉。真性霍乱之证象，厥为吐利交作，肢冷脉伏，目眶下陷，腹不痛，而尤以排泄浑如米泔者为铁证。至若胸闷腹痛，吐泻交作，则属夏日之一般疾患，远西所谓急性肠胃加答儿症，而时医所谓热霍乱之候，治疗之方，黄连解毒汤，藿香正气散，左金丸，甚则生姜泻心汤，时医以此等病芩、连可以治，遂从芩、连苦寒可清实热，推想此等病为热霍乱。据吾最近研究，黄芩之功用，以治人体局部充血为主，黄连据东人化验，其效用亦能治局部充血，故肠胃加答儿症用之有效。若真性霍乱，则非二药所能愈。总之治病以辨证为主，某病宜某方，某证宜某药，庶几有条理可言，若缠绕寒证热证，真是庸人自扰，此东洞先生所以令人拜服不止也。生附子固为真霍乱之圣药，苟不得炮姜，则其效不见，姜不但可以协助生附子之力，且可以杀生附子之毒，仲景之妙用，大都如此。昔张玉田讥评梦窗词，谓七宝楼台，眩人眼目，拆碎下来，不成片断。予尝以此语赞美仲景汤剂，按之实际，固至当也。年来服务红万字医院，就诊者亦有军队之士兵，除感冒及水泻等症外，大半周身麻痹与脚气，根据仲景用附子于历节疼痛，不可屈伸，或手足不仁之义，用桂枝附子汤，附子去桂加白术汤，乌头汤，多效。至于冲心之脚气，心窝苦闷，呕吐等恶象已见，亟投生附子以强其心，稍加逐湿下行之药，奏效者固非一二人。其脚气轻者，用附子合通行之鸡鸣散亦验，照吾用附子治脚气之经验，收效者多，失效者少。视西医治脚气无特效药，固不可相提并论矣。通脉四逆用附子一大枚，作二次服，盖亟欲强心，故药取悍速，本方加减法下，注明脉不出者加人参二两。用附子强心之后，何以脉仍不出？脉不出何以必加人参？从此研究，可见仲景方剂，博大精深，而中土强心急救方法，亦远迈西医。西医于已用强心剂后，脉搏依旧不起，恐再无善后办法。夫病而至于脉微肢冷，则心脏疲弱可想，强心剂仅能刺激心脏，使之徒然兴奋。譬如油灯将烬，转捩灯心，非不暂明也，然不转瞬而熄矣，唯添油于灯，而后转捩之，乃能久而不灭。仲景以通脉四逆强心，犹之转捩灯心，药后脉仍不出，亟加人参，犹之注油于灯，即以生理学解释方义，亦无不合。盖病者服通脉四逆汤后，心脏即能恢复收缩及扩张之运动，然而病者血管中充实之血液，其量甚少，故脉仍不出。人参据日本富长寿成氏之报告，脉波微弱而易压迫者，用之血压增进，用脉波计，见脉波渐渐高起。又据古代相传，人参能大补真阴，所谓真阴，大概津液之谓，或即细胞原形质，准此以观，则仲景通脉四逆脉不出加人参之理，岂不显然可见。服大量生附子后，每有晕冒如醉之现象，此即瞑眩作用，不足虑，仲景亦曾诏人注意及此。桂枝附子去桂加术汤条曰：一服觉身痹，半日许再服，三服都尽，其人如冒状，勿怪。东人药物书籍论附子之功用，有多服诱起虚脱之说，此盖因袭远西人之说，间尝考之博医会《贺氏疗学》，制止血液循环药内乌头条，其所说与吾国古时传说之附子、乌头绝相反，然则吾国所产之附子、乌头，殆与远西不类，此说非个人之臆测，余君云岫亦既先我言之矣（详余氏“医述”）。《药徵》于附子主治，曰：逐水也，殊不足尽附子之长，逐水特附子功用之一耳，况逐水之效，正因具强心之功而来。盖心脏衰弱时，血行缓慢，下肢每多浮肿（血管渗出液体于皮下结缔组织中）。服附子后，心脏恢复收缩扩张之运动，血液循行得以如旧，则下肢血管渗出之液体，以之消失，而浮肿乃愈。近人治肿之界说，上肿曰风，下肿曰水，治水多用附子，实亦不外强心之功耳。生附子与熟附子应用之差别，则急性病宜生附，痼疾宜熟附，近人以生附回阳，熟附温中，亦即此意。应用附子之目的，在振起机能之衰减（不限定处所）。故病必具有机能衰减之症状，譬如脉现沉微迟弱等象，心脏机能疲惫已甚，用附子可以振起之，新病久病，皮肤冷而晦，自汗出，此周身细胞生活衰沉已极，用附子得以兴奋之。热性病先本烦扰不宁，妄言怒骂，忽然意识模糊，呢喃郑声，此脑之机能陷于痹钝，用附子得以刺激之（此层苏派医生不懂）。大便洞泻，完谷不化，是肠之吸收机能障碍已久，附子得以运健之（古人所谓温脾）。附子之用，既在振起机能之衰沉，此为用附子之必要条件，若病人任何器官之机能，并不衰减，则无用附子之必要，勉强用之，其祸立见。予尝见有咯血病者，医以附子与龙牡与之，理由为血证误用凉药，其病增剧，用附子、炮姜，温化瘀血，斯为正治。病人服附子后，脉本和缓，忽变弦劲，其血又至，此皆附子兴奋血管壁神经，血液亢进，有以致之也。仲景黄土汤，治先便后血，并治吐血、衄血，此方虽有炮附子，但配伍之药为地黄、阿胶、黄芩、甘草、白术、黄土，与附子调剂，不为祸害。故血证用附子，当以黄土汤方意为法。

药物学卷二

丹徒　章次公　编著

石　膏

【名称】 学名 Cyps(注:今作 Cypsum)。别名细理石、寒水石。

【原矿物】 硫酸盐类。

【品考】《药徵》曰:有软硬二种,软者上品也。《别录》曰:细理白泽者良。雷斅曰:其色莹净如水精。李时珍曰:白者洁净,细文短密如束针,为则曰:采石药之道,下底为佳,以其久而能化也。采石膏于其上头者,状如米糕,于其下底者,莹净如水精,此其上品也。

【产地】 每与山盐相偕,或存于矾土层中,或产于火山近旁。

【形态】 为属于单科系之矿石,其结晶随产地而异,且因夹杂物之多少,而异其色彩,有为白色之纤维状,薄片状,或结晶状之块者,有带红、黄、褐、绿、青、黑各色者。其光泽亦有珍珠、绢丝、玻璃诸状,薄片者质透明,入水微溶解,硬度 1.5 至 2.0,比重 2.2 至 2.4,灼之则失结晶水,而成白色无臭之粉末。

【修治】 用之之法,唯打碎之已,近世火煅用之,此以其性为寒故也。臆测之为焉,余则不取焉(《药徵》)。

【性味】 味甘淡。

【成分】 主要之成分,为硫酸加尔曳谟($CaSO_4 \cdot 2H_2O$)。此外则夹杂硅酸矾土氧化铁等(《和汉药考》)。含 58.8%之硫酸,与 41.2%之加尔曳谟(《和汉药物学》)。

【用量】 四钱至两许。

【作用】

(1) 生理作用:内服后,至肠则与碳酸、磷酸、脂肪酸等结合,而敷布于黏膜面,能制止肠分泌,吸收后能旺盛心脏之扩张与收缩。

(2) 药理作用:有减骨骼筋与兴奋性之作用,故用于痉挛症,痉挛质,紧张过度等病有效;有减少血管之透过性,而消散炎症之作用,故用于紫斑病、黑吐病、各种炎症,荨麻疹,湿疹等;有促进血液凝固之作用,故用于局部为止血剂,或用于内服。

【效能】

(1)《本经》:中风寒热,心下逆气,惊喘,口干舌焦,不能息,腹中坚痛,除邪鬼,产乳金疮。《别录》:除时气头痛身热,三焦大热,皮肤热,肠胃中结气,解肌发汗,止消渴烦逆,腹胀暴气,咽热,亦可作浴汤。甄权:治天行热狂,头风旋,下乳,揩齿益齿。李杲:除胃热肺热。

元素：止阳明经头痛，发热恶寒，日晡潮热，大渴引饮，中暑，潮热，牙[①]痛。

(2) 张石顽曰：石膏专治热病暍病，大渴引饮，自汗头痛，溺涩便闭，齿浮面肿之热证，仲景白虎汤是也。先哲有云：凡病虽有壮热而无烦渴者，知不在阳明，切勿误与白虎。即产乳金疮，亦是郁热蕴毒，赤肿神昏，故可用辛凉以解泄之，非产乳金疮可泛用也。邹澍云：石膏其性主解横溢之热邪也，譬之溽暑酷烈，惟清飚乍动之而化随爽洁。人病中风，而至心下逆气，惊喘，口干[②]，舌干舌焦不能息者，何以异是？病寒热而致心下逆气，惊喘，口干舌焦，不能息者，又何以异是？惟《本经》之腹中坚痛，《别录》之肠胃结气，及腹胀，似热散漫矣。夫热邪既盛，内外相连，久延不解，焉能不与气结，故暂时散漫，继遂胀满而坚痛。然曰腹中坚痛，曰结气腹胀，明其尚未与滓秽相结，犹可以石膏解也。若不待解肌发汗而汗自出，腹中满痛，小便自利，则其热已与滓秽搏聚，非承气不为功矣，石膏又乌能焉。周伯度曰：其性主解横溢之热邪，此正石膏解肌之所以然，乃《别录》于石膏则以解肌发汗连称，岂以仲景尝用于发汗耶？不知石膏治伤寒阳明病之自汗，不治太阳病之无汗，是则石膏解肌所以止汗，非所以出汗也。

(3)《药徵》曰：主治烦渴也，旁治谵语、烦躁、身热。又曰：《名医别录》言石膏性大寒，自后医者怖之，遂于置而不用焉，仲景氏举白虎汤之证曰：无大热，越婢汤之证亦云，而二方主用石膏，然则仲景氏之用药，不以其性之寒热也，可以见矣。余也笃信而好古，于是乎为渴家而无热者，投以石膏之剂，病已而未见其害也。方炎暑[③]之时，有患大渴引饮而渴不止者，则使其服石膏末，烦渴顿止，而不复见其害也。石膏之治渴而不足怖也，斯可以知已。冈田昌春氏曰：石膏非用大量不奏效，何则？以其性不强也，故白虎、竹叶石膏，及此外有石膏之方，其量均比他药为远多，故云石膏无效者，其说太过，不敢任用石膏者，其说不及，楚固失矣，齐亦未为得也。

(4) 刘曜曦曰：石膏为一种之清凉解热药(《见民国医学杂志》七卷三号)。

【编者按】 石膏能制止肠分泌，故用于肠加答儿，及异常酸发酵。《别录》谓其主肠中结气，腹胀暴气者，职是故也。煅石膏，近世多用于疡科，佐生肌收敛药用，若内服取其清凉解热，则多为生用。石膏之于温病，固是解热要药，是否可应用于湿温证，尚是一问题。宗人太炎先生，以《活人书》撰用苍术白虎汤，后世治湿温者宗之，曾有非难之词曰：夫苍术之燥，与白虎之润，用正相反，自非渴欲引饮，无用白虎之理，若果渴欲引饮，则是湿已去，而热犹在也，但用白虎已足，安用苍术之蛇足乎？诚欲湿温兼治，仲景自有栀子厚朴汤，近观湿温之候，至四五日，无有不患胸满者，则栀子正为对证，而白虎非病势传变不用也。编者遵先生之教，治湿温证废弃苍术与石膏并用之法，但此方沿用已久，在湿温证具有威权，究合理与否，是在同人将来之验证矣。

知　母

【名称】 学名 *Anemarhena asphodeloides*（注：今作 *Anemarrhena asphodeloides* Bge.）。别名蚳母、连母、蝭母、水参、水须、水浚等。

---

①牙，原为腹，据《本草纲目》引元素文改。

②口干，原著无，疑衍文。

③暑，原作日，今据《药徵》石膏条改。

【科属】 百合科之多年生草本。

【品考及产地】 贩卖品有三种，汉种肥大，有须根，上品也；朝鲜种较汉种为短，次品也；日本产者根形[①]细长，较轻虚，下品也（《和汉药考》）。知母产于江苏、山东等处（《药物地道录》）。

【形态】 本植物叶茎皆似麦冬，根部丛生细长之叶，叶之基部呈鞘状，至夏自叶间抽茎，高至三四尺，茎上附有小鳞片，于茎之顶端，开淡红色六瓣之穗状小花，八月结长椭圆有六棱之果，内藏小黑子，根长七乃至十仙米，鲜有呈叉状者，根头常带有茎或叶之痕迹，外面呈类白色，往往有带斑点状类黄褐色之外皮者，有副根附着之瘢痕，内部亦呈类白色，而粗，稍具爽快之香气（《民国医学杂志》二卷十一号）。

【药用之部】 根。

【修治】 去须，切，生用，或酒焙，或盐水焙用。

【性味】 味微甘，入口黏滑。

【用量】 二钱至五钱。

【效能】

（1）《本经》：消渴热中，除邪气，肢体浮肿，下水。《别录》：疗伤寒久疟烦热，胁下邪气，膈中恶，及风汗内疽，多服令人泄。甄权：心烦躁闷，骨热劳往来，产后蓐[②]劳，肾气劳，憎寒虚烦。《大明》：热劳传尸疰痛，通小肠，消痰止嗽，润心肺，安心，止惊悸。元素：凉心去热，治阳明火热，泻膀胱肾经火，热厥头痛，下痢腰痛，喉中腥臭。时珍：安胎，止子烦，辟射工、溪毒。

（2）李东垣曰：知母其用有四：泻无根之肾火，疗有汗之骨蒸，止虚劳之热，滋化源之阴。仲景用入白虎，治不得眠者烦躁也。凡病小便闭塞而渴者，用黄柏、知母是也。刘若金曰：如火炎肺嗽，消渴热中，心烦躁闷，肾气劳损，热劳骨蒸等病，皆因清热以致其功。又伤寒久疟，有伤于后天气血，必藉此乃可胜邪热。王翊[③]曰：知母下则润肾而滋阴，上则清肺而泻火，黄柏必相须而行。张石顽曰：《本经》言除邪气肢体浮肿，是指湿热水气而言，故下文云，下水，补不足，益气，乃湿热相火有余，烁灼精气之候，故用此清热养阴。周伯度曰：知母为清气热之药，洁古、东垣、丹溪，咸以知母与黄柏为滋阴之品，后人遂视为补剂。知母之润，虽不似黄柏之燥，然寒滑下行，究无补性，知母《本经》主消渴，《千金》、《外台》恒用之。仲景则更有精焉，止渴如五苓散、猪苓汤、文蛤散，皆无知母，白虎汤有知母，而无渴，加人参乃始治渴。盖以阳明热盛，清热诚要，然膏、知无益阴生津之能，于清热之中，再加以人参，则病去而正即复，其用意之周币，《千金》、《外台》且逊之，况他人乎。

（3）《续药徵》曰：主治烦热。汤本求真曰：本药可谓一种解热药，若用量不误，则为适于阳虚证云。《台湾汉药学》曰：可治头痛燥渴，其他亦可用为催眠镇静剂。《和汉药物学》曰：为解热药之属于热性病者，若投作清凉药用，须备口干欲饮，咳嗽潮热诸候。

（4）袁淑范曰：知母有解热作用，及强壮之功效也（《民国医学杂志》二卷十一号）。

【禁忌】 缪仲淳曰：阳痿及易举易痿，脾弱不消，胃虚不纳，肾虚溏泄等证，法并禁用。

---

①根形，原脱，今据《和汉药考》知母条补。

②蓐，原作热，据《本草纲目》引《别录》知母条改。

③王翊，应为王翃，清·上海嘉定人，著《握灵本草》。

【编者按】 世以知母为滋阴药，盖起于洁古、喻嘉言、陈修园之徒，皆从其说，谓苦寒能培生气。然滋阴之义，颇有出入，就急性热病言之，有清热以存阴者，有益阴以退热者，前后二者之治法，往往统称为滋阴。仲景之知母、石膏，属于前者，叶派之生地、麦冬，属于后者，故知母为热清而后阴存之滋阴药，非后世益阴以望热退之滋阴药也。

粳　米

【科属】 禾本科，一年生。

【品考及产地】 时珍曰：粳乃谷稻之总名也，有早中晚三收，诸本草独以晚稻为粳者，非矣。黏者为糯，不黏者为粳，糯者懦也，粳者硬也，但入解热药，以晚稻为良尔。

粳米全国皆产之，闽粤等省，有一年两熟者。

【药用之部】 粳稻之种子。

【修治】 洗净生用，或炒用。

【性味】 味淡而微甘。

【成分】 含粗蛋白质 9.96%，粗纤维脂 1.01%，粗脂肪 2.61%。又含有无氮浸出分 84.94%，灰分 1.46%，水分 13.66%。米灰分中之成分为加里 22.47%，曹达 4.55%，石灰 2.93%，苦土 1.26%，磷酸 48.31%，硫酸 0.23%，硅酸 6.51%（《药报》三十八号）。粳米中矿盐之成分，约有五种，钙占 20‰，镁占 45‰，钾占 84‰，磷占 203‰，铁占 0.9‰（《应用化学》123 页）。

【用量】 五钱至两许。

【作用】

(1) 生理作用：蒸熟之粳米，入口后受糖化素之些微作用，即送至于胃，胃中分泌之胃酸，能妨碍糖化素之活动，未分解之淀粉，须待移入肠中，受膵藏粉酵素之作用，始完全变成糊精及麦芽糖，并有一部分麦芽糖，受胰液及肠液内之各种酵素作用，变为葡萄糖，于是所存之单糖类，与夫二合糖，均由肠壁吸收之。

(2) 药理作用：汤本求真曰：本药淀粉丰富，故有滋养强壮，与缓和包摄作用甚明。除此等作用外，尚有清凉止渴作用云。

【效能】

(1)《别录》：益气，止烦止渴，止泄。《蜀本》温中，和胃气，长肌肉。《日华》：补中壮筋骨，益肠胃。孟诜：煮汁，主心痛，止渴，断热毒下痢。好古：合芡实作粥食，益精强志，聪明耳目。时珍：通血脉，和五脏，好颜色。

(2) 张石顽曰：本草言秔米温中和胃气，长肌肉，仲景白虎汤、桃花汤、竹叶石膏汤，并用之，皆用晚秔。周伯度曰：粳米平调五脏，补益中气，于益气之中，兼能养阴，故补剂寒剂，无不可赞助成功。谷为人身至宝，而霍乱痧胀，与夫欲吐不吐，欲泻不泻之证，周时咽米饮一口，即不可救。盖暑湿秽恶之邪，充斥髓络，而米饮入胃，又适以恢张之，使无一隙之余，所以告危如是之速。

【编者按】 1906 年，霍布金司(Hopkrins)知鲜乳中含有一种人生必需之质，而为人工配合之乳所者，即今之所谓维他命(vitamine)是也。维他命之化学性状，迄今未明，柯班(Cupor)以为含轻炭质脂肪蛋白质以外之物质，约为一种类脂肪体(lipoid)，因富有类脂体之物品，往往富有维他命也。苏丽芳(Sullivan)，则以维他命为一种抗神经炎性物质，得视为某种脂肪体云。维他命又译为活命素，一旦缺少，则种种疾病，因之而起，此等疾病，棻克(Funk)名之曰维他命缺乏症，脚气病，坏血病，其最著者。他若佝偻病、骨软化病、痉挛质等，亦何莫非由身体缺乏维他命而起也。就中脚气维他命，即乙种维他命，存在于谷类之糠中，此种维他命，系爱益克曼(Eijkmann)，于1890年所发见，氏曾以除去银皮之白米，遍饲鸟类，皆患类似脚气之疾病，后改饲以米糠，均即痊愈，故知此种维他命①，与脚气有绝大之关系。吾侪日常所食之粳米，其表皮所含之脚气维他命，据分析之结果，较糯米多五分之一，惜习俗米喜精制，维他命悉被淘汰，故往往致脚气病，然脚气病之患者，一面进强心利尿药，一面令改食半捣之粳米，则病愈之速，多出意外，此编者历年之经验也。

柴　胡

【名称】 学名 *Bupleurum falcatum*（注：今有 2 种柴胡供药用，分别是 *Bupleurun Chinensis* DC.，*Bupleurum scorzonerifolium* Willd.）。别名茹草、山菜、芸蒿、地熏，茈，古柴字。而《战国策》淳于髡曰：今求柴胡、桔梗于沮泽，则累世不得一焉，世称好古者，特用人蓡茈胡字，而以人参、柴胡，却为后世之字，且以茈为紫音(《医剩》)。

【科属】 伞形科柴胡属之宿根草。

【形态及品考】 柴胡之原植物，据《和汉药考》之记载，约分三种：曰委陵菜、北柴胡、南柴胡。委陵菜属蔷薇科，一名河原柴胡，为多年生草本，自生于河原之沙地，茎高尺许，叶为羽状复叶，其小叶亦分裂为羽状，里面白色，彼此互生，夏秋之候，自叶腋抽出花梗，于此开黄色五瓣之小花。北柴胡一名韭叶柴胡，又称竹叶柴胡，属伞形科，亦多年生草本，自生原野间，茎高二三尺，叶互生，为长椭圆，或披针形，末端尖锐，全缘叶脉纵贯，夏日叶腋生枝，开黄色小花，连缀而为复伞形之花序。南柴胡亦属伞形科之植物，为山野自生之多年生草本，茎高三五尺，叶互生，作长椭圆，或披针形，或细长作倒卵圆形，末端尖锐，无叶柄，脚部抱茎而生，花生于叶腋之枝头，夏日开小黄花，连缀而为复伞花序，殊美丽可观。今药肆所用，为南北柴胡，尤以北柴胡为多，蔷薇科之委陵菜，盖柴胡之伪品耳。《一堂本药选》曰：河滨柴胡(即河原柴胡)者，即本草之委陵菜，医久惯用，不能改正，反为之辞曰，此物亦能解热，其实不然，皆文饰之词耳，不用可也。《古方药品考》曰：又有加波茈胡，根似茈胡，色紫黑，此委陵菜也。

【产地】 南柴胡产安徽、福建等处，北柴胡产山东等处。四川出者，又别名为川柴胡。

【药用之部】 根梢。

【修治】 清炙、醋炒、鳖血炒。

【性味】 味苦有微香。

【成分】 据台湾研究所技师惠泽氏之报告，柴胡含有 0.5%之微黄色之白色结晶，溶点为 210 至 215 度，余等以剉截柴胡，顺次温浸于石油依的儿，或依的儿，再浸木精水中。各溶媒之成分，比例如次：石油依的儿 2%，依的儿 1.8%，木精 9.5%，水 13.5%，余等此次侧重于石油依的儿及依的儿之可溶分，作为报。石油依的儿可溶，分为淡褐色黏稠之油状物质，有柴胡特有香气，置之水蒸气馏中，则有淡褐色油状物质馏出，发出柴胡特有之香气，所得之量甚寡，惟有保留之，以待将来之研究。以前记之高级油状物质，使之碱化，则得少量之高级

①此种维他命即今之维生素 B_1。

脂肪酸，及李贝门氏可立司得林反应之结晶。所谓高级脂肪酸，由不饱和脂肪酸中之李脑尔酸而成，混有少量之饱和脂肪酸，恐即司得林酸及派米丁酸之混合物。李脑尔酸，因其分子量及其四臭化诱导体之分析而推定。又饱和脂肪酸，亦因其分子量及分析而推定。是等脂肪酸，在已除去是等脂肪后之碱化液中，得推定。其有倔利摄林，恐植物体中，尚有倔利摄林依的儿之存在，前记呈李贝门氏可立司得林反应之物质（结晶）为融点155至158度之白色针晶，而非旋光性，欲测定其分子量，必须用可罗罗耳化合物分析，则知本物之成分，为$C_{30}H_{48}O_2$。此物质用五盐化磷，可得融点122至125之白色针晶之可罗罗耳化合物。又在此物质内使之发生希特罗克希而挨民及雪米卡把基特作用，亦不生诱导体。自此种考察，知此物质，有酸素两个：其一有酒精性水酸基之存在，其一因含量之少，犹未阐明。但本物质恐系树脂酒精状之物质，依的儿可溶分为黑褐色之黏块。以此物之依的儿溶液，加1%碳酸阿摩尼亚溶液，及1%碳酸曹达液，而振荡之，振荡时复变为碳酸阿尔加里，即所见溶解于依的儿中之黑褐色无形物质。从依的儿可溶分中，除去前记物质，再由已碱化之物质中，得少量之物质，与石油可溶分中之树脂状物质，全然相同。用大部分之阿尔加里性液质，可使之全部溶解，而呈黑色，使之成为酸性时，则析出黑褐色无晶形之树脂状物质，能溶于依的儿。剉截柴胡800瓦，入三可尔贝加石油依的儿，以浸没为度，时时振荡之，沸腾二时间后，抽出而滤过之，则得淡黄色之液体，其残渣行前记之操作二次，共前三次，取其所得之抽出液，和而蒸馏之，更减压而使干燥，则得黏稠之油状物质，褐色透明，有柴胡特有之香气，混有小量之细针晶。用五六百克之柴胡，依前记之操作，可得油状物质110克，其收得率为2%。以此油之一部分，用水蒸气蒸馏之，则黏稠之油状物质，有柴胡之香气，其色淡黄，但得量极多，细密之研究，则俟诸将来。一分残余之油状物质，须加八分之5%酒精性苛性加里，重汤煎一时半，煮沸而使之碱化，则酒精溜去，残渣加水二十分，重汤煎片刻，搅拌混和，置之分液漏斗中，则依的儿以三次振出之，其色淡褐。其蒸发之残渣，有带褐色软块之针晶，减压一昼夜，干燥后，先用酒精石油依的儿，次用依的儿，最后用醋酸依的儿，渐得纯白之针晶4.55克。本物质融点为155至158度，因无水醋酸与硫酸，而呈李贝门氏之可立司得林反应，非旋光性（《皇汉医界》第三十三号荒木忠郎柴胡成分之分析）。

【用量】 小量八分，中量钱半，大量三四钱。

【效能】

（1）《本经》：主心腹，去肠胃中结气，饮食积聚，寒热邪气，推陈致新。《别录》：除伤寒心下烦热，诸痰热结实，胸中邪逆，五藏间游气，大肠停积水胀，及湿痹拘挛。元素：除虚劳，散肌热，去早晨潮热，寒热往来，胆瘅[①]，妇人产前产后诸热，心下痞，胸胁痛等。时珍：治阳气下陷，平肝胆三焦胞络相火，及头痛眩晕，目昏赤痛障翳，耳聋鸣，诸疟及肥气寒热，女人热入血室，经水不调，小儿痘疹余热，五疳羸热。

（2）黄宫绣曰：小儿痘疹，五疳羸热诸疟，并痈疽疮疡，咸宜用之。至云能治五痨，必其诸脏诸腑其痨挟有实热者，暂可用此解散。凡大便溏泄者，当善[②]用之。邹澍曰：是以心腹之间，无结不解，无陈不新。仲景著小柴胡汤之效曰：上焦得通，津液得下，胃气因和，身濈然

①胆瘅，原作瘅疟，今据《本草纲目》茈胡条引元素文改。

②善，原作慎，据《本草求真》柴胡条改。

汗出而解，以是知柴胡证皆由于上焦不通。上焦不通，则气阻，气阻则饮停，能通上焦[①]者，其惟柴胡乎。故寒热往来，为小柴胡主证，而寒热往来，悉本于上焦不通。特仍有不往来寒热，不呕，用柴胡汤者，亦终有上焦形象为据，如心下满，胁下满，胸胁满，胁下鞕满，心下支结，胸胁满微结，心下急，郁郁微烦是也，乃仍有非上焦不通，而用柴胡汤，如阳脉涩，阴脉弦，腹中结痛之用小柴胡。少阴病四逆，或咳或悸，或小便不利，或腹中不痛，或泄利下重之用四逆散，则又当揣其义者。

(3)《药徵》曰：主治胸胁苦满也，旁治往来寒热。又云腹中痛，又云胁下痞鞕。《本草纲目》柴胡部中，往往以往来寒热为其主治也。夫世所谓疟疾，其往来寒热也剧矣，而有用柴胡而治也者，亦有不治也者，于是质之仲景氏之书，其用柴胡也，无不有胸胁苦满之证，今乃施诸胸胁苦满，而寒热往来者，其应犹响之于声，非直疟也，百疾皆然。无胸胁苦满证者，则用之无效焉，然则柴胡之所主治也，不在彼而在此。《一本堂药选》曰：疗伤寒时疫，内外热，往来寒热如疟状，诸热肌热，妇人热入血室，疟疾，肠中停积，目昏赤痛障翳，解血绝气聚。《和汉药物学》曰：为解热药，以治疟疾之恶寒战栗，及潮热，又能除胸胁苦闷。

(4) 在汉方中属于重要的解热药，本植物果有解热之效与否，向来虽然曾有二三医学底研究发表，但尚未确实(《自然界》六卷一期)。古来汉方家，谓其有解热利尿之效，用于诸种之热性病(《汉药实验谈》)[②]。刘曜曦曰：柴胡之药学成分，今日尚无一定，此药可用之于痛风及热性诸病。据近藤氏之研究，则谓柴胡确有解热及泻下等作用(近藤氏只就解热一项研究，节《民国医学杂志》)。宗人太炎先生，尝谓编者曰：《本经》论大黄，有曰推陈致新，柴胡亦然。夫大黄之荡涤肠胃，排除宿垢，其为推陈致新，固显然易解，柴胡亦具之者，则或为今人所不知。尝考仲景之用柴胡，证多胸胁苦满，少阳证亦以小柴胡汤疏解之，少阳盖手少阳三焦也，胸胁则为人身上中二焦。以近日生理学对勘之，所谓上中二焦，即是淋巴管胸管之一支，夫淋巴干左曰胸管，由下而上，右曰右淋巴管，由上而下，故所谓胸管，即是上中二焦无疑。《内经》言上焦如雾，中焦如沤，下焦如渎。又曰：三焦者，决渎之官，水道出焉。生理学论淋巴系统之功用，与《内经》之论三焦，不谋而合，总之三焦是淋巴腺，似属可信。凡人病发热，血液未有不热者，其热高张，则淋巴分其热势，淋巴壅热，水液失流行之常，此胸胁苦满之所由起，亦口苦咽干之所由成。盖水液壅于胸胁，则有不能布于口咽也。以柴胡治少阳病，即是疏导淋巴，使淋巴不致淤塞停留而已。《伤寒论》服柴胡汤，有曰上焦得通，津液得下，胃气因和，故濈然汗出愈。此真柴胡疏导淋巴之力，非柴胡真能发汗也。

【编者按】 宋元之后，柴胡之记载盖至伙总合之，可得根本观念凡三：①以时令定其功用。自阴阳五行之说盛行以来，论药者动以药物产生时令，而附会其功用，谓柴胡生长春初，春初为少阳司令，遂附会柴胡得春初少阳之气以生，自有此语横梗于中，致生许多曲解。以为柴胡既生长于春，春气发扬，故谓柴胡性升而散，肝旺于春，故谓柴胡入肝。肝主郁，郁则生火，《内经》曾以木郁达之，火郁发之为言，柴胡既能入肝，性又善升而散，谓为疏肝散郁，升阳散火，是旧学理势所必然者也。又近世以柴胡为妇科要药，盖谓女子善郁，郁为肝气不能条达而成，柴胡入肝解郁似成定例，故柴胡为妇人情志要药。因柴胡既有入肝之说，遂又附会柴胡能引清阳之气，从左上升，盖《内经》谓肝生于左也。按之近日生理学，肝脏实偏胸膈

---

①焦，原作气，今据《本经疏证》柴胡条改。

②《汉药实验谈》日人晋陵下工译述，1918年再版。

之右方，然则柴胡能引清阳之气，从左上升之语，不攻自破矣。②以柴胡为升提药。余尝根本否认药物之作用，有升降浮沉之说，盖药物之作用，在使分子间之结合起变化，而无所谓升降浮沉也。彼以柴胡为升提药之理由，无非因柴胡生长春初，得少阳之气，因断定具升散之性，于是张元素谓其气味俱轻，升也阳也；东垣谓引阳气而行阳道，又谓能引胃气上行。是皆不求真理，从尚空想，此金元诸家，所以为学术罪人也。夫既认定柴胡具升散之性，故后世从《内经》"清气在下，则生飧泄"一语，遂谓柴胡具升散之能，故柴胡有时遂为大便泄泻之副药，甚至谓止泻药中，不用柴胡升提，病必不除，东垣补中益气之用柴胡，实含此意。张石顽勉为之说曰：乃引肝胆清气上行，使升达参、芪之力耳。近世补剂中，每以柴胡为使，职此之由。痘疹、疮疡，亦用柴胡，此亦根据其升散之理，谓其发散诸经血结气滞。夫谓柴胡发散诸经血结气滞，则于柴胡功用之真像，亦相去不远。若因柴胡散诸经血结气滞，遂推想有升提之作用，则于义无当矣。③以柴胡入少阳经。自张仲景以柴胡为少阳寒热往来之主方，后人遂泥定柴胡为少阳药，遂倡麻黄入太阳经，葛根入阳明经，柴胡入少阳经之说，夫药物仅可言其能治何种疾病，而不可言其能入某藏某腑也。奈后人头脑颟顸者，信之不疑，故支离穿凿之论，层出不穷。近人某氏。有疟邪伏于胁下两板油中，乃是少阳经之大都会，柴胡能入其中，升提疟邪，透膈上出之语，氏在近日著作界中，小有声誉，犹作此伪生理伪药理之语，其他更无论矣。既认定柴胡为少阳药，遂生病在太阳，早用柴胡，将引贼入门之邪说，夫病受药误，必致传变，《伤寒论》原有其例。然柴胡，仲景以之治胸胁苦满，而往来寒热者，病在太阳，无柴胡证者，谓无用柴胡之必要则可，若太阳病而早用柴胡，能变为少阳病，就吾经验所得，殊不尔也。或曰：金元以后，论柴胡之功效，既不足置信，则柴胡之主治，究何如耶？曰：编者根据《千金》用柴胡方六十五，《翼方》三十五，《外台秘要》五十四，《本事方》十一，用考证方法，研究其功用，再益之以个人经验，所得结论，其用有三：一祛瘀，二解热，三泻下。柴胡有祛瘀之效，何以言之？在昔《千金方》治癥瘕之方，用柴胡治月经不通之方，用柴胡，夫能治癥瘕，能治月经不通，是非祛瘀而何哉！自今世束古籍于高阁，而柴胡祛瘀之功，亦湮没不彰矣。逍遥散，近世妇科之套方也，方中柴胡甚重要，以为柴胡疏肝解郁。夫曰肝郁，其原因多起于情志不舒，其症状多兼神经性，如肝气痛（即胃神经痛，或肋间神经痛），气郁血滞之经闭（即月经困难等），然柴胡于神经系病，直接无功效可言，所以可用柴胡者，以柴胡能疏导血液，故间接的治之也。时医用逍遥散，而不知柴胡之用，盖为宋元后之玄言空论，痼蔽久矣。柴胡有退热用作，何以言之？昔张元素谓柴胡散肌热，后世以柴、葛解肌，仲景以柴胡治寒热往来，近代以柴胡治疟，是柴胡之具有退热作用，知之者众。考日本荒木忠郎，谓柴胡于汉药解热地位，颇为重要，其用于治疟方面，尤为广泛，台湾疟疾，及黑水热患者，有待殊伟效。又对于疟疾治疗，可为金鸡纳霜之代用药，且服用柴胡，并无何等副作用，及使用上之禁忌云（见《皇汉医界》第三十三号）。柴胡既可代金鸡纳霜，则其解热之效，已昭然若揭矣。至于柴胡之泻下作用，吾非根据日本近藤氏之研究而始知之也，宗人太炎先生，亦尝诏予及此矣。先生之乡人，有病经闭者，一老医传一方，令单煎柴胡半斤，分数次服，病人以一服二服，经犹不行，遂并其剩余者顿服之，泻血几殆，幸参汤得免。吾自闻先生之说，欲试诸实验，会卍会来一病人，名吴敦仁者，患贤[1]囊水肿，日服逐水之剂，如硝、黄等，渐次退减，吾乃停止上药，令服柴

[1]贤，疑为肾。

胡二两，凡二日，服之亦泻，但不如硝、黄所泻之多而已。读者准吾以上所说，柴胡之作用，不外三端，则近代谓柴胡激动肝阳，非阴虚之人所宜服，柴胡性升窜散，非江南之人所宜服，种种邪说，真不啻痴人说梦。小柴胡汤用柴胡八两，古之一两，准今三钱许，当得二两四钱，古方日三服，则每服得量八钱。今人用柴胡，多不过二钱，日二服，每服得量钱许，以今例古，已属太轻。乃有见用柴胡四五分而骇异者，是则极天下之至愚，不足责矣。

半夏(附　半夏曲、牛胆曲)

【名称】 学名 Arum(注：今作 *Pinellia ternata*(Thunb.)Breit.)。别名半下、水玉、地文、和姑、守田、白傍几子。

【科属】 天南星科。

【品考及产地】 《伪药条辨》曰：伪名洋半夏，形虽似而粒不圆，不知何物伪充，误服有害。按半夏气味辛平有毒，生于泽中者，名羊眼半夏，以圆白为胜，陈久者良。又曰：半夏三四月出新，杭州、富阳出者，蒂平粒圆，色白质坚实，惟颗粒不大，为最佳；衢州、严州出者略扁，蒂凹陷，色白微黄，亦佳；江南出者粒小，江北出者如帽顶形，皆次；四川荆州出者，粒圆而大，色白质松有筋，落水即胖大易腐，亦次；饶州、泾县、扬州、泰兴出者，皆松碎，不地道，不能切片，漂作半夏粉用，尚可；福建出者，浸入水中即腐烂，更次，不入药用。苏州昌门路，有戈姓老二房半夏肆，所制半夏，名戈制半夏，制法守秘，外此[①]有仙半夏、法半夏等，详修治条下。有称大半夏者，其根块极大，叶亦阔大，有纹缕及刺，此为天南星之一种，非半夏也，不可混用(《中国药品实验谈》)。

【形态】 半夏为宿根草，春月从宿根生一二茎，茎顶生三小叶，叶柄生肉芽，惟夏月则另抽茎，更于顶上生苞，外部绿色，内部紫黑色，后纵裂于深部，雌雄二蕊，花轴之尖端，细长如鼠尾，突出苞外，其根大如指头，外观为白色球状，内部则呈白色之粉状，亦有表面呈褐白色，内部微黄者。

【药用之部】 根。

【修治】 先用清水漂洗五六天，每斤再用生姜、白矾各四两，加清水浸之，如腌咸菜法，日晒夜露，俟干后入药，名为仙半夏(或书仙露半夏)。以仙半夏水漂三四日，煮之晒干切片者，为法半夏。用竹沥制者，为竹沥半夏。又名宋半夏者，外观色黄，制法不详。

附　半夏曲、牛胆曲

腊月黄牛胆汁，略加热蜜和造，治癫痫风痰。开郁曲：香附、苍术、抚芎等分熬膏，和半夏末造成，治郁痰。霞天曲：用黄牛肉煎汁炼膏，将膏和半夏末为曲，治沉疴痼痰。以上诸曲，并照造曲法草掩七日，待生黄衣，悬挂当风处，愈久愈佳。

【性味】 生者味微辛。

【成分】 淀粉糖、树胶、树脂、挥发油(《新中药》)。

【用量】 钱半至三钱。

【作用】

(1)生理作用：至肠略能促肠液之分泌，并和膵液化合，而被肠壁吸入血中，促进肺之呼吸作用，使痰沫易于排出。

---

①外此，疑为此外。

(2)药理作用:高思潜曰:日本药学家猪子氏曰,半夏所以奏镇呕之效者,虽未明了,依化学上之实验,则是物富于淀粉,岂因被覆内面,以防黏膜之刺激故欤(见《化学实验新本草》引《中外医事新报》、《和汉药论》)。此实笨伯之见也,兹不论中国人说明半夏镇呕原因之当不当,即就氏言而论,半夏镇呕,由于淀粉,则用他种淀粉以镇呕,亦可有效乎?且中药用半夏,每剂不过钱许,钱许之半夏,淀粉能有若干,竟能被覆胃之内面乎?况半夏多入汤剂,淀粉亦不能尽出乎。余云岫曰:半夏之作用,近于阿忒罗品 atropin①(《同德杂志》五卷五期:研究国产药物刍议。)

【效能】

(1)《本经》:伤寒寒热,心下坚,胸胀咳逆,头眩,咽喉肿痛,肠鸣。《别录》:消心腹胸膈痰热满结,咳逆上气,心下急痛坚痞,时气呕逆,消痈肿,疗痿黄。甄权:消痰,下肺气,开胃健脾,止呕吐,去胸中痰满,生者,摩痈肿,除瘤瘿气。《大明》:治寒痰,及形寒饮冷伤肺而咳,消胸中痞,膈上痰,除胸寒,和胃气,燥脾湿,治痰厥头痛,消肿散结。震亨:治眉棱骨痛。时珍:除腹胀,目不得瞑,白浊梦遗带下。

(2)寇宗奭曰:今人唯知半夏去痰,不言益脾,盖能分水故也。脾恶湿,湿则濡困,困则不能治水。经云:水胜则泄。一男子夜数如厕,或教以生姜一两,半夏、大枣各三十枚,水一升,瓷瓶中慢火烧为熟水,时呷之,便已也。黄宫绣曰:气逆能下,郁结开。暴死,以末吹鼻能救;不眠,以半夏汤通其阴阳得卧;胸胀,合瓜蒌等药,名曰小陷胸汤以除。少阴咽痛生疮,语声不出,合鸡子、苦酒,名曰苦酒汤。亦何非半夏之妙用,而为开窍利湿之药。

(3)《药徵》曰:主治痰饮呕吐也,旁治心痛、逆满、咳悸,腹中雷鸣。《和汉药考》曰:用作咳逆及吐逆镇静药。《青州医谈》曰:小儿秃疮后,赤光不生发者,可炼半夏末贴之,其发自生。半夏有稀释黏液之效,观于半夏泻心汤之类可知。

(4)野津猛男曰:余在门司开业之时,英国之军医官阿来甫氏,亦在该地患胃病,屡呕吐,绝饮食者久矣,当此之际,阿来甫之弟,适为船医,与美医宁马氏协力治疗之,百施其术,呕吐卒不能止,患者日益衰弱,有宣教师者,心窃忧之,乞诊于余。当时已认患者为不起之人,但求余一决其死生而已,余遂往诊。宁马氏等遂将患者之症状,及治疗之经过,一一告余,然余所欲行之普通镇呕疗法,两氏均先我行之,故余对于患者病症,几无下手之余地,岂知此一转瞬间中,余之胸中,忽有一治法发生,即汉法药之应用是也。余遂向两氏曰:余有一策,姑试行之,余遂辞别回家,检查汉法医书,制小半夏加茯苓汤,盛诸瓶内,令其服用。一二服后,奇效忽显,呕吐几止,治疗数日,竟回复原有之健康。至今半夏浸剂,遂为一种之镇呕剂,先行于医科大学,次及于各病院与医家,追想当日余之应用小半夏汤,乃偶然之事,决非效颦大学,及其他之医院也。自偶然之着想,克奏厥功,余乃深知汉方医术之不可全废,而余之研究汉法之念,实始于此(《汉法医典》)。医学士江马贱男氏云:因脚气、慢性肾炎、肝脏脓疡、慢性胃加答儿而起之顽固呕吐,及因胃溃疡而起之呕吐等,以半夏为镇呕药而试用之,颇能收效(《化学实验新本草》)。《荷兰药镜》曰:有疏解稀释、利尿、发汗等功效,驱除胃中黏稠污败恶液,治胃肠黏液壅滞、污液郁积诸证,胸中黏痰壅塞,咳嗽痰喘,及其他顽固胸病,用之有效。肺疡痨咳,用乳汁煮服,能促进吐脓,刷净肺部。治风痛伤冷毒痛,其他潜结沉滞诸痛,开通内脏壅塞,通月经,起因于胃病迁延之顽固头痛,此药甚有效。余云岫曰:半夏之主

①阿忒罗品 atropin,今译阿托品 atropin。

治，一呕吐，二痞满，三有水气，四咳逆上气，五疼痛。此外又有健胃治心悸之痕迹，因其证据不多，故不列入(余氏集仲景用半夏之方剂，钩稽其药效得结论五点，故曰证据云云，其考据之方法途径与吉益氏《药徵》相类)(《研究国产药物刍议》)。

【编者按】 民间有服生半夏令人声哑之戒，故生半夏遂罕有敢用者，予素不信此说，用半夏治寒痰宿饮、胃反呕吐，从未有声哑之弊。然一次曾以生半夏治外伤，病人服药末后，嘶嗄数日。退而思其故，盖多用刺激性药物，每有嘶嗄现象，乃因咽喉黏膜受刺激而发炎，遂致嘶嗄，是盖化学的刺激也。日本医界，已视半夏为镇呕要药，其用法以半夏浸水一昼夜，置酒精灯上令沸，俟其冷而后用之，名曰半夏浸剂。吾国西医，亦有采用者。半夏镇呕之药理作用，猪子氏以为由于淀粉之被覆胃面，余氏云岫则以为近于阿忒罗品用于末梢藏器，能使之麻痹，镇呕止痛之效，或由于此。猪子之说，高思潜已辨其非，然则半夏镇呕之故，余说近之矣。

黄　连

【名称】 学名 *Radix coptidis*(注：今有 3 种黄连供药用，分别为 *Coptis chinensis* Franch，*Coptis deltoidea* C. Y. Cheng et Hsiao，*Coptis teeta* Wall.)。别名王连、支连、上草、滴胆芝。

【科属】 毛莨科，黄连属。

【品考及产地】 《伪药条辨》曰：近有日本产者，曰洋连，形色略同，皮光而有毛刺，肉色淡黄微白，更次，不堪入药，服之害人。医者与病家，皆宜注意。黎伯概曰：黄连有三种：一川连、二西连、三云连。西连之中，又分为二，共为四种也。川连产四川雅州、眉州等地；南海陈君仁山，著《药物出产辨》，谓西连为夔州所出，有南北岸之分；云连当亦多种，余所验只一种，细小薄弱，连根及茎，折视不见黄色，浸水才出，色味俱弱(《医药月刊》十七)。号形似母连，皮略黑，质空松者，名会连，色黑细小，断面色绿而淡，名鸡屎连。又名洋连者，出自日本，形态略同，而有毛刺，内部淡黄微白，上三者均属伪品，入药害人，宜注意及之(《民国医学杂志》十卷二号：国产药物研究)。

【形态】 茎高自三四寸至一尺许不等，羽状复叶，小叶多寡不等，多者与水靳之叶稍类似，四季不凋，春季于旧叶旁抽花茎，开白色小花，根形弯曲，周围生多数之小副根。

【药用之部】 根。

【修治】 姜汁炒、吴茱萸拌炒、酒洗、盐菜炒。

【性味】 味极苦。

【成分】 材山义温与筱崎好三二氏，将黄连 3kg 研为粗末，用 95%酒醇，分五六次浸出之，然后混合其数次之浸液，于蒸馏器中，加热而蒸去其所含之醇质，约得越几斯 780g，以少量之酒醇溶解后，加入四或五倍量之水，即有树脂状质析出，分取上部澄清液，蒸发使之浓厚，以盐酸使成酸性后而放置之，即析出多量黄色结晶状之 berberinhydrochlorid，称之约 200g，适为生药量之 6.7%，将此物滤过而除去之，则滤液中尚有 berberin(贝尔贝林)$C_{20}H_{17}NO_4H_2O$ 存在，此即黄连之有效成分(《民国医学杂志》十卷二号：国产药物研究)。主要素为 berberine(贝尔贝林)，$C_{20}H_{17}NO_4$ Hydrastine(希多拉斯汀)，$C_{21}H_{21}NO_6$(《新中药》)。

贝尔贝林为美丽微细黄色星状结晶体之植物盐基，无臭而味极苦，对于试验纸呈中性反应，冷水及冷酒精难溶，但用温汤及温酒精，则易溶而成黄色液(《和汉药考》)。已故药学博士猪子吉人氏言其根中“贝尔贝林”平均含有15%，又用普通煎法，其汤中含有9%云(同上)。

【用量】 三四分为最低量，小量五六分，中量八分，大量一钱至钱半。

【作用】

(1) 生理作用：增加胃液之不足，使消化机能亢进，又能刺激肠壁，而使之收缩。

(2) 药理作用：1854年，Falk(番而克)用berberin0.5～1.0g试验于家兔，即起呼吸障碍，而达四肢麻痹，终则陷于痉挛而毙。后又有Gmelin(格米灵)氏，用犬试验，虽用至2.75g，亦不能致死，故Gmelin于其《有机化学》第四卷中，载berberin为无毒之物，对于人体之毒力甚微。Fellner(费而耐)Berberin试验，于动物见有收缩子宫之作用，故知黄连有收敛性，对于眼胃及肠之炎症，因其有制酵及收敛作用，故能奏效(《民国医学杂志》国产药物研究)。刘曜曦曰：黄连确具有一种之抑制发酵作用，及肠收敛作用，据近藤氏之研究，此黄连殊无解热作用(氏只就有无解热作用研究之)(《民国医学杂志》七卷四号)。

【效能】

(1)《本经》：热气，目痛眦伤泣出，明目，肠澼腹痛下痢，妇人阴中疼痛。《别录》：主五藏冷热，久下泄澼脓血，止消渴大惊，除水利骨，调胃厚肠益胆，疗口疮。《大明》：治五劳七伤，益气，止心腹痛，惊悸烦躁，止血，天行热疾，止盗汗并疮疥。猪肚蒸为丸，治小儿疳气，杀虫。元素：烦躁恶心，兀兀欲吐，心下痞满。时珍：解服药过剂烦闷，及巴豆、轻粉毒。

(2) 刘完素曰：古以黄连为治痢之最，故治痢以之为君。李东垣曰：凡诸疮宜以黄连、当归为君，凡眼暴赤肿痛，不可忍者，宜黄连、当归。宿食不消，心下痞满者，须用黄连、枳实。朱丹溪曰：下痢胃口虚热噤口者，用黄连、人参煎汤，终日呷之，如吐，再强饮，但得一呷下咽，便好。周伯庆曰：诸泻心汤，大黄或用或否，黄连则无不用，心痞固非黄连不治。

(3)《药徵》曰：主治心中①烦悸也，旁治心下痞，吐下，腹中痛。用作苦味健胃药(《和汉药考》)。

(4) 袁淑范曰：普西纳尔曾用黄连为健胃药，特别是对于热性病之恢复期有效，其外如消化不良，胃病，各种下利，加答儿性黄疸等，皆有功效。由是观之，我国古时治目治痢，用黄连之所以有效者、明矣。吾家太炎先生曰：中土治湿温者，术虽未工，然非经误治，则绝无下血、出血之候。盖时医于此，无不以黄连主疗。黄连性能解毒厚肠胃，则肠中自无生疮之患。顾子静曰：丰村让氏谓黄连之功效有四：①大人及小儿之急性肠炎，用黄连四分，煎一茶杯，分三次，一日服有大效。②赤痢最初一二日间，投下剂后，与黄连有效。③肠窒扶斯之下痢，亦由黄连而治。④肠结核(亦称肠痨)之下痢，用黄连亦得美满之结果(《国药之新研究数则》)。

【编者按】 黄连在前代药物分类，属于泻火门。夫所谓火者，率含有“动”、“刺激”、“亢进”、“兴奋”几种意义，又与热字比较，为深一层之意。热字往往泛指周身现象，火字则限于局部性，从旧说黄连可以泻心火、肝火、胃火、湿火几种证象研究之，黄连确能减少局部充血，及消除局部生炎。若周身体温亢进之热性病，黄连无效。黄连既可以平肝胆上冲之火，而治头晕头胀，目痛目赤，人将疑黄连苦降之说为有根据。其实上部充血，黄连能减低之，上部炎性症状，黄连能消除之，则诚含有降字意味。然于降字实际，仍属无关，故升降浮沉之说，不可信也。或曰：黄连既非苦降，何以呕吐用之有效，予以为黄连之止呕，仍是健胃与消炎之作

---

①中，原为下，据《药徵》黄连条改。

用。时医多谓黄连能败胃，属而和之者，众口一词，然征之古说，则《别录》谓其调胃厚肠，征之新说，则列入健胃之剂，败胃之说，亦不可通。呕吐用黄连为要药，考黄连含鞣酸，有收敛作用。凡鞣酸属之药物，内服能收敛胃之黏膜，若胃黏膜以受刺激，而盐酸分泌增多，用黄连以收敛胃黏膜之血管，则分泌之力，当因此减少，故病者酸液，得以自然消除。时医之所谓湿温症，以黄连为要药，以湿温病灶在肠，黄连能清化肠中湿热故也。但湿温一病，动辄迁延数十日，如每方皆用黄连，就经验所得，久用则食欲反迟于恢复。若与厚朴同用，或用其他芳香药、淡渗药相间用之，则无此弊。

桔　梗

【名称】 学名 *Campanula glauca*［（注：今作 *Platycodon grandiflorum*（Jacq.）A. DC.）］。别名白药、梗草。

【科属】 桔梗科桔梗属，多年生草本。

【形态】 高二三尺，叶披针形，有锯齿，互生者多，秋月开花，花大，生于茎及枝之顶端，花冠钟状五裂，呈青紫色或白色。萼亦有裂片五，其果实为蒴（《植物学大辞典》）。

【品考及产地】 《伪药条辨》曰：苦桔梗之根，结实而梗直，故有是名，非木上之梗也。近道处处有之，其根外白中有心，味苦而辛。其一种无心味甜者，荠尼也，一名杏叶沙参，又名甜桔梗，性味功用，与桔梗大不相同。近今药肆，因苦桔梗价贵，多以甜梗伪充。又有一种水口梗，性味更劣。又出安庆古城山，色白有芦，内起菊花心，味甜带苦者良。宁国府泾县出者，形味略同，亦佳。其他如镇江、全椒、滁州、白阳山、常州、宜兴、天长、定远、樟渚各县，皆出，色黄白，味甜，均不地道。须择色白性糯饱绽，味苦而有心者，用之。

【药用之部】 根。

【修治】 去芦头，剉片。生用、炙用。

【性味】 味苦。

【成分】 桔梗根的有效成分，是萨坡宁质（platycosaponin）（房雄）。桔梗与远志根，有相同之效，中含有沙波宁。药剂师清水如水氏，尝将其提出之物质研究之，定名曰普刺企灵。清水氏以桔梗中之沙波宁，易为水所溶解，可全然制成越几斯（《和汉药考》）。袁淑范曰：在1911年时回满氏（C. Wehmer）言桔梗科植物中某种已证明含有植物盐基，然配糖体、挥发油等犹未能明也。而大鹿氏（日本人）则自中药桔梗中抽出一种苦味质（《民国医学杂志》）。

【用量】 小量几分至钱半，中量二钱，大量三四钱。

【作用】

（1）生理作用：能刺激胃肠之黏膜，吸收后激血液之流动，令心跳强盛。

（2）药理作用：据东京医科大学药物学教室研究，桔梗之药理报告云，桔梗溶解赤血球之作用，二倍远志根，其毒性亦略同（《和汉药考》）。

【效能】

（1）《本经》：胸胁痛如刀刺，腹满肠鸣幽幽，惊恐悸气。《别录》：利五藏肠胃，除寒热风痹，温中消谷，疗咽喉痛。甄权：治下痢，破血去①积气，消积②聚痰涎，去肺热气促嗽逆，除腹

---

①去，原脱。今据《政和本草》卷10桔梗条引甄权文补。

②积，原脱。今据《政和本草》卷10桔梗条引甄权文补。

中冷痛，主中恶及小儿惊痫。《大明》：下一切气，止霍乱转筋，心腹胀痛，补五劳，养气，除邪辟温，破癥瘕肺痈，养血排脓，补内漏及喉痹。元素：除肺部风热，清利头目咽嗌，胸膈滞气及痛，除鼻塞。时珍：主口舌生疮，赤目肿痛。

（2）倪朱谟曰：桔梗主利肺气，通咽膈，宽中理气，开郁行痰。凡咳嗽痰喘，非此不除。胁肋刺痛，或痰或气之所郁，剂用二陈，佐以枳、桔治之，无有不愈。咽喉口齿胀满肿结，或大热之所使，剂用荆、翘，佐以甘、桔，治之无有不痊。干咳嗽乃痰火之邪，郁在肺中，宜桔梗以开之。痢疾腹痛，乃肺金之气，郁在大肠，亦宜桔梗散之（《本草汇言》）。衍义曰：治肺热气奔促，咳逆肺痈。

（3）《药徵》曰：主治浊唾肿脓，旁治咽喉痛。《和汉药物学》曰：为镇咳药、祛痰药、开胃药。治疗感冒痰咳喘息，肺结核肋膜炎（房雄）。

【编者按】 桔梗、远志、皂荚，皆为刺激性祛痰药，其主成分为石碱素，石碱素所以能祛痰者，乃因其有刺激局所之作用故也。此种药品内服时，其刺激之作用有二：①能刺激口腔咽头，促进气道之分泌，且能引起咳嗽，使痰液排泄。②能刺激胃黏膜，以反射作用，刺激中枢神经，传于支气管神经，使支气管四周之黏膜，增加分泌，且能稀释痰涎。故含有石碱素之祛痰药，无论其为干性支气管炎，慢性支气管炎或肺炎，皆可应用。古人以桔梗治肺热，近人以桔梗祛痰液，是国医虽不明其成分若何，而应用上固未有丝毫之错误。彼西医徒讥国医有经验，无学理，不知国医之学理，正隐藏经验之中。桔梗之祛痰，特其浅焉者耳。病人当气管支有炎症时，气道分泌物，咯唾不爽利，势必用刺激性祛痰药，助痰液之咳出，则咳嗽易止。若医者不明此理，以伤风之咯痰不爽，与劳怯之干咳等视，误投阿胶、石斛、五味等滋涩之药，则痰浊因是而增加，而痰之咳唾者益加甚。盖气管支炎，非仅限于局部也，大抵以下行性为多，蔓延及于左右两肺支气管，病剧者乃进犯小气管支及毛细气管支，其势不成肺炎不止，胶、斛、五味之祸，乃至于此。东洞翁：以排脓为桔梗之主治，其排脓之作用，大概可从治咳之作用上推想，但不能确定耳。先师丁甘仁先生，于痢疾后重，常用桔梗，曩者以为因袭气利则后重自除之旧说，今乃知桔梗有排脓之作用也。

贝　母

【名称】 学名 *Fritillary*。别名苦花、苦菜、游冬、勒母。

【科属】 百合科之宿根草。

【品考及产地】 《伪药条辨》曰：川贝四川灌县产者，底平头尖肉白，光洁而坚，味微苦兼甘为最佳。平藩县产者，粒围质略松，头微尖，肉色白而无神，味亦微苦兼甘，亦佳。叙富产者，颗大而扁，肉白黄色，质松味淡为次。鲁、京州、大白山、松盘等处产者，曰鲁京川，黄白色，头尖，亦次。湖北荆州巴东县产者，皮色带黑，性硬而光，头尖肉带白色味苦，更次。陕西新开山产者，曰西贝，或名尖贝，颗扁头尖，味甚苦，更不地道。又曰川贝粉，市者以象贝漂洗代之，或以小山药、天花粉伪之（贝母出四川者，为川贝；出浙江象山者，为象贝；出他省者。别有土贝母）。

【形态】 春季抽茎高一二尺，叶作长披针形，对生二叶至数叶，但亦有互生者，茎顶更有狭小而尖端卷曲之三叶，夏季每叶腋间，到垂碧绿色六瓣花，其状如编笠，根为球圆形，嫩者如半夏，老者肥大，如水仙或大蒜根，其片多肉，相合作圆块，但不如百合根之作鳞状。

【药用之部】 根。

【修治】 旧历四月间，采收晒干，剥去米粒状心，剉细晒干，焙用，或与糯米拌炒，至米黄去米用，今药肆多不炒，先洗净浸嫩，切片用。

【性味】 味甘微苦。

【成分】 含有多量之淀粉，与少量之苦味质（房雄）。

【用量】 小量一钱至二钱，中量三钱，大量四五钱。

【作用】

（1）生理作用：贝母在胃不呈作用，至肠即渐次被肠壁吸入血中，使白细胞进行迅速，且由末梢神经受激而达脑神经，则中枢神经兴奋，催进呼吸筋之动作力，今祛痰甚易，同时能渐次使肺藏分泌减少，可免多量痰沫之酿成。

（2）药理作用：凡因痰多而呼吸困难者，本品能缓解之（中国药品实验谈）。

【效能】

（1）《本经》：伤寒烦热，淋沥疝瘕，喉痹乳难，金疮风痉。《别录》：疗腹中结实，心下满，洗洗恶风寒，目眩项直，嗽而上气，止烦热渴[①]出汗。《大明》：消痰，润心肺。末和沙糖丸，含止嗽。烧灰油调，敷人畜恶疮，敛疮口。甄权：主胸胁逆气，时疾黄疸。研末点目，去肤翳。以七枚作末酒服，治产难及胞衣不出。与连翘同服，主项下瘤瘿疾。

（2）张石顽曰：俗以半夏性燥，用贝母代之，不知贝母寒润，治肺家燥痰，痰因郁结者宜之。半夏性燥，治脾胃湿痰，痰因湿滞者宜之。二者天渊，何可代用。若虚劳咳嗽，吐血咯血，肺痿、肺痈、痈疽，及诸郁火证，半夏乃禁忌，皆贝母为向道也。至于脾胃湿热，涎化为痰，久则生火生痰，上攻昏愦，僵仆蹇仆诸证，生死旦夕，岂贝母可治也。浙产者治疝瘕喉痹，乳难金疮风痉，一切痈疡。又同苦参、当归，治妊娠小便难，皆取其开郁散结，化痰解毒之功也。缪仲淳曰：贝母治肺有热，因而生痰，或为热邪所干，喘嗽烦闷有痰，伤寒烦热有痰，肺中郁结有痰，颈项火疬有痰等证，必此主之。至如寒湿痰食，积痰或湿痰在胃，恶心欲吐，痰饮作寒热，脾胃湿痰作眩晕，并痰厥头痛，中恶呕吐，胃寒呕吐，法应以辛温燥热之药，如南星、半夏、天麻、苍术、白术、茯苓之类治之，贝母不治之。

（3）吉益东洞曰：贝母主治胸膈郁结、痰饮也。又曰：仲景氏用贝母也，特此一方已，然考之本草，古人用贝母，主治郁结痰饮，旁治咳嗽、乳汁不下，乃与仲景氏治浊唾腥臭，其归一也。用于虚劳烦热，咳嗽上气，吐血、肺痿、肺痈。喉痹、目眩等（石原保秀）。对于妊妇不明原因之咳嗽，可作缓和镇咳药（房雄）。

【编者按】 川、象贝母，略有分别，近世以川贝母治劳怯干呛，以象贝母治风寒咳逆，别有土贝母，偏于破结，凡瘰疬恶疮，多以土贝母为治。临证处方，准此为则。近代有以贝母杂于祛风清热药中，治痉厥者，其意以痉厥为痰迷心窍，贝母能祛痰，故治之也。实则痉厥为神经系病，痰非痉厥之原因，仅为痉厥之副证，得效之故，在旧说所谓祛风清热药，不在祛痰之贝母也。

白术　苍术

【名称】 白术学名 *Atractylodes alba*（注：今作 *Atractylodes macrocephala* Koidz.）。苍术 *Atractylodes rulra*［注：今有 2 种苍术供药用，分别为 *Atractylodes Lancea*（Thunb.）DC.，*Atractylodes chinensis*（DC.）Koidz］。

---

①渴，原脱。今据《本草纲目》引《别录》贝母条补。

【科属】 白术毛艮科之芍药属，苍术菊科。

【品考及产地】《伪药条辨》曰：天生野于术（于术，即白术之产于潜者），体轻质瘦小，性糯味甘，色紫皮细宽而层迭，芦软而圆，有风头鹤颈之象，切开有朱砂斑点，为最佳品，不易多得。其他临县所出，别有一种，以风头鹤颈，软芦如小算子而圆，切开亦有朱砂点，质燥味薄，气不甚香，价亦廉，俗名钮扣术。更有冬术移种于潜，名种术，颗甚大，重量大者十余两，小者五六两，皮黄肉白无晕，亦有朱砂点，味甘兼辣，近时市肆作于术者，此也。术分苍术与白术二种，效用各不相同，形态虽近类似，然细察之，亦复各异。夫苍术之叶，细狭而长，且无桠，花白色及淡红色，根如老姜，味甘辛而烈；白术叶大而短，有桠，跟如鼓槌，味微苦温而和。日人须田氏，用显微镜检查，该根皮部之外面，由少数圆形之大油室发现，油室内含有黄色之油点，计油室之多寡，则白术胜于苍术（《广济医刊》七卷八号：汉药苍术之研究）。

【形态】 白术茎高三尺许，叶大而卵圆，有披针形之细毛，下部之叶，有深缺裂，叶质颇硬，边缘微有锯齿，根茎为块状，表面呈褐色，内部黄白色。苍术茎高二三尺，下部成木质，叶为单叶，形椭圆，亦有三裂颇深者，或为复叶，自三枚或五枚之小叶而成，秋初梢头开花，筒状花冠，色有白与淡紫二种，筒状花冠总苞，成叶状排列如覆瓦，为鱼骨状之叶所包围，根如老姜，多须根，外部茶褐色或暗色，处处有疣状之突起物，与不整形之皱襞，横断面现黄白色。

【药用之部】 根。

【修治】 白术生用，土炒用；苍术生用，米泔水浸炒用。

【性味】 气味芳香。

【成分】 白术之成分为 sesquiterpene $C_{15}H_{24}$，atractylol $C_{15}H_{26}O$ camphor $C_{10}H_{16}O$，borneol $C_{10}H_{18}O$（《新中药》）。苍术之有效成分为 atractylol $C_{15}H_{26}O$ 与 atractylon $C_{14}H_{18}O$ 二种（《广济医刊》七卷八号）。

【用量】 白术小量二钱，中量三钱，大量四五钱。苍术小量一钱至钱半；中量二钱，大量三四钱。

【作用】

生理作用：白术在胃肠内，除激肠胃之分泌增加，蠕动迅速外，入血中即能令血液之循环加速，血压加大，肾脏之血管，亦同时膨胀，而利尿之机能，遂因此而增速。苍术入胃后，能刺激胃黏膜，使胃之蠕动增速，及胃液分泌增多，以亢进其食欲，且能刺激肾脏神经，使肾动脉扩张，以促进利尿之功能。

【效能】

（1）白术之主治如下。《本经》：风寒湿痹，死肌痉疸，止汗除热消食。《别录》：主大风在身面，风眩头痛，目泪出，消痰水，逐皮间风水结肿，除心下急满，霍乱吐下不止，利腰脐间血，益津液，暖胃。甄权：治心腹胀满，腹中冷痛。胃虚下利。多年气利①，除寒热，止呕逆。《大明》：反胃，利小便，主五劳七伤，补腰膝，长肌肉，治冷气，痃癖气块，妇人冷癥瘕。元素：除湿益气，和中补阳，消痰逐水，生津止渴，止泻痢，消足胫湿肿，除胃中热，肌热。得枳实，消气分痞满②。佐黄芩，安胎清热。好古：理胃益脾，补肝风③虚，主舌本强，食则呕，胃脘痛，身体

①利，《本草纲目》引甄权文作“痢”。

②气分痞满，《本草纲目》引元素文作“痞满气分”。

③风，原缺，据《本草纲目》引好古文补。

重，心下急痛，心下水痞，冲脉为病，逆气里急，脐腹痛。

苍术之主治如下。《本经》：风寒湿痹，死肌痉疸。《别录》主头痛，消痰水逐皮间风水结肿，除心下急满，及霍乱吐下不止，暖胃。甄权：主大风㾓痹，心腹胀痛，水肿胀满，除寒热，止呕逆，下泄冷痢。《大明》：治筋骨软弱，痃癖气块，妇人冷气癥瘕，山岚瘴气温疾。李杲：除湿发汗，健胃安脾，治痿要药。震亨：散风益气，总解诸郁。时珍：治湿痰留饮。或挟瘀血成窠囊，及脾湿下流，浊沥带下，滑泻肠风。

(2) 张元素曰：白术除湿益燥，和中补气，其用有九：温中，一也；去脾胃中湿，二也；除胃中热，三也；强脾胃，进饮食，四也；和胃生津液，五也；止肌热，六也；四肢困倦嗜卧，目不能开，不思饮食，七也；止渴，八也；安胎，九也。凡中焦不受湿，不能下利，必须白术以逐水益脾，非白术不能去湿，非枳实不能消痞，故枳术丸以之为君。杨士瀛曰：脾精不禁，小便漏淋不止，腰背酸疼，宜用苍术以敛脾。

(3)《药徵》曰：术主利水也，故能治小便自利、不利，旁治身烦痛、痰饮，失精、眩冒、下利、喜唾。苍术用作利水及解热药(石原保秀)。

【编者按】 就近代使用苍、白术之观念言之，大抵以白术为补胃和胃之要药，而以苍术为健脾之要药。仲景枳术汤，治心下鞕大如盘，边旋如杯，水饮所作，心下为胃部，鞕大如盘为胃病，此为胃扩张而有停水之证，仲师以枳实斡旋，以术助吸收。张洁古之枳术丸，即从此化出。李东垣为洁古弟子，对枳术丸尤加推重，李氏之特长，在辨别内外伤，其所著《内外伤辨惑论》，本洁古遗意，以枳术丸为主，沿流溯源，东垣实为仲景之支派。李中梓《医宗必读》乃以仲景与东垣并列，不思之甚矣。虚劳上部咯血，下部泄泻时，施治最难着手，欲以凉药治血，则泄泻加甚，温药止利，则有碍咯血，当此进退维谷，古人乃有培土生金一法，以济其穷。所谓培土，即补胃和胃，以白术为主药，白术既能吸收，又能利水，利水使小便增多，利小便即所以实大便，助吸收则荣养亦随之而佳良，使肺之抵抗力增强，间接所以止血。苍术在利水之外，亦能发汗，故能治风寒湿痹。

茯　苓

【名称】 学名 *Pachyma cocos*[注：今作 *Poria cocos* (Schw.) Wolf]。别名松腴、伏灵。

【品考及形态】 松树截断后，约经五六年，土中之松根，生出一种如菌蕈状之物，即谓之茯苓。茯苓为大小不同之块，大如儿头，表皮极厚，臃肿如疣，干则现黑褐色而生细皱，内部为肉质粒状，色白或淡红，白者质坚实，名白茯苓，上品也。淡红者质轻虚，名赤茯苓，品下矣。其抱送根儿生者，为茯神。

【修治】 茯苓、茯神，去外皮切用，单用茯苓皮者，洗净切片。

【性味】 甘淡。

【成分】 未经细加试验，但其主要成分，则为匹克圣(《和汉药考》)。粉碎白茯苓之白色部分，其百分中得 11.52 之水及 0.12203 之灰分。灰分呈褐色，微有引湿性，以稀硝酸大部分溶解之，其中含铁、钙、钾、钠、氯、硫酸、磷酸等(《和汉药物学》)。

【用量】 小量一钱至三钱，中量四五钱，大量六钱至一两。

【作用】

(1) 药理作用：药物之所以能利尿者，不外两端：(甲)、为肾脏血管球之滤过作用增大；(乙)、为肾脏细尿管之吸收作用抑制也。

(2)之原因,则须由不为细尿管所吸收,或细尿管所难以吸收之物质,入于尿中所致,即盐类是也。故茯苓若果有利尿之用,即当进而求其属甲、属乙。然茯苓之为物,一望而知非盐类,大抵属于甲类(《同德》五卷五号:研究国产药物刍议)。

【效能】

(1)白茯苓之主治如下。《本经》:胸胁逆气,忧恚惊邪恐悸,心下结痛,寒热烦满咳逆,口焦舌干,利小便。《别录》:止消渴,好睡,大腹淋漓,膈中痰水,水肿淋结,开胸腑,调脏气。甄权:开胃止呕逆,善安心神,主肺痿痰壅,心腹胀满,小儿惊痫,女人热淋。《大明》:补五劳七伤,开心益志,止健忘,暖腰膝,安胎。好古:泻膀胱,益脾胃,治肾积奔豚。

赤茯苓之主治。甄权:破结气。时珍:泻心、小肠、膀胱湿热,利窍行水。

附 茯神之主治如下。《别录》:辟不祥,疗风眩风虚,五劳口干,止惊悸,多恚怒,善忘,开心益智,安魂魄,养精神。甄权:补劳乏,主心下急痛坚满,人虚而小肠不利者,加而用之。

(2)张石顽曰:大便泻者,胃气不和,不能分利水谷,偏渗大肠而泄注也,茯苓分利水谷,则泻自止。其皮治水肿肤肿,通水道,胜于大腹皮之耗气也(《本经逢原》)。黄宫绣曰:凡人病因水湿而见气逆烦满,心下结痛,呃逆呕吐,口苦舌干,水肿淋结,忧恚惊恐,及小便或涩或少者,服此皆能有效(《本草求真》)。

(3)《药徵》曰:主治悸及肉瞤筋惕也,旁治小便不利,头眩烦躁。《观证辨宜》曰:裹水外行而疼痛者,发热汗出,术苓主之。汤本求真曰:本药以利尿之频数或减少,与胃内停水,及心悸亢进,或筋肉之间代性痉挛,为主目的,其症状不问其为神经性及与心或肾脏原因性,皆佳也。

【禁忌】 滑精及小便失禁者忌用。

【编者按】 千年来茯苓之记载,茯苓之方药,美不胜收,今悉略而不祥。兹就个人经验,述之如次。《本经》言茯苓主胸胁逆气,忧恚惊邪恐悸,当予初读《本经》颇不之信,以为茯苓之功用,淡渗利水而已,举凡《本经》所言,茯苓何足以当之?年来凡两治气从少腹上逆胸膈之奔豚症,始信茯苓之效,确如本经所述。其一之病为妇人,病起自情志不遂,气从少腹上冲胸,延医诊治,服四磨饮,越鞠丸,而病不退,友人丐予往诊。本《内经》肝苦急,急食甘以缓之之法,如白芍、枣仁、麦冬、地黄、龙、牡等,以其夜烦不寐,乃重用茯神,药后甚舒适。病者旋因其夫悔过自新,不似昔日之抑塞,再以汤药调之,故未几即愈。吾自有此验案后,因悟及仲景所为奔豚一证,特情志之病而已,嗣阅读边熙《东洋和汉医学实验集》,亦以奔豚并属诸发作性神经官能疾患。近日又治一症,病者为中年男子,赋悼亡之痛,病发时气从少腹上冲,胸闷气室,心烦不寐,前医进桂枝加桂汤,病如故。予以柔肝之法治之,以其不寐,乃重用茯神,茯神与茯苓,本无所异,从此悟出古人治奔豚病,每用茯苓,并非用茯苓利水,不过取茯苓之滋养和缓而已。然而予两次治奔豚,皆用茯神,而不用茯苓。何也?予以为茯苓、茯神,功效相同,无庸区别,予之不用茯苓,用茯神者,以茯神在近世观念中,谓能安神定魄,且用朱砂炮制,略能镇静,若治不寐而用茯苓,必见嗤于市医,予故从俗用茯神,非神之有异于苓也。

朴硝 芒硝

【名称】 朴硝学名 *Mirabitite*,*Glaubers salt*。芒硝 *Natrium sulfuricum*(注:今作 *Mirabilite*)。

【品考及产地】 时珍曰：生于盐卤之地，煎炼入盆，凝结在下粗朴者为朴硝，在上有芒者为芒硝，有牙者为马牙硝。邹澍曰：其再三以萝菔煎炼，至去咸味为甜硝；置风日中吹去水气，则轻白如粉，为风化硝；同甘草煎过，鼎罐升煅，则为玄明粉。

【形态】 为无色透明棱柱状结晶体。

【性味】 有稍带苦味之清凉咸味。

【成分】 本品即化学上之硫酸钠 $Na_2SO_4 \cdot 10H_2O$。

【用量】 小量钱半，中量二钱至三钱，大量四五钱。

【作用】

(1) 生理作用：稀薄之水溶液，能亢进肠之蠕动，浓厚之水溶液，能亢进肠之分泌。

(2) 药理作用：用量过少，则反为肠吸收，奏利尿之作用，且能增盛肝门脉系之血行，而亢进组织液之流灌，改善肝脏之营养。

【效能】

(1) 朴硝之主治如下。《本经》：百病，除寒热邪气，逐六腑[①]积聚，结固留癖。《别录》：胃中食饮热结，破留血闭绝，停痰痞满，推陈致新。甄权：治腹胀，大小便不通，女人月候不通。《大明》：通泄五脏百病及癥结，治天行热疾，头痛，消肿毒[②]，排脓。

芒硝之主治如下。《别录》：五藏积聚，久热胃闭，除邪气，破留血，腹中痰实结搏，通经脉，利大小便及月水，破五淋，推陈致新。甄权：下瘰疬黄疸病，时疾壅热，能散恶血，堕胎，敷膝疮。

玄明粉之主治如下。甄权：心热烦躁，并五脏宿滞癥结。《大明》：明目，退膈上虚热，消肿毒。

(2) 张元素曰：芒硝其用有三：去实热，一也；涤宿垢，二也；破坚积热块，三也。孕妇惟三四月及七八月不可用，余皆无妨。皱澍曰：芒硝岂能治渴？已椒苈黄丸偏加之以治渴；芒硝安能止利？小茈胡汤偏加之以止利是也。盖津液与癖固结，遂不得上潮为渴，去其固癖，正使津液流行；积聚结于中，水液流于旁为下利，去其积聚，正所以止其下利耳。

(3)《药徵》曰：主软坚也，故能治心下痞坚，心下石鞕，小腹急结，结胸燥屎大便鞕，而旁治宿食腹满，小腹肿痞等诸般难解之毒也。依日本药局方，芒硝为主要之盐类下剂，凡慢性便秘，因心肝肾病而发之水肿，脑充血急性浆液膜炎之宜于下泄者，皆用之(《化学实验新本草》)。

【编者按】 芒硝为盐类性泻剂，此种泻剂，不乏腹痛，故通常便秘，畏大黄之烈者，颇宜芒硝。常人虽有便秘数日至数周，而不感痛苦者，然因便秘而诱发各种证候者，亦所恒见，故遇头痛头晕，胃中压闷者，如询得便秘已久，则以芒硝一下即愈。盖此等症状，由宿便之化学刺激所致，宿便既去，则一切症状，自然瓦解。《别录》谓芒硝利大小便，事实上少量之芒硝，不致泻下，反由吸收而利尿，故能治因心肝肾病而发生之水肿。又淋病之初起者，因芒硝利尿而尿量多，得收冲刷之效。吾乡某医者，恒以芒硝治淋病，小有其效，实亦利尿之作用而已。

---

①六腑，原为五脏，据《本草纲目》引《本经》文改。

②毒，原脱。今据《本草纲目》引《大明》朴硝文补。

吴 茱 萸

【名称】 学名 *Evodia rutaecarpa*[注：今有3种吴茱萸供药用，分别是 *Evodia rutaecarpa*(Juss.) Benth.，*E. rutaecarpa* (Juss.) Benth. var. *officinalis*(Dode) Huang，E. *rutaecarpa*(Juss.) Benth. var. bodinieri (Dode) Huang]别名药茱萸、辟邪翁。

【科属】 芸香科吴茱萸属。

【品考及产地】 《古方药品考》曰：粒小色黑味苦辛为上品，间有搀入蚕沙，当剔去用之。又古人建六陈之目，故后人单贵陈旧者，但若辛味消失，则不堪药用矣。本品产苏省之苏州、常州、镇江、南京等，湖北省亦产之。

【形态】 为落叶乔木，高六七尺至丈余不等，树干直而坚实，枝展开作十字形，树皮滑泽，色暗褐而有白圈围之，叶对生，有奇数之羽状复叶，叶小而厚，形椭圆，前短而尖，末短圆，叶柄及嫩枝，俱密生软毛，五六月间，叶腋开黄色之小花，缀为短圆锥状花序，苞叶五裂若鳞片，实为卵圆形，小蒴果，鲜时红紫色，干则呈黑色，大自二分至四分不等，外皮厚似革，作五棱，油腺为无数之小方孔，暴露于外，内分五房，每房藏种子二粒，滑泽而作倒卵圆形。

【药用之部】 果实。

【修治】 洗净剉炒用。

【性味】 味微辣。

【成分】 丹波药学博士，初以伊打油抽出吴茱萸之脂肪油，复以酒精化之，其溶液中遂见有白色之针状结晶，此结晶体或其溶液，触于皮肤，觉刺激颇甚，而发痛痒(明治30年3月《中外药报》第三号)。庆松胜左卫门药学士，以吴茱萸之果实，用偏苏儿浸出法，析出一种无窒素之结晶体，定名为evodin(伊薄延)熔点在摄氏285度，称类似lacton(拉库吞)之化合物(明治三十五年10月《药学杂志》第248号)。朝比奈泰彦药学博士，与石尾正文药学士，同自吴茱萸之醇冷浸液中，得结晶化合物，更以甲醇分离而试验之，始知庆松胜所谓伊薄延者，非吴茱萸之主要成分，因其中尚含多数含氮之结晶物，并悉此果实之苛烈臭味，实由其所含之挥发油与累重体而生。后朝比奈泰彦氏与柏木幸一药学士，续加研究，将吴茱萸果实之末，温浸于酮中，待冷蒸发之，加碱性溶液于其残留渣滓中，而振荡之，使其成分得有系统之分离，于是挥发油之主要素，始得纯粹析出，遂名之曰evoden(伊薄登)，并定其分子式为 $C_{17}H_{22}O_6$，类似ocimen(沃企孟)之结晶体。而此外尚有evhdiamin (伊薄遮明)$C_{19}H_{17}N_3O$ 及rutaecarhin(耳特加雨欣) $C_{18}H_{13}N_5O$ 二种成分(大正四年《药学杂志》第404、405、并416号)。

【用量】 小量八分，中量钱半至二钱，大量三钱。

【作用】 药理作用：能增加血液中之白细胞，催进营养。

【效能】

(1)《本经》：温中下气，止痛，除湿血痹，逐风邪，开腠理，咳逆寒热。《别录》：利五脏，去痰冷逆气，饮食不消，心腹诸冷绞痛，中恶心腹痛。甄权：霍乱转筋，胃冷吐泻腹痛，产后心痛，治遍身𤸷痹刺痛，腰脚软弱。《大明》：下产后余血，治肾气、脚气水肿，通关节。孟诜：主痢，止泻。好古：治痞满塞胸，咽膈不通。时珍：治吞酸①，厥阴痰涎头痛，阴毒腹痛，疝气血痢，喉舌口疮。

①吞酸，原缺，据《本草纲目》引李时珍文补。

(2) 倪朱谟曰：吴茱萸开郁化滞，逐冷降气之药也，凡患小腹阴寒之病，或呕逆恶新而吞酸，或关格痰聚而膈食膈气，或脾胃停塞而泄泻自利，或疝瘕弦气而攻引小腹，或脚气冲心而呕哕酸苦，吴茱萸皆可治之(《本草汇言》)。刘若金曰：吴茱萸治胀满积聚，心痛胃脘痛，水肿痰饮，寒中腹满，鼓胀下利(《本草述》)。

(3)《药徵》曰：吴茱萸主治呕而胸满也。果实有收敛之效，可治妇人产后之血证，又可作驱风药，治肚腹涨满，作为发汗药，治疗感冒。日本朝比奈博士所造之新药娄太明，就是用吴茱萸造成，此药可治子宫出血，又可催进阵痛(房雄)。

(4) 丁福保曰：吴茱萸用为刺驱风健胃收敛驱虫药，大有效(《化学实验新本草》)。刘曜曦曰：据庆松氏之报告，则谓吴茱萸含有一种之皮肤消毒药，可作为海碘酒之代用品(《民国医学杂志》)。

【禁忌】 忌大量之久用。

【编者按】 本品属于辛辣健胃药，可以刺激胃黏膜，使其运动分泌吸收之机能亢进，故可治呕而胸满。近世药肆，浸水中数日，而后用之，名曰淡吴萸，大失其本性。与黄连同用，名左金丸，止呕甚效，所谓辛开苦降，其实二药均健胃药，一属于苦味健胃药，一属于辛辣健胃药，但吴萸非黄连之比，用量宜重，今人每用数分，未免太少。治脚气之鸡鸣散，吴萸为主药之一，尤宜多用。

地黄(附　熟地炭)

【名称】 学名 *Rehmannia lutea*，*maxim*(注：今作 *Rehmannia glutinosa* Libosch.)。别名地髓、芐。

【科属】 玄参科。

【品考及产地】 新鲜甫离于土者，为鲜地黄；冬令采掘晒干者，为干地黄；蒸制晒干者，为熟地黄。干地黄六七月出新，河南怀庆府出者佳，皆是直地做成，浙产者次之(《药物地道录》)。《伪药条辨》曰：地黄以怀庆所产者为良，一经蒸晒，其色便黑，为熟地黄，以九蒸九晒透心黑者为佳，中心微黄者次之，闻有用红白萝菔，以地黄汁浸透晒干假充，尤宜细辨。

【形态】 原植物为多年生草本，苗高一尺上下，块根长三五寸，横径二三寸，有肥厚之轮状，及稍深之纵皱，剖视之，外面黄赤色，内面黄白色，富有浆液汁。块根晒干后，内部中心呈紫色，周围灰黑色，再经蒸制晒干，则全部变为漆黑色，质软而重。

【药用之部】 块根。

【修治】 鲜地黄由土掘起，洗净切用，或捣汁用。干地黄切片用，熟地黄酒蒸浸用。

【性味】 鲜者味淡，干者微甘，熟者味甘。

【成分】 含铁质、糖质、淀粉质、苦味质 Mannti(《科学》九期)。

【用量】 三钱至两许。

【作用】 据近藤氏之研究，此地黄无解热作用(《新本草》之记载)。

【效能】

(1) 鲜生地之主治。《别录》：妇人崩中血不止，及产后血上薄心闷绝，伤身，胎动下血，胎不落，堕地踠折，瘀血留血，鼻衄吐血，皆捣汁①饮之。甄权通月水，利水道，捣贴心腹，能

①汁，原著无。

消瘀血。

干地黄之主治。《本经》:伤中,逐血痹,填骨髓,长肌肉。作汤除寒热结聚[①],除痹,疗折跌绝筋。《别录》主男子五劳七伤,女子伤中[②]胞漏下血,破恶血、溺血,利大小肠,去胃中宿食,补五脏内伤不足,通血脉。《大明》:助心胆气,强筋骨,治惊悸劳劣,心肺损,吐血鼻衄,妇人崩中血晕。元素:凉血生血,补肾水真阴,除皮肤燥。好古:主心病掌中热痛,脾气痿蹶嗜卧,足下热而痛。

熟地黄之主治如下。元素:补血气,滋肾水,益真阴,去脐腹急痛,病后胫股酸痛。好古:坐而欲起,目睆睆无所见。时珍:填骨髓,长肌肉,生精血,补五脏内伤不足,通血脉,利耳目,黑鬓发,男子五劳七伤,女子伤中胞漏,经候不调,胎产百病。

(2)张石顽曰:生地黄(指鲜地黄),《别录》治妇人崩中血不止,及产后血上薄心,胎动下血,鼻衄吐血,皆捣汁饮之,以其能散血消瘀解烦也。其治跌打损伤,面目青肿,以生地黄捣烂罨之即消。邹润安曰:百合地黄汤、防己地黄[③]汤二方,均是取汁,但一则药和而地黄浅煮,一则药峻而地黄久蒸,生者其锋迅,熟者其力厚,故防已地黄汤,地黄之用在补,百合地黄汤,地黄之用在宣,此义不可不知也。或问:肾气丸之用地黄,为补耶?为宣耶?曰:观仲景以之利小便,则行痹著,利水道者为宣,崇土气,益精血者为补矣。黄宫绣曰:熟地功力甚巨,在景岳谓其真阴亏损,有为发热,为头痛,为焦渴,为喉痹,为嗽痰,为喘气,或脾肾[④]寒逆为呕吐,或虚火载血于口鼻,或水泛于皮肤,或阴虚而泄利,阳浮而狂躁,或阴脱而仆地,阴虚而神散者,非熟地之守不足以聚之;阴虚而火升着,非熟地之重不足以降之。景岳尚论熟地,最为明确,独中所论脾胃寒逆为呕,可用地黄以治,是亦千虑之一失耳!夫既脾胃虚寒,则脾与胃已受寒累,正宜用以辛热以为扫除,如太阳既至,坚冰自解,乃复坠以霜雪,投以阴剂,不更使阴[⑤]寒滋甚乎。

(3)《药徵》曰:主治血证[⑥]及水病也。又曰:仲景氏之所用,生干二品而已,其熟云者,后世之为也。用作通经及强壮药(《和汉药考》)。生根榨汁,涂于创伤,以作止血药(《自然界》)。赵莨臣曰:以实验而言,鲜生地对于因热失血诸证,确有特效,但在中国北方,苦于无人栽培,难得应用。干地黄在身体衰弱者,用以凉血止血润燥,干地黄之修治,则有晒干、焙干之区别,功效则有凉血滋阴之偏胜,是又为用药之要点。

【禁忌】 凡脾胃薄弱,大便不实,或天明肾泄,鲜、生地黄俱忌用。胸膈多痰,气道不利,升降窒塞,药宜宣通者,汤液中禁用熟地(《节本草经疏》)。

【编者按】 近世苏医,视生地为温病退热要药,吾人殊不能赞同。须知本品仅能退阴虚之热,绝非膏、黄芩、连退实热之可比。例如阳明腑病,见唇焦齿黑,便闭谵语,神昏耳聋等证,必大剂寒下,佐以竹沥,则威而不猛,釜底抽薪,可以救将绝之阴,而退燎原之热。设以生地一派塞责,求其甘寒增液,何异扬汤止沸,彼苏派医生所以不能治疗温病,其关键端在于斯。抑生地之贻祸温病者,犹不止此,自温病始于少阴之说,深中人心,是以一见温病,即用

---

①作汤除寒热结聚,原缺,据《本草纲目》引《本经》文补。

②女子伤中,原脱,据《本草纲目》引《别录》文补。

③地黄,原脱,据《本经疏证》干地黄、生地黄条补。

④肾,原为胃,据《本草求真》熟地黄条改。

⑤阴,原著无。据《本草求真》熟地黄条。

⑥证,原脱。据《药徵》地黄条补。

生地、石斛，育阴清温。当温病初起，经此甘寒遏伏，身热者因之骤减，咳呛者因之顿止，医者病者，方欣然色喜，抑知病后之骨蒸劳热，即根萌于此。或则温邪为大剂滋腻，胶阻于内，其表热虽不甚，但其热起伏间作，绵绵不已，生气索然，以至于毙。然则生地之于温病，岂绝不可用乎？是又不然。生地不能解病中实热固矣，若间接退病后虚热，则又为其所长。温病之后，脉细数，舌尖红，或舌光无苔，精神委靡，肌肤甲错者，宜之；温病退后，肌表余热似灼者，宜之。然必与芳香淡渗之药同用，则滋而不腻。熟地黄之用，全在滋阴养肾。《内经》以肾藏精，又言肾为作强之官，其充在骨，其华在发，其窍为耳（目亦为肾之窍）。近世凡精神委靡，须发枯燥，腰脊痠楚，耳目不聪者，无不责之肾亏，就中尤以荒淫嗜色者，更多上述之现象，于是熟地之用大著。吾人须知此种疾患，所以用熟地有效，绝非世俗色黑入肾之说，乃熟地含有铁质，具补血滋养之故。妇人崩漏不止，熟地四五两，党参一两，浓煎予服，可以转危为安。编者曾有此经验。又好学深思之士，用脑过度，头眩欲仆者，用熟地二三两煎服，亦效。青年嗜色，老年常发哮喘，用普通之定喘剂无效，必以熟地、肉桂同投，其势始杀，是即旧说所谓纳气归肾之法（按张景岳金水六君煎即本此意）。

附　熟地炭

此法创自叶天士《临诊指南医案》中，以此治温病，意谓浊药轻投，不为上焦热阻，且可育下焦之阴，时医多宗之，间亦有用为肠风便血药者。按叶氏以熟地炭治温病虽谬绝，但治肠风便血，则不妨施用。

豆豉　大豆黄卷附

【名称】 别名大豆豉。

【品考】 有淡豉，及咸豉二种。淡者入药。

【修治】 淡豉造法：黑大豆二三斗，六月内淘净，水浸一宿，沥干蒸熟，取出摊席上，候微温，蒿覆，每三日一卷，候黄衣上遍，不可太过，取晒簸净，以水拌，干湿得宜，以汁出指间为准，安瓮中筑实，桑叶厚三寸，密封泥，于日中晒七日，取出曝一时，又以水拌入瓮，如此七次，再蒸过摊去火气，瓮收筑封即成。大豆黄卷造法：以大黑豆浸水中，候生芽长五寸，取出阴干。

【性味】 甘淡。

【用量】 豆豉每用三钱许，大豆黄卷三钱至六钱。

【效能】

(1) 豆豉之主治。《别录》：伤寒头痛寒热，瘴气恶毒，烦躁满闷，虚劳喘吸，两脚疼冷，杀六畜胎子诸毒。《药性》：治时疾热病发汗，熬末能止盗汗除烦。生捣为丸服，治寒热风胸中生疮。煮服治血痢腹痛。研涂阴茎生疮。《大明》：治疟疾骨蒸，中毒药，虫器犬咬。时珍：下气调中，治伤寒温毒，发斑呕逆。

大豆黄卷之主治。《本经》：湿痹，筋挛膝痛。《别录》：五藏不足[①]，胃气结积，益气止痛，去黑皯，润肌肤皮毛。孟诜：破妇人恶血。时珍：除胃中积热，消水病胀。宁原：宽中下气，利大肠，消水胀肿毒。

---

①不足，《唐本草》卷19，《证和本草》卷25大豆黄卷条无此二字，《本草纲目》始有。

(2) 邹澍曰：大豆能致阴气于土[①]，而贯土气于阴，观《别录》以之除胃中热痹，伤寒淋露[②]，散五脏结积内寒，尽之矣(节《本经疏证》)。倪朱谟曰：淡豆豉治天行、时行、疫疠、温瘴之药也，去陈浊为清新，开幽闭为明畅，乃宣郁之上剂(节《本草汇言》)。

(3)《药徵》曰：主治心中懊憹也，旁治心中结痛，及心中满而烦也。又曰：栀子豉汤方后，皆有一服得吐止后服七字，世医遂误为吐剂，不稽之甚。为则试之，特治心中懊憹耳，未尝必吐也。且心中懊憹而呕者，本方加用生姜，其非吐剂也，亦可以见也。《伤寒论集注》曰：旧本有一服得吐止后服七字，此因瓜蒂散中有香豉，而误传于此也，今为删正。余亦从之。

【编者按】 淡豆豉、清水豆卷之二者，为时下医工退热发汗之重要药品，温病治疗，遂一落千丈，此清代温热派医家始作之俑也。但二药之本身，原非绝对无用之品，时医用之不得其当耳。豆豉在仲景方剂，仅供除烦之用。而时医以豆豉同荆芥等，代替麻黄、桂枝之发汗，倘其人自汗出，身热不恶寒，则又加入辛凉清宣药中，为解热之用，以豆豉解热，其效虽薄，尚属不误。以豆豉为发汗重药，则谬绝。仲景麻黄、葛根诸方，一方有一方证象，一方有一方效用，时医不解此，一律以豆豉应付，故虽极轻之太阳病，失治而传人阳明者，更仆难数。时医有所谓伏气温病者，常用炒香豉，伏气温病病名之不通，无待辞赘，豆豉可以炒用，亦为笑谈。至于大豆黄卷，仲景用之于薯蓣丸中，原为补剂之副药，以豆中含有丰富之滋养料也。照《圣济总录》所记载，此药大概有行水作用，湿温用之，正亦相宜。盖湿温无须过汗，惟有芳香化浊，与淡渗利湿之药合剂，方能取效，故本药加入小朴、茅术、藿香等药中，为副药，未始不可。无知时医以之为湿温之主药，更以之应付一切热病，真乃荒谬不可救药耳。

栀　　子

【名称】 别名支子、鲜子、猪桃、越桃。

【科属】 茜草科。

【品考及产地】《古方药品考》曰：栀子有二三种。其形圆而小，皮薄色红黄者为上品，《图经》所谓越桃者是也。形长大色黄者可染物，《药性大全》所谓黄栀子是也。又有水栀花，其叶及花，俱似常栀，高尺许，产苏、皖等省。

【形态】 为生于暖地山中之常绿灌木，庭圆中亦常种之，茎高六七尺，最高者至丈余，叶对生，形椭圆，或长卵圆，全缘有光泽，花在梢头，夏日开六瓣白花，瓣皆回旋，有芳香，将谢时变淡黄色，入秋结实，色黄，其形长椭圆，为类似榧子之果实，色黄褐，有纵列而突起之棱六七条，内皮薄，中藏红褐色之肉，与多数种子。

【药用之部】 果实。

【修治】 生用、炒用，酒制或姜汁制。

【性味】 芳香而带苦味。

【成分】 为鲁比格鲁儿酸 robechlor saure $C_{14}H_8O_9$。

【用量】 小量钱半，中量二钱至三钱，大量四钱。

【作用】 能镇静调节体温中枢，使由热而来之他种症状，得以缓解。

---

①土，原作上，今据《本经疏证》淡豆豉条改。

②露，原作沥。今据《本经疏证》淡豆豉条改。

【效能】

(1)《本经》:五内邪气,胃中热气,面赤酒疱皶鼻,白癞疮疡。《别录》疗目赤热疮,胸心大小肠大热,心中烦闷。甄权:去热毒风,除时疾热,解五种黄病,利五淋,通小便,解消渴,明目,主中恶,杀䗪虫毒。孟诜:主瘖哑,紫癜风。元素:治心烦懊憹不得眠,脐下血滞而小便不利。震亨:泻三焦火,清胃脘血,治热厥心痛,解热郁,行结气。时珍:治吐血衄血,血①痢下血血淋,损伤瘀血,及伤寒劳复,热厥头痛,疝气,汤火伤。

(2)邹澍曰:仲景用栀子于热邪烦懊证,栀子为治烦要剂。仲景治烦,不必以栀子,各有故焉。盖烦非一类,所当审察辨明而后栀子之用可无误也。夫病在表有烦热,在里有烦躁,与栀子所治之烦天渊,固无庸辨。若夫小建中所治之烦悸,小柴胡所治之烦呕,瓜蒂散所治之烦满、饥不能食,黄连阿胶所治之烦不得卧,猪肤汤所治之下利咽痛、胸满心烦,乌梅丸所治之得食而呕又烦,桂枝所治之解后复烦,白虎所治之烦渴,亦与栀子所治之烦有别,而无庸辨。曰:发汗吐下后,虚烦不得眠,若剧者,必反复颠倒,心中懊憹,此方是栀子所治之烦。若夫汗、吐、下后有干呕烦者,有脉浮数烦渴者,有胸满烦惊者,又非栀子所宜。则栀子所治之烦,必系误治以后,胸中烦满,而不鞕②不下利者,方为合格,方为合剂也。张石顽曰:仲景治伤寒发汗吐下后,虚烦不得眠,心中懊悔,栀子豉汤主之,因其虚,故不用大黄,既亡血亡津,内生虚热,非此不去也。治身黄发热,用栀子柏皮汤;身黄腹满、小便不利,用茵陈栀子大黄汤,取其利大小便,而蠲湿热也。古方治心痛,恒用栀子,此为火气上逆,气不得下者设也,今人泥丹溪之说,不分寒热通用,虚寒何以堪之。故仲景云:病人旧有微溏者不可与之(《本经逢原》)。

(3)《药徵》曰:主治心烦也,旁治发黄。以解热治疗心烦为其主效,解热作用类似黄芩,但较黄芩微弱为异耳,其他应用于耳鸣、声音嘶哑、黄疸、吐血衄血等(《和汉药物学》)。

【编者按】 栀子之解热,久为世医所乐道,而止血尤为其特长,忆某杂志载一贾人,以操劳过度,偶晨起,微感满闷,比薄暮,呕血如泉涌,杂以紫黑块,约三四器。延医诊之,见其两颧绯红,唇燥口渴,脉搏甚疾,吐后胸中反觉清爽,即为之注射 coaguien 可阿库连(即凝血酶)止血针,且令内服止血药,均无其效。当此思穷技竭,医者偶以黑山栀一两,试令煎服,讵一服而呕血即止,再服而诸证云散。翌年以嗔怒故,旧疾复发,乃更服栀子而止。方书中如《易简方》、《经验良方》,亦以栀子为止血之良剂,栀子止血奇效,诚又足多也。

饴　糖

【名称】 学名 *Tarng vi*。释名,时珍曰:按刘熙释名云,餹之清者曰饴,形怡怡然也。韩保升曰:饴即软糖。

【制法】 饴凡谷之黏者,皆可为之,渍过蒸熟,每一石用大麦蘖一斗八升,磨汁倾入其中,少假即生饴如蜜而稀,色如胶,所谓胶饴是也(《本经疏证》)。饴化有种种制法,今述其一斑。先将糯米一斗捣之,蒸成硬饭,加麦芽之去稃粉末一升五合,善加搅拌,再注入温汤一斗五升,保持约摄氏 45 度至 55 度之温度二小时,则淀粉质受酿母之作用,而糖化溶解,乃去其残渣,将所得黏液煎熬,使成适度之稠状(《和汉药考》)。

---

①血,原作下,据《本草纲目》栀子条改。

②鞕,《本经疏证》栀子条作硬。

【形态】 为淡黄色富黏液之浓稠液体。

【性味】 味甘。

【成分】 主要成分为麦芽糖(mallose)、糊精。此外含有蛋白质,脂肪,及少许盐质。而粳米与糯米制成者,其成分之含量又有微异。由粳米制成者,含水分 17.40,含氮[①]物 0.83,脂肪 0.05,麦芽糖 58.10,糊精 23.30,灰质 0.32。糯米制成者,含水分 15.05,含氮物 1.16,脂肪 0.08,麦芽糖 50.27,糊精 32.98,灰质 0.46。

【用量】 每用小半盅至一盅。

【作用】

(1) 生理作用:入胃后,与胃液融合,则麦芽糖与糊精等,由分解而吸收。

(2) 药理作用:应用于局部,有纤维素溶解作用,随其量之增加,而溶解力多少增进。其消毒作用,由实验之结果,虽有之而甚微,故糖之对于创伤有效者。不能直接归于杀菌力。盖由交流作用,及水分脱却,而细菌之生活要素,甚被妨害也。

【效能】

(1)《别录》:补虚乏,止渴去血。思邈:补虚冷,益气力,止肠鸣咽痛,治唾血,消痰润肺止嗽。孟诜:健脾胃补中,治吐血,打损瘀血者,熬煎酒服,能下恶血。又伤寒大毒嗽,于蔓菁薤汁中煮一沸,顿服之良。宗奭:脾弱不思食人,少用能和胃气,亦能和药。

(2) 张石顽曰:止暴嗽,补虚冷,熬煎酒服,能消食积,下瘀血,拌轻粉熬煎,为丸噙化,疗咸哮喘嗽,大吐稠痰即愈。黄宫绣曰:据书言能补脾润肺,化痰止嗽,仲景建中汤,以此为补中缓脾。芒刺误吞,痛楚莫胜,可用此以为柔软。

(3) 饴糖为炭水化物之可溶性物,易消化,向用作小孩、产妇滋养物,又用以配合药物,制饴剂(《和汉药考》)。汤本求真曰:本药之作用,酷似甘草治急迫作用,二者殆相伯仲。甘草性平,通用于表里、阴阳、虚实各证;本药性大温,虽可用于阳虚证,然阳实阴虚,及寒实证,不可用之。又适于里证而不适于表证。又甘草无营养分,而本药如上说,有丰富之滋养分,亦是其别也。

【禁忌】 中满气逆,实火实痰忌用。

【编者按】 古方用饴糖,多以为缓中补虚之药,一般糖类,概由祛痰作用,故古人又谓其有消痰润肺止嗽之功。幼童病疳积,不喜服药者,则可用饴糖炒枯为副药,一以调药味,一以驱积滞也,无饴糖时,赤砂糖亦堪代用。饴糖又可为外治之剂,《千金方》云腊月饴糖,昼夜涂之,为治瘰疽之要药,证之实验,其效不诬,药理作用,具如前述。

枳　实

【名称】 学名 *Citrus fusca*(注:今有 2 种橙供药用,分别为 *Citrus aurantium* L.,*C. sinensis* Osbeck)。别名洞庭、破胸槌、黏刺。

【科属】 芸香料,蜜柑类。

【品考及产地】《物类品隲》[②]曰:实小者为枳实,老者为枳壳。产江西之沙河,浙江之衢州,七八月采者,小而嫩,肉厚,干之黑褐色者为枳实,九十月采者,壳大肉略薄色白者,为枳壳。近时有一种臭橘,形亦相似,其气恶浊不堪入药(《伪药条辨》)。

---

①氮,原为淡,据文义改,下同。

②《物类品隲》,作者日本平贺源内,公元 1729～1779 年时人。系著名本草学者。

【形态】 果实比蜜柑较小，皮厚，内部分有五房，乃至十二房，将未熟之果实，横断为两片所干燥者，称为枳实。枳实之外皮黑色，内部污白色，已成熟之果实，晒干为枳壳，形略大而肉较薄。

【药用之部】 果实之外壳。

【修治】 去核及瓤，拌面炒，以面变黄为度，去面用。

【性味】 味苦有辛性。

【成分】 含有挥发油。

【用量】 小量八分至一钱，中量钱半至二钱，大量三钱至五钱。

【效能】

（1）《本经》：大风在皮肤中，如麻豆苦痒，除寒热结，止痢。《别录》：除胸胁痰澼，逐停水，破结实，消胀满，心下急①痞痛逆气，胁风痛，止溏泄。甄权：解伤寒结胸，主上气喘咳。元素：消食，散败血，破积坚，去胃中湿热。

附　枳壳主治

《开宝》：风痒麻②痹，通利关节，劳气咳嗽，背膊闷倦，散留结胸膈痰滞，逐水，消胀满，大肠③风，安胃，止风痛。甄权：遍身风疹，肌中如麻豆恶痒④，肠风痔疾，心腹结气，两胁胀虚，关膈壅塞。《大明》：健脾开胃，调五脏，下气，止呕逆，消痰，治反胃霍乱泻痢，消食，破癥结痃癖五膈气，及肺气水肿，利大小肠，除风明目。元素：泄肺气，除胸痞。时珍：治里急后重。

（2）邹澍曰：病于下者，亦顺其性以泄降之，是枳实所以主除寒热结、止利，且利五脏也。脾胃滞则五脏皆滞，滞于中，则痞痛、胀满；滞于旁，则痰澼、停水。肠胃通则脾气宣，谷气行。此枳实所以有除胸胁痰澼，胁风痛，逐停水，破结实，消胀满，心下急痞痛之功也。李士材曰：好古分枳壳治气，枳实治血，然究其功用，皆利气也。

（3）《药徵》曰：主治结实之毒，旁治胸满、胸痹，腹满、腹痛。枳实、枳壳，均有祛痰利尿发汗消化之效（《和汉药考》）。枳壳除胃部膨满压重，镇呕吐，催进食欲及消化，健胃苦味药⑤其外呼吸器患者之咳嗽，腹水、水肿、便秘等（《和汉药物学》）。

（4）汤本求真曰：《药徵》论枳实之主治是也，其主治结实之毒，谓在心中肋骨弓下，及直肠之结实。然其作用虽似芍药，但此则优于结实，而劣于拘挛，彼者优于拘挛，而劣于结实。其治胸胁苦满，亦类似厚朴，然此则以结实为主，胀满为宾，彼者以胀满为主，结实为宾，此二药之分别也。若治食毒或食毒更兼水毒者，则二药皆同效。

【编者按】 枳实、枳壳，古无分别，晋后始岐而为二，其后又以枳实治下，枳壳治上，沿袭至今，泥而不变。然考仲景枳实薤白桂枝汤证，曰胸满；橘皮枳实生姜汤证，曰胸痹；桂枝枳实生姜汤证，曰心悬痛；枳术汤证，曰心下坚大如盘。历观诸方，枳实亦治于上。而后世方如《证治准绳》以枳壳丸，治肠胃气壅，大便秘实；《保命集》以枳壳汤，治胎漏下血；《简易方》以

①急，原缺，据《本草纲目》引《别录》文补。

②痒麻，原作痹淋，据《政和本草》卷13枳壳条改。

③大肠，原作胁，据《政和本草》卷13枳壳条改。

④痒，原作疮，据《政和本草》卷13枳壳条改。

⑤健胃苦味药，原脱，今据《和汉药物学》枳实条补。

枳壳治老幼腹胀;《婴童百问》以枳壳治痢疾,则枳壳治上,亦不尽然。故市医以枳实为治下,而枳实乃不尽治下,以枳壳为治上,而枳壳亦不尽治上也。

细　辛

【名称】 学名 *Asarum sieboldi*,*miq*[注:今有 3 种细辛供药用,分别是 *Asarum heterotropoides* Fr. Schmidt var. *mandshuricum* (Maxim.) Kitay.,*Asarum sieboldii* Miq. var. *seoulense* Nakai,*Asarum sieboldii* Miq.]。别名小辛、少辛、玉番丝、绿须姜。

【科属】 马兜铃科细辛属。

【品考及产地】 山谷间处处有之,根细而直,色紫味极辛,嚼之习习如椒,而更甚于椒。大抵能乱细辛者甚多,皆当以根、苗色味辨之,杜衡、鬼督邮、徐长卿、白薇、白前,皆能伪细辛(《和汉三才圆会》)。朝比奈泰彦博士曰:细辛与杜衡,每易混淆,且杜衡之出产,视细辛为多,故药铺往往以杜衡代之。本草辨别之法,仅云细辛根细,味初不辛,须臾大辛烈;杜衡根粗,辛味少,有臊气。

颇属简陋,难臻完备。余按细辛之叶较薄,形似肾脏而锐尖,花筒内部,又类似纵线之突起;杜衡叶厚如革,做卵状心形,又似戟状心形,多有白斑,花筒内部,有纵横似网之突起。又细辛为一年生叶,杜衡则为常绿叶,依此区别,庶不致混乱矣(明治 40 年《药学杂志》302 号)。

【形态】 多为年生草本,生于山野阴地,春日自地下茎发生新叶,具长叶柄,叶为心脏心,末端尖锐,底部凹陷,似杜衡而薄,无光泽,亦无纹理,花开于新叶之间,紧接地上大概三四分,三瓣,色紫黑,形似壶,花朵极小,开则下垂,入秋则苗叶俱枯,其根为地下茎之副根,长三五寸,粗二三分,外淡褐色,内白色。

【药用之部】 副根。

【修治】 洗净切断用。

【性味】 味辛,气峻烈。

【成分】 其成分之细辛素 asarin,为芳香油之一种(《国产药物之新旧观》)。朝比奈博士曾自其中取出 safrol $C_6H_3(O_2CH_2)H_5$ 及 engenol $C_6H_3(OCH_3)C_3H_5$ 二种有效成分(《民国药学杂志》六卷三号)。

【用量】 三分至一钱许。

【效能】

(1)《本经》:咳逆上气,头痛脑动,百节拘挛,风湿痹痛死肌。《别录》:温中下气,破痰利水道,开胸中滞结,除喉痹、齆鼻不闻香臭,风痫癫疾,下乳结,汗不出,血不行。甄权:治嗽,去皮风湿痒,风眼泪下,除齿痛,血闭,妇人血沥腰痛。好古:治督脉为病,脊强而厥。时珍:起[①]目中倒睫。

(2) 邹澍曰:细辛《本经》主咳逆上气,小青龙汤治咳逆上气之剂也,而曰服汤已渴者,寒去欲解也。则咳逆上气而渴者,细辛不当用矣。又曰:百节拘挛,侯氏黑散、《千金》三黄汤,治百节拘挛之剂也,而此曰恶寒,彼亦曰恶寒,则百节拘挛而不恶寒者,细辛非所宜矣。又主风湿痹痛,防己黄芪汤治风湿痹之剂也,而曰下有陈寒者加之,则风湿痹痛下无陈寒者,细辛无能为力矣。推而广之,仲景虽无治头痛脑动之方,然曰头痛脑动,则头痛脑不动者,细辛其

①起,原缺。据《本草纲目》细辛条补。

可用耶？总之细辛治寒，乃为恰合，恶寒者寒之方猖，曰渴者寒之已化，脑动者寒与在上之阳战，而阳欲负，下有陈寒，则必恶寒可见矣。曰胁下偏痛发热，其脉弦紧者，此寒也，当以温药下之，宜大黄附子汤。曰寒气厥逆，赤丸主之。二者一温以附子，下以大黄；一温以乌头，利以茯苓、半夏；一使其从大便解，一使其从小便解，皆以细辛联络其间。不然，则温自温，下自下，利自利，终不能使寒气彻底澄清耳(《本经疏证》)。辛温能散，故诸风寒、风湿、头痛、痰饮胸中滞气、惊痫者，宜用之。口疮、喉痹、䘌齿诸病用之者，取其能散之义也(《握灵本草》)。

(3)《药徵》曰：主治宿饮停水也，故治水气在心下而咳满，或上逆，或胁痛。中医用为面部风痛药(《和汉药考》)。用为呕吐、喷嚏药①(《和汉药物学》)。

(4) 高思潜曰：细辛辛窜雄烈，刺激性极大，故通关开气，如卧龙开关速效等方中，皆用细辛。细辛用少量，为行气药，大量，反致闭气。盖神经因刺激过甚，由麻痹以至窒息，即所谓气行极当闭，故用细辛时，不可不注意。张寿甫曰：细辛有服不过钱之说，后世医者，恒多非之，不知其说原不可废，凡味辛兼能麻口之药，若花椒、天雄、生半夏，大抵皆有此弊，不但细辛也。尽能麻口者，即能麻肺，肺麻则其呼吸即停矣。尝应胃中受凉，嚼服花椒约三十粒，下咽后，即觉气不上达，移时呼吸始复常，乃悟古人谏君，恐有不测，故有捣椒目随者，由斯观之，用药可不慎哉。

【编者按】 细辛不可多服，自是正论，但谓用至一钱，即足以致气闭，则又不尽然，此仅可以论末药，而不可以论汤药。细辛入汤剂，钱许无妨，编者之经验如此，绝非虚语也，故吾人于高、张二君之说，当折衷用之。

桃　仁

【名称】 学名 Peach-seed[注：有 2 种桃仁供药用，分别是 *Prunus persica* (L.)Batsch，*P. davidiana* (Carr.)Franch.]。别名脱核仁、脱核婴儿。

【科属】 蔷薇科桃之仁。

【品考及产地】 桃为各地庭园所栽培，果实大有毛茸者为毛桃，果实白色者为白桃，果实赤色者为胭脂桃，早熟者为早桃，晚熟者为晚桃，其余名称尚不多，不缕举。

【形态】 桃为各地所栽培之落叶树，高达丈余，叶互生，作披针形，边缘有细锯齿，花先叶而开，普通为淡红色五瓣花，时或开白绯紫等色，有单瓣重瓣之别，果实为肉果，作弹丸形，肉多汁，柔软，呈赤色或橙色，核壳有许多短线沟，中有仁，为白色扁平尖卵圆形，被有褐衣。

【药用之部】 仁。

【修治】 采仁阴干，汤浸去皮尖。炒用。

【性味】 味苦。

【成分】 含有苦扁桃油等，但其量极微(下山药学博士著《生药学》下卷)。猪子氏云：依高桥三郎氏之试验，桃仁亦如泰西产之苦扁桃仁，含一种糖原质阿米加带林《化学实验新本草》。

【用量】 一钱至三钱。

【效能】

(1)《本经》：瘀血血闭，癥瘕邪气，杀小虫。《别录》：止咳逆上气，消心下坚硬，除卒暴击

①用为呕吐、喷嚏药，《和汉药物学》细辛条无此描述，疑衍文。

血，破癥瘕[1]，通月水。元素：治血结、血秘、血燥，通润大便，破蓄血。时珍：主血滞风痹，骨蒸肝疟，寒热鬼注疼痛，产后血病。

（2）邹澍曰：《本经》云桃仁主瘀血、血闭瘕、邪气，似乎凡由血闭而成瘕，其无邪气者，不足当之矣，乃仲景用桃仁承气汤，抵当汤、丸，鳖甲煎丸，大黄牡丹汤所治证，诚因邪气而致。若大黄䗪虫丸，桂枝茯苓丸，下瘀血汤，亦可谓因邪气而致者乎？愚以为是亦皆因邪气而致者也。夫五劳虚极羸瘦，至腹满不能饮食，肌肤甲错，两目黯黑，非积年累月不能成，而推原其本，曰食伤、饮伤、饥伤、劳伤、经络营卫气伤，无不由于外因，非本实质先拨也。惟忧伤、房室伤，为七情内因之咎，然能至积年累月，不过腹满不能饮食，肌肤甲错，则亦未免因忧、因房室致外感耳。若夫内有宿癥，苟一身之生气，皆为血阻，则不应有孕，有癥仍能得孕，非因邪气之入内与血结，仅阻于一处，不害生气之流行阖辟耶。至产妇腹痛，其因恶血未尽，与枳实芍药散而必可瘳，其不瘳而血反瘀于脐下，若不由邪入，断无此病，细探而力索之，则仲景之用桃仁，与《本经》之所主，有不爽铢黍者矣。然桃仁所主血闭瘕、邪气，皆内证也，其外候云何？然此可考核而知者也。仲景书并《千金》附方用桃仁者凡九，用桃仁之外候有三：曰表证未罢，曰少腹有故，曰身中甲错，何以言之？盖桃仁承气汤证曰，太阳病不解；抵当汤证曰，表证仍在；抵当丸证曰，伤寒有热；苇茎汤证曰，咳而有微热；鳖甲煎丸证曰，疟一月不解；大黄牡丹皮汤证曰，时时发热，自汗出，复恶寒，以是知其必由表证来也（节《本经疏证》）。张石顽曰：桃仁为血瘀血闭之专药，破血之功居多，熬香治癞疝痛痒，《千金》法也（《本经逢原》）。

（3）《续药徵》曰：主治瘀血少腹满痛，故兼治肠痈，及夫人经水不利。汤本求真曰：本药为消炎性驱瘀血的解凝药。

【编者按】 本品为攻瘀血之要药，功效卓著。然病理上之瘀血，其定义究若何？汤本求真谓瘀血即非正常之血液。就编者个人之意见，以为瘀血之说，异常复难，凡凝着之病理上产物，古人多归之于瘀血。循名责实，惟血栓、血塞，庶几近之；其次则内脏之肿疡肿瘤，古人亦以为瘀血所致。大抵驱瘀之药，对血行之障碍，及血管之变化，有相当之作用，故往往有效。然顽固之肿疡肿瘤，驱瘀剂亦有不能为力者，汤本求真谓妇人经闭与经行不畅，足以引起诸般病症，驱瘀之药，能引起子宫充血，故能治经闭经行不畅，则驱瘀剂在治疗上，确是要着。编者回忆曩年侍曹拙巢先生诊病，一妇人病干血已久，予抵当汤、丸数服，桃仁用至七八钱，斯妇经行后，复抱子。此证若经时医疗治，必斤斤于两头尖、归尾、红花等轻剂是尚，结果可决其不良也。吾家太炎先生尚论骨蒸之治（肺结核），当以祛瘀为第一义，先生所说，时下医工闻之，未有不骇怪以为妄者，其实李时珍谓桃仁主治骨蒸，堪相印证。曩年西藏白普仁大师（白喇嘛）来华，为人治肺病，服红花，病者难之，大师告以须瘀血去而鲜血生，方愈也，此更可为上说之佐证。然则肺病之攻瘀一法，亦有采用之价值，惟水蛭、虻虫，病者栗栗不敢服，赤芍、红花，其力又薄弱不堪用，就中惟桃仁是此等病证之专品耳。且桃仁以新说言之，谓有镇咳之效，于新旧学理，俱无背戾。但此桃仁之性，虽平于水蛭、虻虫，亦易来时医之攻击，招病家之疑忌，可与知者道，难为俗人言也。广东有印赠善书者，末附恶核奇，方以桃仁为主药，余亦祛瘀之品，比来治一形瘦中年男子，颈际瘰疬，大如龙眼，凡三四枚成串，治瘰疬普通方剂，如滋阴养肝，降火消痰，前医均已与服，不得不别出途径。遂以桃仁为主药，而以赤芍、丹皮、鳖甲片佐之，药数服，瘰疬由硬而软。嗣以便利起见，日服大黄䗪虫丸，而以昆

[1] 破癥瘕，《别录》无，疑衍文。

布、海藻、夏枯草煎汤送丸，效大见。附志于此，为诸君将来使用桃仁，多一法门尔。

附 桃叶

《大明》：治恶气，小儿寒热客忤。时珍：疗伤寒，时气，风痹无汗，治头风，通大小便，止霍乱腹痛。刘曜曦曰：据日本人日野及一色氏之研究，则谓桃叶之煎汁，能治头痛霍乱等(一回量3～6瓦)。再于初夏时沐桃叶浴，亦有益于身体也。至井贯耕平氏则又更进一步研究之，井贯氏尚医汗疹之乳儿或幼童，苦无良医，即一般汗疹时多敷铅粉，或能引起小儿铅中毒(平井博士研究)。故氏颇感不便，偶阅旧书，言桃叶对于汗疹有效，遂试用之，乃知桃叶之干燥品，不但对于汗疹有效，而且无害。其后遂试用之于汗疹之类似病，如湿布常用时所引起之发赤，火伤间擦疹，湿疹，由海碘或芥子所引起之皮肤炎，而尤以冻疮时用之，最有效(《民国医学杂志》七卷四号)。

桃花

《别录》：除水气破石淋，利大小便，下三虫。苏恭：消肿满，下恶气。孟诜治：心腹痛及秃疮。时珍：利宿水痰饮积滞，肥疮手足瘑疮。刘米诺夫曰：采集其白桃花而干燥之，以作下剂(一日量1克作煎剂)，有效成分是名为侃弗罗尔(kampforol，$C_{15}H_{10}O_6$)的黄色结晶性物质，红色花较之白色花成分的含量少，药效也不及(《自然界》六卷一期)。

黄　芩

【名称】 学名*Scutellaria*(注：今作*Scuteuaria baicalensis* Georgi.)。别名印头、黄文、枯肠、杠谷树、空肠。

【科属】 玄参科。

【品考及产地】 产于四川、陕西等处，呈黄黑色，有苦味者为上品。

【形态】 为培植园圃之多年生草，春季自宿根抽出方茎，高二三尺，叶对生，作披针形，类柳叶，有毛茸，无叶柄，夏月于茎上及枝梢，开紫色或白色唇形花，花后结干果，中有球圆形黑色种子，根长五六寸，大者达尺余，外面暗灰色，内部暗褐色，木部粗糙，呈淡黄色，其髓稍细密，呈褐黄色，皮部与木部，易于剥离。

【药用之部】 根。

【修治】 去朽腐部，剉，浸酒，干焙用。

【性味】 无香气，味苦。

【成分】 据日本高桥顺太郎之研究，为一种呈黄色针状或板状无臭无味之结晶体，命名为scutellarin(司克胎拉林)$C_{10}H_8O_3$(《民国医学杂志》四卷九号)。黄芩之成分，为配糖体苦味质，少量之挥发油，鞣素及树脂等(《民国医学杂志》七卷四号)。含woogonin $C_{16}H_{12}O_4$及baicalin $C_{21}H_{18}O_{11}$(《科学》十七卷九期)。

【作用】 药理作用，据近藤氏之研究，则谓此黄芩无解热作用(《民国医学杂志》七卷四号)。

【用量】 八分至钱半，大量可三钱。

【效能】

(1)《本经》：诸热黄疸，肠澼泄痢，逐水，下血闭，恶疮疽蚀火疡。《别录》：疗痰热胃中热，小腹绞痛，消谷，利小肠，女子血闭淋露下血，小儿腹痛。甄权：治热毒骨蒸，寒热往来，肠胃不利，破壅气，治五淋，令人宣畅，去关节烦闷，解热渴。《大明》：下气，主天行热疾，疔疮排脓，治乳痈发背。元素：目中肿赤。时珍：治头疼，奔豚热痛，火咳肺痿。

（2）张石顽曰：黄芩枯燥而坚肠胃，故湿热黄瘅肠澼泻痢，为必用之药。得芍药甘草，治下痢脓血，腹痛后重；佐黄连，治诸疮痛不可忍；同黑参，治喉间腥臭。《本经逢原》：昔人有素多酒色而致少腹痛小便淋沥，用黄芩、木通、甘草三味遂止。有服附子药，多小便秘，服芩、连而愈（《握灵本草》）。

（3）《药徵》曰：治心下痞也，旁治胸胁满、呕吐、下利也。治胃部痞鞕，为镇静咳嗽之效药[①]（《和汉药物学》）。

（4）汤本求真曰：东洞翁以黄芩主治心下痞，旁治胸胁满，呕吐，下利。心下[②]痞者，有因于充血或炎性机转，又因于气逆，有因于停水者，其故不一，因上之全文，宜改黄芩之用，当以充血或炎性机转之心下痞为主目的，胸胁满，呕吐下痢等为副目的而用之。余云岫曰：黄芩确能稍安烦扰，爽心胸，然无解热之能（《伤寒全书·伤寒临证之二三注意点》）。

【禁忌】 中气虚寒者慎用。

【编者按】 黄芩之功能，汤本氏言之已详，毋俟赘述。黄芩古人谓多服化火，此种理论，大抵是古人经验所得，故事实上甚确。例如胃部出血者，若单独多用黄芩，血反不止。胃部出血，古人以为火势上炎，用黄芩降折其热，原属《内经》之正治法。今有此反不止之现象，故古人疑黄芩有火化可能。此亦药理之难索解者，意者少用则健胃消炎，多用则反增刺激之性欤。又曰白虎汤证，若不用石膏，而用黄芩，则其热不退，以旧说言之，黄芩苦寒泄热，其热当退，今热反不去，盖足以坚古人化火之观念。实则黄芩之效，仅能减低局所之充血，及炎性机转，对于周身之体温亢进，非黄芩所能减低，故周身体温亢进之白虎汤证，黄芩乃无能为力。余云岫谓黄芩爽心胸，此即局部之作用。近藤氏谓黄芩无解热力，以愚见证之，皆不谋而合。然湿温用黄芩，既无解热之特效，亦未始不可为解热之副药。盖湿温多心下痞，而其病又在小肠之局部，用黄芩以治痞，而消局部之炎，虽效不可必，而药病为切合矣。

---

①治胃部痞鞕，为镇静咳嗽之效药，《和汉药物学》无此描述，疑衍文。

②心下，原脱，据《皇汉医学·黄芩之医治作用》补。

药物学卷三

丹徒　章次公　编著

甘遂　芫花　大戟

【名称】 甘遂学名 *Eupharbia sieboldiana*（注：今作 *Euphorbia kansui* T. N. Liou ex T. P. Wang）、芫花 *Daphne ccnkwa*（注：今作 *Daphne genkwa* Sieb. et Zucc.）、大戟 *Euphorbia pekinensis*（注：今作 *Euphorbia pekinensis* Rupr.）。

【科属】 甘遂、大戟、同属大戟科，芫花属瑞香料。

【品考及产地】 甘遂产陕西、河南等处，出长安附近者为上。芫花产皖淮山谷，收采时以细小未生叶者佳。大戟出常山近道。

【形态】 甘遂为多年生草本，叶长椭圆形，或篦形，而有全边，花下之叶，较为阔大，叶茎含乳液，切断之渗出白汁，茎顶处生五大叶，根分出五小枝，每枝生三叶，通常抽二茎于顶上，开褐色花后，结滑泽之果实。芫花为落叶灌木，高至三四尺，叶小椭圆形，全边，花小，有筒状萼，四裂紫色，春月先叶而开。

【药用之部】 甘遂、大戟用根，芫花用花。

【修治】 甘遂根采得后，洗净，以面煨熟用。芫花以水浸一宿，晒干用。大戟采得根后，去芦头剉用。三药有研末冲服者，其力甚峻。

【性味】 甘遂味苦，芫花、大戟，亦有苦味。

【成分】 猪子云氏：甘遂有峻下之效，其有效成分，殆为一种无水酸（《化学实验新本草》）。大戟为有毒品，汉医用为留饮下剂等，大戟虽有峻下剂之效，然其有效成分未详，盖与甘遂同，田原学士亦未检出其有效成分（《中外医事新报・和汉药论》）。

【用量】 几分至钱许，三药大致相同。

【作用】 药理作用：对肠胃之黏膜，有剧烈之刺激作用。

【效能】

(1) 甘遂之主治《本经》：大腹疝瘕，腹满，面目浮肿，留饮宿食，破癥坚[①]积聚，利水谷道。《别录》：下五水，散膀胱留热，皮中痞，热气肿满。甄权：能泻十二种水疾，去痰水。时珍：脚气，阴囊肿坠，痰迷癫痫，噎膈[②]痞塞。

芫花之主治《本经》：咳逆上气，喉鸣喘，咽肿短气，蛊毒，疝瘕痈肿，杀虫鱼。《别录》：消胸中痰水，喜唾，水肿，五水。甄权：治心腹胀满，去水气寒痰，涕唾如胶，通利血脉，治恶疮风

①坚，原缺，据《本草纲目》引《本经》甘遂条补。

②噎膈，原缺，据《本草纲目》时珍文补。

痹湿。《大明》:疗咳嗽瘴疟。时珍:治水饮痰澼,胁下痛。

大戟之主治《本经》:蛊毒,十二水,腹满急痛积聚,中风,吐逆。《别录》:颈腋痈肿,头痛,利大小便。《大明》:泻毒药,泄天行黄病温疟,破癥结。甄权:下恶血癖块,腹内雷鸣,通月水,堕胎孕。苏颂:治隐疹风,及风毒脚肿,并煮水日日热淋取愈。

(2)邹澍曰:仲景于饮之剧者,类萃甘遂、大戟、芫花,为十枣汤,解之者咸谓病既急迫,用药不嫌其峻,果矣。然终无以三味之殊,体贴病情而为之说者,夫谓不嫌峻,则驱饮之物,岂止三味?若谓以其功用相近,则一味足矣,何必三味。愚因此细参三味之蠲逐饮邪,用各不同,其与病情甚为贴切也。夫甘遂其性为著里,再核之以甘遂半夏汤,治虽利心下续坚满,不可知其为饮在里,纵下利而不减者用呼?大戟其性为著表,再参之以治一身十二经之水,及中风,皮肤疼痛,吐逆,又不可知其为饮在表,而兼吐逆者用乎。芫花其性为著上,再其主治为咳逆上气,喉鸣,喘,咽肿,短气,更不可知其为饮横于上者用乎。曰:太阳中风,下利呕逆,表解者乃可攻之,其人漐漐汗出,发作有时,头痛,心下痞硬满①,引胁下痛,干呕,短气,汗出,不恶寒者,十枣汤主之。夫上为吐,下为利,外出为汗②,内仍心下痞硬满,引胁下痛。自非甘遂、大戟、芫花,何以使净尽无余,而后知仲景之用药,绝非漫无分别也。杨士瀛曰:破癖须用芫花,行水后即便养胃可也(《直指方》)。沈金鳌曰:甘遂乃泄水圣药,于商陆、大戟、芫花,异性同功,方家俱不甚用,但商陆专除水肿,大戟泄脏腑水湿,甘遂行径隧水湿,芫花消伏饮痰癖,此其为用,又同中各有异处(《要药分剂》)。

(3)《药徵》曰:甘遂主利水,旁治掣痛,咳烦,短气,小便难,心下满。大戟主利水,旁治掣痛咳烦。芫花主逐水,旁治咳,掣痛。芫花用以治水肿,又作祛痰药。大戟专用作下剂,其他用治痰涎(《和汉药考》)。

【禁忌】 虚人忌用。

【编者按】 三药攻水之力颇峻,但据个人经验,水肿两次用之均不效,一则药后毫无动静,一则药后水肿略去,而肿则如故,终至于死。意者当肿已成未甚之时,即当以此等峻剂攻水,水势一退,便当附子、黄芪,甘温重剂以善其后,如此或有治愈之望。倘水势横决,无可收拾,则此等药不用则坐视其死,用之或生,宋人笔记,所谓作死马医者是矣。三药近世畏之如虎,以致痰饮门中,少一攻下治法,要之支饮、溢饮,证见胸胁掣痛,喘息不得卧,苟非降气化痰温化水饮等法所能了事者,吾人苟以十枣汤投治,则顽痰宿饮,一下而解。太炎先生当谓余曰:恽铁樵氏于《大论》以下救误下,用大陷胸汤,颇致疑虑,按之实际,病人如因误下,其津液之干涸者,则转属阳明,而为内实;其津液之上同者,于内陷之热,遇于胸中,而为结胸。内实有燥屎,结胸有恶涎,二者皆当以下救之,恽氏于此而疑之,盖未达一闲耳。吾友赵相如君,为述其祖母壮年,尚病"阴痰",人传一方,以黑枣四五枚去核,纳芫花末,置饭锅上蒸食之,甚验。

附 朱少坡先生医案

朱少坡先生《诊余偶录》云:春间有孙普周者,痰饮浮肿,发热气急,前后胸胁,以手摩之,漉漉有声,经中医十余人,均未奏功,余治两日,用小青龙加减,亦无效。为荐西医谭君以礼,视察至再,曰此肋膜炎也,然为日已久,只有去肋骨三寸,将黏水取出,或有希望,舍此已无治法,若

---

①硬满,原为鞭满,据《本经疏证》芫花条改。

②外出为汗,《本经疏证》芫花条作外为汗出。

水未黏，可用空针抽去，至于用药，则上不通口，下不通肠，科学治疗，别无可治之法。谭去孙复来请，谓剪断肋骨，家人终不愿，商议至再，乞公尽力施治，虽死亦感。余为疏控涎丹一钱五分，吞后，至晚上九时，复遣人来请，云药入约一小时即泻，泻至第二次，忽神昏似厥，刻尚未醒，亟待设法救援，当即同车前去，到时人已清醒，惟倦怠殊甚，为拟参、苓、术各三钱，甘草五分，桂枝五分，嘱服二剂。至第三日去诊，脉息弦滑已减，精神颇畅，虽卧床上，转侧已便，胸胁响声，十去其八，痰出每日十余罐，亦渐浓，气亦平，纳较增。复投控涎丹一钱，则连泻五次，响声止而诸恙均除。连与六君子合星香散等，服十余贴而瘳。昨晤谭君，谈及此证，据云西法尚未发明，然控涎丹之功，令人莫测，我中医于饮病，治法尚多，此其一也。（控涎丹方：甘遂去心，制大戟煮透去骨，晒干用白芥子炒，各等分，共研细末，面糊或炼蜜或滴水丸，如梧桐子大）。

常　山

【名称】 学名 *Prixa japonica*（注：今作 *Dichroa febrifuga* Lour.）。别名鸡尿草、互草。

【科属】 芸香科之常山属。

【品考及产地】 《伪药条辨》曰：湖南常阳山出者，色黄无芦，形如鸡骨者良，俗称鸡骨常山，为最佳。如外黄内白粗大者，皆伪，是别种树根伪充，不可辨也。李时珍曰：蜀漆乃常山苗功用相同，今并为一。

【形态】 为落叶小灌木，自生于山野阴湿之地，茎高五六尺，长者可丈许，叶为广椭圆或倒卵圆形，有短柄，面有光泽，彼此互生，叶面且有透明之小点，臭气甚烈，四五月间，开淡黄色四瓣小花，雌雄异株而生，雌花有短梗，攒簇叶腋而生，雄花有长梗，排列为在总状，果实为蒴果，熟则绽裂，种子飞散远处，根细长屈曲，色黄，内部充实。

【药用之部】 根苗。

【修治】 洗去头切片，生用、炒用、酒浸用。

【性味】 有苦味。

【成分】 常山之成分为秘鲁培林 braldloin $C_{16}H_{18}O_2$（《和汉药考》）。

【用量】 小量八分至钱半，中量二钱至三钱，大量四钱。

【作用】

(1) 生理作用：在胃中微有刺激胃神经，使胃黏膜之分泌增加，至肠中略能激肠之蠕动。

(2) 药理作用：入血中能作用于中枢神经，使体温下降，又能减少窒素之排泄，组织体温之升高。

【效能】

(1) 常山之主治《本经》：伤寒寒热发温疟，胸中痰结吐逆。《别录》：疗鬼蛊往来，水胀，洒洒恶寒，鼠瘘。甄权：治诸疟，痰涎，治项下瘤瘘。

蜀漆之主治《本经》：疟疾咳逆寒热，肠中癥坚痞，积聚邪气，蛊毒鬼疰。《别录》：疗胸中邪结气。甄权：治鬼疟多时，温疟寒热，下肥气。

(2) 黄宫绣曰：常山为除疟疾、老痰积饮要药（《本草求真》）。邹澍曰：凡药物非鳞介飞走，未有云气腥者，惟仲景用蜀漆，必注曰，洗去腥，则可见其气之恶劣，异于他草本矣。人身恶劣之气钟为病[①]者，在肺无如痰涎，在肠胃之间无如募原之邪，在肝胆之间无如积聚。故

①病，原作证，今据《本经疏证》常山条改。

痰涎之发为咳逆、寒热，募原之发为虐，积聚之凝，为腹中癥坚与痞，蜀漆并能治之。在上在中者，以吐而除；在下者，以利而解，亦各从其类也。杨仁斋云：常山治疟，人皆薄之，疟家多畜痰涎黄水，或停潴心下，或结澼胁间，乃生寒热，法当吐痰逐水，岂容不用。水在上焦，则能吐之，水在胁下，则能破其澼而下其水，但须由所佐助，必克收功。其有纯热发疟，或蕴热内实之证，投以是物，大便点滴而下，似泄不泄者，须得大黄为佐，泄利之而愈矣。则知是物之用，正欲其吐且下，今人欲以他物制之，使不吐，未免违其所长。然虽不吐，终能直抵病所，激之使动，则亦无可厚非也(《本经疏证》)。高士宗曰：今人治疟，不用常山，以常山为截疟药，截之早，恐成鼓胀，岂知常山乃治疟之要药。三阳轻浅之疟，不必用也。若太阴脾土虚寒，而为脾寒之疟，必须温补之剂，佐以常山，方能从阴出阳，散寒止疟也。陈修园曰：一切疟疾，欲急取效，三发之后，以小柴胡加常山三钱，服之自愈。

(3)《续药癥》曰：蜀漆主治胸腹及脐下动剧者，兼治惊狂、火逆、疟疾。

【编者按】 西医以规宁(金鸡纳)为治疟之特效药，已见收于《纲目拾遗》，常山之截疟，其力视规宁相埒。本草谓常山治痰饮，古医书之痰饮，含义甚广，始仅指呼吸器之分泌物，继则慢性肠胃炎，亦谓之痰饮，其后则淋巴腺之肿胀，关节炎、肋膜炎之渗出物，皆归于痰饮。《金匮》咳逆上气，时时吐浊，此呼吸器之分泌物，狭义之痰饮液也。《金匮》水走肠间，沥沥有声，此慢性肠胃炎，广义之痰饮也。朱丹溪谓结核或在项，或在胫，在臂在身，如肿毒者，多是湿痰流注，此以淋巴腺之肿胀为痰也。王隐君谓冷痰为骨痹，此以关节炎为痰也。《金匮》饮后水流在胁下，咳唾引痛，谓之悬饮，此以肋膜炎为痰也。其他列痰为病原者，不可胜数。王节斋至谓痰在遍身上下，无处不到，痰之意义，益恢诡而无底止。常山所治之痰，在胸中者，肺胃之分泌物而已。所治鼠瘘，则淋巴腺之肿胀而已，举此以为隅反。然痰为病之见证，绝非病之原因，常山之治疗，乃对于病有效，非对于痰有效，乃病愈而痰去，非痰去而病愈。古人不解，转以痰为病之根原，倒果为因，适见其惑耳。

龙骨　龙齿

【名称】 别名，龙骨别名陆虎遗生，又名那伽骨。

【品考及产地】 苏颂曰：李肇《国史补》云，春水至时，鱼登龙门，蜕骨甚多，人采为药，岂龙骨即此鱼之骨乎？寇宗奭曰：诸说不一，终是臆度，曾有崖中崩出一副皮骨，头角皆备，不知蜕耶毙耶。按苏、寇之说，较为切实，然亦是臆想，据《和汉药物学》谓在最古代，有如象样兽(mastodon)，埋没土中，其骨骼化石，往往从地下掘出，即今之龙骨也。龙齿与龙骨，同生于一体。周伯度曰：龙骨以白者为上，齿以苍者为优，生则微黑，煅之则如翡翠色可爱，较白者功用更捷(《本草思辨录》)。产于河北，四川、山西等处(《药物地道录》)。

【形态】 龙骨作粗大之块状，其色白者多，龙齿为齿状物，其完整者，各枚行列整齐，外表光泽如瓷，而内细松如龙骨。

【性味】 味甘淡。

【成分】 主成分为磷酸及碳酸加尔曳谟盐类等(《台湾皇汉医界》第 31 号)。

【用量】 龙骨三钱至两许，龙齿三钱至六钱。

【效能】

(1) 龙骨之主治《本经》心腹鬼疰，咳逆泄痢脓血，女子漏下，癥瘕坚结，小儿热气惊痫。《别录》：心腹烦满恚怒，气伏在心下，不得喘息，肠痈内疽阴蚀，四肢痿枯，夜卧自惊汗出，止汗缩小便，溺血，定魂魄。甄权：逐邪气，安心神，止夜梦鬼交，虚而多梦纷纭，至冷痢，下脓血，女子崩中带下。时珍：益肾镇惊。止虚疟，收湿气脱肛，生肌敛疮。

龙齿之主治《本经》大人惊痫，诸痉癫疾狂走，心下结气，不能喘息，小儿五惊十二痫。《别录》：小儿耳热不可近，大人骨间寒热，杀蛊毒。甄权：镇心安魂魄。《日华》：治烦闷热狂鬼魅。

(2) 倪朱谟曰：龙骨安心神，定魂魄，敛虚汗，收脱泄之药也。周士和曰：其体坚重，其质粘着，其性收敛，故本草主小儿惊痫，大人癫狂，神志浮越不宁之证，以此宁之。如《日华》言能敛虚汗，止泄泻，渗水气者，终因收摄敛涩，涩以固脱之义。如《别录》又治遗精、淋浊、崩漏、带下、骨脱诸病者，亦敛闭精气，收摄神藏之功也。以上诸病，倘因血热积滞为患者，法当通利疏泄，不可便用此止涩之剂，恐积滞瘀血未清，反能为害也(《本草汇言》)。周伯度曰：许叔微云游魂不定者，治之以龙齿，古方如远志丸、龙齿清魂散、平补镇心丸，皆收摄之剂也(《本草思辨录》)。

(3)《药徵》曰：(龙骨)主治脐下动也，旁治烦惊，失精。《和汉药物学》曰：龙骨镇静精神激动之心悸，止发魇之恶梦，并治健忘虚汗，下痢遗精，子宫出血带下等，且能制食际分泌之汗。

【编者按】 古代视龙为神秘之动物，飞腾变化，莫可端倪，故谓其遗骨有潜阳育阴之妙，凡人身气血滑脱，心神耗散，肠胃洞泄，皆能愈之。实则本品之用，重可镇怯，涩以固脱，八字尽之矣。龙齿与龙骨，虽同生于一体，然龙齿之用，偏于镇怯，龙骨、牡蛎近世每并用，论潜镇之功，则牡蛎优于龙骨，收敛之功，则龙骨优于牡蛎。龙骨既以收敛见长，以入丸散，较有用处，入汤药实煎不出何等气味，古人以温粉止汗，具见龙骨收敛之效，在外治矣。

牡　蛎

【名称】 学名 *Ostrea testae*(注：今有3种牡蛎供药用，分别是 *Ostrea gigas* Thunberg，*Ostrea talienwhanensis* Crosse，*Ostrea rivularis* Gould)。别名蚝山、古贲、左顾、蛎蛤。

【原动物】 瓣鳃类中之单柱类。

【产地】 产热带及温带诸国之海岸，尤多产于有淡水流注，咸气不强之海中岩礁，或沙泥上。

【形态】 扁圆形不正叶状之贝壳，由鳞状薄片而成，上下二壳，其边缘作波状，下壳稍凹陷，上壳作扁平盖状，长约二三寸，外面由反射光而呈灰褐绿青诸色，内面作乳白色，有光泽。

【药用之部】 贝壳。

【修治】 煅用，生用。入药宜打碎先煎。

【性味】 味淡。

【成分】 为碳酸钙、磷酸钙、硅酸动物质等(《和汉药考》)。其肉除一般贝肉成分之外，又含多量之格利可根(房雄)。

【用量】 四钱至两许。

【作用】

(1) 生理作用：入胃后与胃液之盐酸相遇，能化合而中和之，且能减弱胃腺之分泌，与胃液之凝乳作用。入小肠时，一部分由肠管吸收，同时又使肠壁之分泌物减少。

(2) 药理作用：有制泻作用，且能刺激血液中白细胞而使活泼有力，同时又能使血管壁巩固有力，减低渗漏(《民国医学杂志》九卷八号)。

【效能】

(1)《本经》:伤寒寒热,温疟洒洒,惊恚怒气,除拘缓鼠瘘,女子带下赤白。《别录》:营卫虚热,去来不定,烦满心痛气结,止汗止渴,疗泄精,涩大小肠,治喉痹咳嗽,心胁下痞热。脏器:粉身止大人、小儿盗汗。同麻黄根、蛇床子、干姜为粉,止阴汗。孟诜:治女子崩中,止痛,除温[①]疟。李珣[②]:男子虚劳,补肾安神去烦热,小儿惊痫。好古:去胁下坚满,瘰疬,一切疮肿[③]。时珍:化痰软坚,清热除湿,止心脾气痛,痢下赤白浊,消疝瘕积块,瘿疾结核。

(2)[④]邹澍曰:龙骨、牡蛎联用之证,曰惊狂,曰烦惊,曰烦躁,似二物多为惊与烦设矣。而所因不必尽同,何也?盖惊怖,火邪皆从惊发得之,故太阳伤寒加温针必惊,少阳吐下,则悸而惊,是知惊者不必泰山崩于前,见闻骇于骤也,随证可致,随处异源,善哉。《素问·举痛论》曰:心无所依,神无所归,虑无所定。数言括尽惊之状,是则心无所依,神无所归,虑无所定,即可为之惊,岂必别有他故也。然曰伤寒脉浮,医以火迫劫之,谓之亡阳,治以救逆,岂救逆汤遂可与四逆比耶?夫心也,神也,虑也,皆阳之作用也。无所依[⑤],无所归,无所定,是阳不守舍矣,非阳亡而何。虽然,阳之亡有别,以发汗而致者,先动其阴后动其阳,故阳动而阴逆,惟止阴之逆,阳气乃得奠安。以惊而致者,先动其阳,仅曳动其阴,故阳虽动而阴不逆,则安其阳,召使归阴,自弭贴矣。是故脉浮更遭火迫以致亡阳,迥非发汗多或重发汗可比,桂枝去芍药加蜀漆牡蛎龙骨救逆汤,又岂可与四逆同日语哉(《本经疏证》)。倪朱谟曰:牡蛎涩精气、止崩带之药也,生则软坚,煅则止泻,农皇所以止妇人赤白带下,孟诜所以止男子遗精梦泄也。如失精与失血者,投此旋定(《本草汇言》)。

(3)《药徵》曰:主治胸腹之动,旁治惊狂、烦躁。又曰:牡蛎、黄连、龙骨,皆为主治烦躁,而黄连则主膻中,龙骨主脐下,然若部位不定,而胸腹烦躁者,即牡蛎所主也。和田东郭[⑥]曰:牡蛎能下水,使久蓄之寒水,下达于水道,能遍历胃中,而免吐水腹痛等证也(《焦窗杂话》)。《餐英馆治疗杂话》曰:世医仅知牡蛎止汗涩精,然不知除心下气痛,消疝癥积块者,皆不读本草之弊也。《丹溪心法》中,有心脾气痛,服牡蛎一味酒之方。又好古曰;牡蛎者,入足少阳为软坚之剂,其他本草,亦有疗疝癥积聚者,要之心胸嘈杂心下气痛者,莫妙于牡蛎也。牡蛎肉为肺病者,及妊妇营养不良者之良好滋养药。又牡蛎壳中,含有钙质,故对于腺病、妊妇结核病等,亦有效(房雄)。

【编者按】 凡贝壳中,均含有天然碳酸钙,有解酸作用,古医书谓牡蛎可以平肝,故肝气犯胃之吞酸嘈杂,可以牡蛎治之,今乃知牡蛎之治吞酸,非平肝,实解胃酸之过度耳。今从牡蛎解酸上着意,可以推知瓦楞子之治肝胃气,亦解酸而已。前人谓本品能平肝潜阳,所谓阳者,即指上部充血,与神经衰弱之虚性兴奋,本品于此二证,有镇静之效,事实甚确,即安魂定魄,亦属之此种。牡蛎外用,可治大汗淋漓;内服,可治带下遗泄,盖有收敛制泌之力。吾当以龙牡粉令病人吞服,治男子遗泄,遗泄止而大便燥结异常,故知牡蛎制泌之说,亦不诬也。盗汗、干呛、咯血,为肺结核之病象,前贤以此为木火刑金,阴虚火旺,恒用牡蛎育其阴,潜其

---

①温,原作风,今据《大观本草》卷20牡蛎条改。

②珣,原作旬,今据《本草纲目》牡蛎条改。

③肿,原脱,今据《汤液本草》卷下牡蛎条改。

④(2),原作(5),据文意改。

⑤无所依,原脱,今据《本经疏证》牡蛎条补。

⑥和田东郭,为日本古方派代表医家吉益东洞门下,然立法用药有已特色。

阳，吾人已知牡蛎含有碳酸钙等，有止血强壮，包圆病灶、消炎诸作用，肺结核用之有效，殆由于此。《内经》以肝脉贯膈布胁肋，故胁肋痛，近世无不责之肝病者，凡古医书上所谓胁肋痛，其中大部为肋骨神经痛，肋骨神经痛，大都发于女子。据吾人经验所得，胁肋痛用芳香行气药，而其痛益甚者，当改用所谓养血柔肝药，并重用牡蛎，盖牡蛎具镇静之功，故治之有效。

阿　胶

【名称】 学名 *Assess glue*（注：今作 *Equus asinus* L.）。别名乌胶、驴皮胶、傅致胶。释名，时珍曰：冬阿县有井，有官舍禁之，常取其井水煮胶以贡之，故名。

【制法】 自十月至二三月间，取黑驴生皮，水浸四五日，漉刮极净，熬煮时搅之，恒添水，至烂，滤汁，再熬成胶，倾盆内待凝，近盆底者名盆胶。

【品考及产地】《伪药条辨》曰：真阿胶烊化后，气清香有麻油气，汁色黄白，色不黏腻，味甘微咸，其原块在十年以内者，苍翠色，质尚坚，至五六十年以上者，色转黄而质松脆，更佳。若本煎驴皮胶，烊化气微腥，陈则无腥气，汁黑褐色，甚黏腻，味亦微咸兼甘。若清胶化烊，纯属臭秽腥浊气，令人欲呕，切勿沾唇。

【形态】 为黑色有光泽之板片，虽暑天亦不变软，投入水中，则渐膨胀，遇温汤则渐溶化。

【性味】 甘微咸。

【成分】 含多量之胶质及少许之脂肪。

【用量】 小量钱半，中量三四钱，大量可八钱。

【效能】

(1)《本经》：心腹内崩，劳极洒洒如疟状，腰腹痛，四肢酸痛，女子下血。《别录》：虚劳羸瘦，阴气不足，脚酸不能久立。时珍：疗吐血衄血，血淋尿血肠风，女人血痛血枯，经水不调，崩中带下，肺痿唾脓血，和血滋阴，润燥。

(2)邹澍曰：若夫邪气牢固，劫气血而结癥瘕，则用厚朴、乌扇、半夏、桂枝行气，而使人参防其太滥；用紫葳、牡丹、桃仁、䗪虫通血，而使阿胶挽其过当。羸瘦过甚，气血空而风气袭之，则用薯蓣、白术、甘草益气，以人参率之；用地黄、芎穹、芍药、当归和血，以阿胶道之。此鳖甲煎丸、薯蓣丸之任阿胶，亦不为轻矣。张石顽曰：能补血止血，所谓阴不足者，补之以味也(《本经逢原》)。

(3)《药徵》曰：主治诸血证，故兼治心烦不得眠者。猪子氏曰：阿胶者，汉医之强壮剂也，《古方药品考》云专主补益，可疗虚烦，泰西往时，亦供治疗之用(《和汉药论》)。

【禁忌】 胃肠作呕吐，脾虚食不消者，均忌。

【编者按】 阿胶之止血，事实上不诬，然根究所以能止血之原理，据前人记载，则殊不能满意，如红见黑止，滋阴降火，纯属想象。吾人能于病理学上研究人身所以出血之故，则阿胶止血，不难了然矣。康健者之血液，循环于血管之中，若车之与轨，相安无事。设以种种原因，血管其变故，则出血之症乃起，平日最多见之出血症，厥为吐血、尿血、妇人崩血等，各种病证之起，原因虽多，要不外体内各部血管有破绽之处。治疗方法，亦有多种，而用药收敛血管，制止其溢出，诚属要固。阿胶非收敛药，无收缩之能力，然亦呈止血之效者，以此药富于胶黏性质，使破绽之血管，易于凝结，或增加血液凝固，不致外向渗漏而已。准此以观，阿胶之止血，限于出血症之轻者，血管破绽不大者，若吐血盈碗，汹涌而至，则阿胶之力不逮。根据阿胶止血作用，全在阿胶之胶质上，则阿胶不宜炒用，已不待言。炒之既丧失其固有之胶质，烊化时复感困难，实际上等于无用。尚考仲景所用之方，必先煮他药，再入阿胶烊尽，无炒用者。《千金》、《外台》始有炙用者，大失仲景之旧矣。

当　归

【名称】 学名 *Aralia edulis*[注：今作 *Angellica Sinensis* (Oliv) Diels.]。别名山蕲、夷灵芝、僧俺草、名薛。

【科属】 伞形科。

【品考及产地】 陕西宁夏府出者，枝直色白；南坪出者为川归，次。如手式或枝大干直色白者为佳，油归如马尾者，次(《药物地道录》)。

【形态】 为宿根草本，生于山野，亦有培养于庭园中者，茎高二三尺，叶为大羽状复叶，以多数之小叶成，其质厚，为深绿色，有光泽，缘边有尖锯齿，夏秋之候，枝梢出小花，有药香，呈白色复伞形花序。

【药用之部】 根。

【修治】 酒洗净，火干或日干入药。

【性味】 味甘有香气。

【成分】 未详①，含有多量蔗糖(《和汉药考》)。含有精油(《科学》十七卷九期)。

【用量】 小量八分至二钱，中量三钱至五钱，大量六钱至一两。

【作用】

(1) 生理作用：略能刺激肠之黏膜，使肠壁吸收力增强。

(2) 药理作用：刺激血液中之氯化酵素，令血压增高，并诱起卵巢充血之作用。

【主治】

(1)《本经》：咳逆上气，温疟寒热洗洗在皮肤中②，妇人漏下绝子，诸恶疮疡、金疮，煮汁。《别录》：温中止痛，除客血内塞，中风痓汗不出，湿痹中恶，客气。甄权：虚劳寒热，下痢腹痛，齿痛，女人沥血，腰痛，崩中。《大明》：破恶血，养新血，癥瘕，肠胃冷。好古：主痿癖，嗜卧，足下热而痛。时珍：治心腹诸痛，治痈疽，排脓止痛。

(2) 张石顽曰：仲景治阳邪陷阴，手足厥寒，脉细欲绝，用当归四逆汤，以桂枝汤加当归、细辛、通草，以通其血脉。即下痢脉大，气不归附，亦用此汤以归附之。凡血虚发热者，宜当归补血汤，方用当归三钱，黄芪一两，作三服(《本经逢原》)。黄宫绣：血枯、血燥、血脱、血闭等症，当用此主治，若血虚而气不固，则当佐以人参、黄芪；血热，佐以条芩、栀、连；血积，佐以大黄、牵牛(《本草求真》)。

(3) 尾台榕堂曰：当归有运血和血之效。《药选》曰：治妇人产后恶血上冲。刘曜曦曰：用之为通经清凉药或有效(《民国医学杂志》)。

【编者按】 当归自宋元以后，以为补血妙药，然考之补血药之定则，当归未必具此功效。盖当归之用，全在和血，如循环障碍，当归能和之。当归之治子宫病，则中外无异辞，尤以痛经为当归专长。夫月经至期不至，或至而排泄困难，或子宫壁为欲排出子宫腔内蓄积之血液，而盛行收缩，以致腹痛者，当归均能治之。若子宫发生炎症而起疼痛，则当归非其治也。

---

①未详，原未引，今据《和汉药考》当归条补。

②在皮肤中，原脱，今据《本草纲目》当归条补。

附德国怡默克药厂当归精 eumenol(幼美罗尔)之说明书如下:当归一药,在中国本草,以妇科要药著名,然中药质苟非上品,往往有益之成分少,无益之成分反多,本厂特运中国大批原料来德,加以研究,化验再四,提炼益慎,始知当归之精,确有无上之价值,德国妇科中,屡试屡验,百不一失,于是当归之真功效,乃卓然不可磨灭矣,经停、经至腹痛、经期不准等,本品皆奏特效(节录)。

旋 覆 花

【名称】 学名 *Inula britanica*(注:今有 2 种旋覆花供药用,分别是 *Inula japonica* Thunb. ,*I. britannica* L.)。别名金沸草、金盏草、夏菊。

【科属】 菊科。

【产地】 产山东、河北诸省。

【形态】 为多年生草本,春日生苗,茎长一二尺,多一株一茎,有时出二茎,叶无柄,形若披针,边缘有粗锯齿,微有毛,皆互生,至夏梢端开黄色花,大如钱,其形若菊,排列为头状花序,其周围之花,为舌状花冠,中心之花,为筒状花冠,有单瓣变瓣二种。根作白色,须蔓延,殊茂盛。

【药用之部】 花。

【修治】 去花蕊壳皮及蒂,蒸之。

【性味】 味苦。

【成分】 含有伊奴灵(《和汉药物学》)。

【用量】 小量八分至钱半,中量二钱,大量三四钱。

【效能】

(1)《本经》:结气胁下满,惊悸,除水,下气。《别录》:消胸上痰结,唾如胶漆,心胁①痰水,膀胱留饮,风气湿痹。甄权:主水肿,逐大腹,开胃,止呕逆不下食。宗奭:行痰水,去头目风。好古:消坚软痞,治噫气。

(2)苏颂曰:张仲景治伤寒汗下后,心下痞坚,噫气不除,有七物旋覆代赭汤;杂治妇人,有三物旋覆汤。胡洽居士治痰饮在两胁胀满,有旋覆花丸,用之尤多。张石顽曰:其功在于开结下气,行水消痰,治惊悸,祛痞坚,除寒热,散风湿,开胃气,止呕逆,除噫气,故肺中伏饮寒嗽宜之。

(3)花为治胃部膨胀嗳气等之健胃药,叶及根,使用于切创(《和汉药物学》)。

【编者按】 本品近世用为嗳气胁痛之点缀药,有痰而胁痛者,尤在必需,理由谓本品能疏肝理气。《和汉药物学》以本品为健胃药,凡旧说所谓软痞降气止嗳,无一非健胃作用,其实健胃之力亦薄弱,行水亦不竣,吾人视本品为化痰降气,消痞行瘀各剂之副药可矣。

茵 陈 蒿

【名称】 学名 *Artemisia capillaris*(注:今有 2 种茵陈蒿供药用,分别是 *Artemisia scoparia* Waldst. et Kit. ,*A. capillaris* Thunb.)。别名因尘、白蒿、蓍蒿、石茵陈。

【科属】 菊科。

【品考及产地】 茵陈蒿有两种:山生者曰山茵陈,野生者曰野茵陈,以山生者为良。又

---

①胁,原作胸,今据《政和本草》卷 10 旋复花条改。

有绵茵陈，系采集细叶茎者，原产于山东、江宁、和州等处，近来兰溪、滁州出者甚多。

【形态】 为多年生草，春季丛生，先密生白毛叶，类似胡萝卜叶，继抽茎二三尺，互生银鼠色细叶，愈上而愈细，作丝状，夏秋之间，于梢叶间点缀白色穗状小花，结实如芥子，色褐黄，叶茎枯，则由陈茎再生。

【药用之部】 叶，茎。

【修治】 去根，阴干，细剉。

【性味】 味苦。

【成分】 全草含有苦味质(《和汉药物学》)。

【用量】 小量钱半，中量三钱，大量四五钱。

【作用】

(1) 生理作用：能促进排泄胆汁(《中国药品实验谈》)。

(2) 药理作用：具有利尿①及解热之作用(《和汉药物学》)。

【效能】

(1)《本经》：风湿寒热邪气，热结黄疸。《别录》：治通身发黄，小便不利，除头热，去伏瘕。脏器：通关节，去滞热，伤寒用之。《大明》：治天行时疾热狂，头痛头旋，风眼疼，瘴疟。

(2) 张石顽曰：仲景茵陈蒿汤，以之为君，治湿热发黄；栀子柏皮汤，以之为佐，治燥热发黄；其麻黄连轺赤小豆汤，以之为使，治瘀热在里而身黄，此三方治阳黄也。其治阴黄，则有茵陈附子汤(《本经逢原》)。黄宫绣曰：茵陈治黄通剂，在人审其所因而酌治耳，若蓄血发黄，则治②不在茵陈之列(《本草求真》)。

(3)《药徵》曰：主治发黄也。冈崎桂一曰：历来以治黄疸著有特效，而于加答儿性黄疸，尤著确效，西药中治黄疸确效之药尚未发见，故本药大有试用之价值。猪子博士当论其效验云，其症为加答儿性黄疸，又疗水肿有效(《东京药学杂志》四卷二十一号)。

【编者按】 茵陈蒿为黄疸要药，尤以加答儿性黄疸为确效，凡病胃肠加答儿者，常能引起黄疸，盖胃及十二指肠加答儿，每致波及输胆管，使胆汁之排泄，发生障碍，以致发生黄疸。茵陈蒿含有苦味质，能促进胆汁之排泄而疏导之，故为加答儿性黄疸之确效药。西医治加答儿性黄疸，多用盐类下剂，尚无确效药发现，诚有如冈崎桂一所论者，则茵陈之治效，确有表彰之价值。嗜酒者多发黄疸，古籍名曰酒疸，其人多肝脏硬变，则非茵陈所能愈。

黄　柏

【名称】 学名 *Euodia clauca*（注：今有 2 种黄柏供药用，分别是 *Phellodendron chinense* Schneid.，*P. amurense* Rupr.）。别名柏木、山屠。

【科属】 芸香科。

【品考及产地】 曹炳章曰：四川顺庆府南充县出者为川柏，色老黄，内外皮黄黑，块片小者佳，可作燃料用。湖南及关东出者为关柏，块片甚大而薄，色淡黄者次，东洋出者为洋柏，色亦淡黄，质松不入药(《伪药条辨》)。

【形态】 为深山自生之落叶乔木，寒地最多，高达三四丈，叶对生，为羽状复叶，其小叶

①尿，原作水，今据《和汉药物学》茵陈条改。

②治，原作法，今据《本草求真》茵陈条改。

作椭圆形，前端尖长二三寸，表面绿色，背带白色，夏月开黄绿色五瓣聚伞花，花为单性，雌雄异株，果实为浆果，作球圆形，大二三分，熟则呈黑色，有苦味。

【药用之部】 树皮。

【修治】 洗净，切用，酒炒用，或盐水炒用。

【性味】 味苦微辛。

【成分】 含有贝尔贝林（berberin，$C_{20}H_{17}NO_4$）及巴勒玛丁（palmatin，$C_{21}-H_{21}NO_4$）之黄色苦味盐基（《自然界》六卷一期）。猪子氏取黄柏之一定量溅水而浸出之，则浸液呈胶状，通过滤纸甚难。又尝其少量，但觉辛味之外，尚有黏液之味，氏因察所谓植物性黏液之存在否，制出而定其量，则黄柏中约含7%至8%之植物性黏液。氏又试验植物性黏液之外，并无护膜类之存在（《化学实验新本草》）。

【用量】 小量八分，中量钱半，大量可三钱。

【效能】

(1)《本经》：五脏肠胃中结热，黄疸肠痔，止泄痢，女子漏下赤白，阴伤[①]蚀疮。《别录》：肌肤赤起，目热赤痛，口疮。脏器：热疮疱起，虫疮，血痢，止消渴。甄权：敷茎上疮。《大明》：明目多泪，口干心热，杀疳虫，治疣，鼻衄肠风下血，后急热肿痛。元素：泻膀胱相火，补肾水不足，疗诸痿瘫痪，利下窍除热。李杲：治诸疮痛不可忍。震亨：得知母滋阴降火，得苍术除湿清热，为治痿要药，得细辛治口舌生疮。时珍：敷小儿头疮。

(2) 邹澍曰：或云子治《本经》，证以仲景，大抵欲明药之所以用也。譬如柏皮，仲景以栀子柏皮汤治黄疸，用之于身黄发热者，则似柏皮于黄疸，不离发热以为治矣。乃大黄硝石汤中用之，则不必以发热也。其以白头翁汤治下利，用之于热利下重者，则似柏皮于下利，亦不离发热以为治矣。乌梅丸中亦用之，又不必以发热矣，又何从确指其所以哉。予谓：黄疸与下利之证甚多，而表里寒热错杂，其孰多孰少[②]，又不可不辨也。凡黄疸之属里属寒者不论，举其属表属热者言之，则麻黄连轺赤小豆汤证，其标见于太阳；栀子大黄汤、茵陈蒿汤、大黄硝石汤、栀子柏皮汤证，其标皆见于阳明。阳明者，有在经在腑之分，发热、懊憹、汗出，皆经证也；腹满，小便不利皆腑证也。栀子大黄汤证经多而腑少，茵陈蒿汤证有腑而无经，栀子柏皮汤证有经而无腑，大黄硝石汤证经少而腑多。试于栀子柏皮汤证，以黄疸为里，则发热为表；于大黄硝石汤证，以腹满，小便不利为里，则汗出为表，是汗出为表和，则发热为里和。而柏皮之用，正在表里之间，湿热壅于肌肉，是胃中结热为疸者也。下利之所属尤多，然白头翁汤、乌梅丸证，只在厥阴一经，厥阴尤寒热错杂之所，则寒与热之多少，尚可循其数以证之[③]也。统观黄疸、下利二证治用柏皮者，皆比于虚，则柏之治热必虚而挟湿者，始为当耳（《本经疏证》）。张石顽曰：黄柏枯燥，为治三阴湿热之药，皆湿热伤阴之候，即漏下赤白，亦必因热邪伤阴，火气有余之患，非崩中久漏之比（《本经逢原》）。

(3) 古来应用于热性下痢，热性黄疸等，又能促进皮下溢血之吸收（《和汉药物学》）。眼睑[④]红肿及眼睑糜烂，打伤用以外敷，均有特效（冈崎桂一）。

---

①伤，原作阳，今据《本草纲目》引《本草经》黄柏条改。

②孰多孰少，原作热多热少，今据《本经疏证》柏木条改。

③循其数以证之，原作循其证以数之，今据《本经疏证》柏木条改。

④眼睑，原作眼脸，据文意改。

【编者按】 据化验所得，知黄柏之成分，与黄连相同。就学理论，其功效宜无差别。考之古人之记载，固有相同处：如黄连治赤痢，黄柏亦治赤痢；加答儿性黄疸，黄柏能治之，黄连亦能治之；黄连明目，黄柏亦明目，此其所同也。然古人止呕，惯用黄连，而不以黄柏；古人治湿痿，每用黄柏，而不以黄连，此又二药之所异也。审其异同而别用之，则有验于今，而无违于古矣。

瓜 蒂

【名称】 学名 *Cucumis melo*（注：今作 *Cucumis melo* L.）。别名瓜丁、苦丁香。

【科属】 葫芦科。

【品考及产地】《多纪安元氏遗稿》瓜蒂条曰：良品之蒂，瓜甚甜而蒂苦，此则味强，更良好也。王胥山云：今浙中香瓜，即甘瓜也，诸瓜之中，惟此最甜最香。唐瑶云：甜瓜蒂以团而短之瓜者良，显然非西瓜、番瓜、南瓜、冬瓜，与夫木瓜之蒂可知（王锡光《瓜蒂考》）。

【形态】 甜瓜为栽培园圃之一年生蔓草，茎有长粗毛，以卷须缠绕他物而成长，叶作心脏圆形，有浅掌状分裂，叶柄颇长，花为单性，为黄色合瓣花冠，深作五裂，雌花及雄花，生于同株，果实为浆果，有甘味，形状不一。成熟则呈有光泽，黄色，有纵条纹。

【药用之部】 蒂。

【修治】 研末稍炙用。

【性味】 味苦。

【成分】 已故医学博士猪子吉人氏，对于其有效成分，名之为甜瓜毒素 Melot-oxin（梅罗托克新）。其后医学博士高桥顺太郎氏，继续研究，证明所谓甜瓜毒素者，实与玛玛琪加 momordica 果实中所含爱拉铁林 elaterin $C_{20}H_{28}O_5$，为同一物云（见东京《医事新志》857 号）。

【用量】 二分至八分。

【作用】 生理作用：其作用也，或直达或间接刺激呕吐中枢，以诱引呕吐（《化学实验新本草》）。瓜蒂注意服之，则只刺激胃肠而已，并不起吸收作用，即起呼吸障碍等（《医事新志》873 号）。

【效能】

（1）《本经》：身面四肢浮肿，咳逆上气，及食诸果，病在胸腹中，皆吐下之。《别录》：去鼻中瘜肉，疗黄疸。《大明》：治脑寒热齆，眼昏吐痰。时珍：吐风痰热涎，治风眩头痛，癫痫喉痹，头目有湿气。好古：得麝香、细辛，治鼻不闻香臭。

附 瓜子仁

（1）《别录》：腹内结聚，破溃脓血，更为肠胃脾内壅要药。时珍：清肺润肠，和中止渴。

（2）邹澍曰：观病如桂枝证，头不痛，项不强，寸脉微浮，胸中痞鞕，气上冲咽喉，不得息者，此为胸有寒也，当吐之；病人手足厥冷，脉乍聚者，邪结在胸中，心中满而烦，饥不能食者，病在胸中，当须吐之，皆瓜蒂散主之。太阳病中暍，身热疼重，而脉微弱，此以夏月伤冷水，水行皮肤中所致，宜一物瓜蒂汤，则知瓜蒂之治胸中实矣。观少阴病，饮食入口即吐，心中温温欲吐，复不能吐，始得之，手足寒，脉弦迟者，此胸中实，不可下，当吐之。若膈上有寒饮，干呕者，不可吐，当温之，则知虽胸中实，但兼干呕，遂不可①用矣。观胸上

---

①不可，原作不得，今据《本经疏证》瓜蒂条改。

诸实,胸中郁郁而痛,不能食,欲使人按之,反有涎唾,下利日十余行,其脉反迟,寸口脉微滑,此可吐之,吐之利即止,则知虽喜按下利,但胸中实而痛,即可用矣。观太阳病当恶寒不恶寒,关上脉细数,为吐之过,则知凡胸中未痞鞭者,皆不可吐矣。瓜瓣即瓜子,《唐本草》注称其主腹内结聚,破溃脓血,最为肠胃脾内壅要药。核之《金匮》治腹裹脓血之肿痈,《千金》治咳吐脓血之肺痈,若合符节。予尝仿是意,用治痰之浓厚色黄者,多有效。由此推之,其可用处亦不少矣(《本经疏证》)。张石顽曰:甜瓜子即甜瓜瓣,其仁专于开痰利气,《千金》治肺痈有苇茎汤,肠痈有牡丹大黄汤,予尝用之,然必黄熟味甜者,方不伤胃气(《本经逢原》)。

(3)《药徵》曰:瓜蒂主治胸中有毒,欲吐而不吐也。

【禁忌】 虚人忌用。平野革溪《病家须知》曰:食瓜蒂中毒者,用纸碎麝香二三分为细末,服之顿解,用冷味酱羹亦可(《汉药神效方》)。

【编者按】 瓜蒂之催吐,效验确实,惟用量不能过量,过量则能引起剧烈之急性胃肠炎。催吐药之作用有二种区别:一为刺激胃之知觉神经,由间接反射于延髓之呕吐中枢,而催吐者也;一为吸收于血中,直接刺激呕吐中枢者也。瓜蒂少量之作用,属于前者,故注意服之,只刺激胃肠而已。《别录》谓瓜蒂疗黄疸,此种黄疸,大抵为胆石症,呕吐之际,因腹压之作用,而脱出胆囊内所塞脓汁之结石,故能有效。

赤 小 豆

【名称】 学名 Redbean(注:今作 *Phaseolus calcarotus* Roxb.)。别名赤豆、红豆。

【科属】 豆科。

【品考及产地】 王祯云:今之赤豆、白豆、绿豆、皆小豆也,此则入药用赤小者也,南方多产之。

【形态】 为一年生草本,农家种之以为杂粮,茎高二尺余,叶为复叶,由小叶三片所成,小叶形卵圆,末端带尖,有时有极浅之三裂,花生于茎腋,色黄,形如蝴蝶,果实为细长之荚果,中藏红色之种子,即赤小豆也。

【药用之部】 果实。

【修治】 洗净微炒、生用、研末用。

【性味】 味淡。

【成分】 药效之成分未详,于营养上分析之,含窒素物 18.55,无窒素 57.72,脂肪 0.89,木纤维 8.80,水分 13.10,灰分 2.94(《和汉药考》)。

【用量】 四钱至两许。

【效能】

(1)《本经》:下水肿,排痈肿。《别录》:疗寒热热中消渴,止泄利,利小便,下腹胀满,吐逆卒澼。甄权:消[1]热毒,散恶血,除烦满,通气,健脾胃,令人美食。捣末同鸡子白,涂一切热毒痈肿。煮汁洗小儿黄烂疮,不过三度。士良:缩气行风,坚筋骨。孟诜:散气,去关节烦热,令人心孔开,暴痢后气满不能食,煮食一顿即愈。和鲤鱼煮食,治脚气。《日

①消,原作治,今据《大观本草》卷25赤小豆条改。

华》：煮汁，解酒病。时珍：辟瘟疫，治产难，下胞衣，通乳汁，和鲤鱼、鲫鱼、黄雌鸡煮食，并能利水消肿。

(2) 张石顽曰：瓜蒂散用之以泄胸中寒实，正以其利水清热也，生末敷痈肿，为伤寒发颐要药；发芽同当归，治便红肠痈，取其能散蓄积之毒也(《本经逢原》)。黄宫绣曰：与桑白皮同为利水除湿[①]之剂，是以水气内停，而见溺闭腹肿，手足挛痹，痈肿疮疽，非此莫治(《本草求真》)。

(3)《续药徵》曰：瓜蒂散上一方，赤小豆一分；赤小豆当归散，上一方，赤小豆三升。上二方之外，用赤小豆之方，皆非仲景之意，今不取焉。

【编者按】 瓜蒂散之催吐，其非赤小豆之力，人而知之，《治疹全书》谓相思子能吐人，而相思子可伪赤小豆，然则以相思子与瓜蒂合剂，力当更峻，第非仲景本意耳。后世之用赤小豆，大抵以利水为主，本品利水之力，虽不如车前、瞿麦，然较之薏苡仁，则相伯仲，而富于营养分，亦正相类。古人以此治脚气，利水固为其致效之由，而裨益营养，亦不无关系也。

人尿(附　人血　乱发)

【名称】 别名轮回酒、还元汤。释名，时珍曰：方家谓之轮回酒、还元汤，隐语也。

【用法】 择康健无病，不食葱蒜刺激物之十一、二岁童子之小便佳，俗称童便，取其清澈如水者，热饮，冬则略温之。

【性味】 咸寒。

【成分】 含水分、尿素、尿酸、食盐，及其他。

【用量】 一杯止碗许。

【效能】

(1) 苏恭：主久嗽上气失声。脏器：利大肠，去肺痿。《大明》：疗血闷热狂，扑损，瘀血在内运绝，止吐血鼻衄，难产，胎衣不下，蛇犬咬。震亨：滋阴降火甚速。时珍：解毒，中暍。

(2) 刑钟翰曰：为咳嗽吐血，及产后血晕闷绝之要药。褚澄《劳极论》曰：降火甚速，降血甚神，饮溲溺百不一死，服凉药百不一生，言其功力之优胜也。陆定圃曰：方书每言童便治吐血之神，然须择强健之童，而不食腥浊物者。治跌损者，人尿煮热洗之灌之良(《冷卢医话》)。

(3) 吴纶曰：我国旧医学上人尿之疗治肺痨，即所谓童便治疗，其说略谓痨者孱弱衰颓，一身之元气即损，则脏腑肢体，均失其主宰，故又名损证，其不奄奄待毙者几希，童子之便，精元未散，取而补益虚体，则转弱为强，易如反掌。甚有谓该童子被人取便一次，用以治疾者，即同元气之已移补他人，而自身不获永寿，或致大病，此种论调，固不足为训。而其治愈之成绩，则班班可考，良非虚妄，是足以有研究之价值。夫欲研究尿治，须先具有唯一而不可忽之要旨，曰所用之尿，须正常之尿，而非病的尿，今先述正常尿之成分如下：水分、尿素、尿酸、钙及镁之磷酸盐、磷酸钠、盐化钠、阿莫尼亚游离酸。尿之成分，各地各说，大同小异，兹所举者，调查之一例，兹将以上各成分，对于疗治肺痨之关系，分述之如下。尿酸：尿酸为肺痨患

---

①除湿，原脱，今据《本草求真》赤小豆条补。

者振起食欲之强壮药，对于肺痨，可谓根本治疗之一种。盖痨者果能食欲增进，羸削之躯，一变而为强壮，则其抵抗力，亦自然增加，假以时日，不难减轻病症，东西医士，亦经试用，并已载之药局方，此即现今之尿酸治疗也。食盐（即盐化钠）：食盐之足以扶持消化，促进食欲，补充血运，并能制止咯血，知者翳众。钙及镁之磷酸盐、磷酸钠：钙质为现今治肺所常用者，其力得包围病灶，歼灭痨菌，而永远不使蔓延，一方面并能止血，尿中既含有是质，以理论之，或即有此功用。惟尿中之钙，系磷酸盐类，除有 $CaH_4(PO_2)_2$ 式之次亚磷酸钙，对于肺痨有效外，而余之磷酸钙，究竟是否有他种治痨钙质之同等效果，尚未可必。然而磷酸钙之于溃疡及下痢有伟效，则肺疾之下痢症象，甚或肠结核，亦可因而卜治愈之望。益有进者，尿中之游离酸，于身体殊无裨益，转虑有妨，或因一部分之磷酸钙，而能减却其作用，则已载诸方书，纤无疑义。其他之磷酸盐类，概有缓下性，而磷酸钠为尤著，人体得此，有益无弊。余尝见一因肺疾而吐血者，平时本苦习惯性之便秘，血初止，数日无大便，或劝以如圊，稍加努责，而肺血复涌出如泉，苟能思患预防，而早服缓下剂，则可免此失欤。且凡磷酸盐，大都为动植物营养之要素，于人身亦当然吸收，而获裨益，即化学上所谓磷之循环者是也。阿莫尼亚：在尿中除一部分挥发外，其余之留存者，固已为稀释状态，对于气管支之分泌及发汗饶多时用之，亦殊有效。尿素：尿素为化学史上有名之发见物，自伏来尔氏，于 1800 至 1882 间，以人工合成尿素，乃为有机化学开一新纪元，尿素之质，能因一种细菌之媒介，于水分作用而生碳酸铔，在十二世纪来孟杜司露罗斯氏，即自人尿中制出碳酸铔，碳酸铔有祛痰兴奋等效，既能去痰，则于肺痨亦有用处，是即尿素间接的功用。水分：在尿中无重要问题，关于肺痨病，亦罔足轻重。上述各节，既均属正常之尿，而人之生也，或秉遗传之病，或感外染之疾，或滥取食品，或曾服药饵，均促使正常之尿，发生变化，既生变化，则谓之病的尿，病尿之性质，既多异常，尚含有多数之有机物，如胆汁色素、血液蛋白质、糖分、沉渣等，则决不可以供疗治之用（《医药学》第一卷第二期：人尿疗治肺痨病之商榷）。

【编者按】 编者平日论药，极端反对牵强附会之谈，故对于童便，深厌恶之，斸见病吐血者，服童便而效，怪之而欲求其所以然之理，遍检古籍所载，无非滋阴降火，窃不能认为翔实，亦惟有付诸存而不论而已。后读西籍，知食盐有止血之效，其作用能扩张腹腔血管，使血压沉降，此外又因吸收作用，能将凝血原动素，由组织摄出，移入血中，令血液凝固性，得以增加，因而悟及童便具有咸味，其所以止血，殆与食盐之作用相似。自以为古书迷障，一扫而空，抑知吴纶氏已先我言之。乡间治骨蒸单方，有用大枣或鸡子，浸童便中月余，然后煮食者，谓甚有效，编者未经实验，故于童便之治肺病，未敢臆断。夙病吐血或劳瘵者，每苦便闭，设用苦寒攻下，深恐病体不支，润肠之药，又是稍嫌其作用迟慢，或药性腻滞，人尿则无此弊，而有缓通之效，用于上二证，稳妙无比，吾尝一度用之，结果良佳。昔曾见吐血后大便难，甲医用大黄攻之，病者服药后，咽喉作梗，血随时涌出。乙医见之，痛加诋毁。病者以此见问，予以甲乙均失之。大黄固欠审慎，乙医痛诋，亦乖情理，因嘱病者觅人尿，病者恶其秽，余乃改令多服盐汤，以盐之为物，能排去肠中积滞，与人尿同功耳。乡间跌仆损伤吐血者，仓卒不得童便时，取己之小便服之，谓之回轮汤，亦效。故尿而为正常之尿，即非童便而为成人便，亦未始不可也。

附　人血

民间治疗吐血不止，用白纸蘸吐出之血，烧灰存性，开水冲服，神效。高思潜曰：炭能使血纤维素凝结，故有止血之功，其他炭质如此，而血炭功力尤宏。吾尝于《冷庐医话》，得二例焉。①吴球治一少年吐血，来如涌泉，诸药不效，虚羸病危，乃取吐出之血，瓦器盛之，候凝，入锅炒黑色，以纸盛放地上，出火毒，研细为末，每服五分，麦门冬汤下，二三服，其血遂至，此盖血导血归也。②余（陆氏自称）案，近人传治暴起吐血方，以丝绵蘸吐出之血，火焙存性，研末服之，甚效。今观吴案，则不独初起者可用此法矣。陆氏所言二吐血证，皆胃出血证也，若为痨瘵吐血，则血如泉涌，本元既已大伤，决无治理。今不过胃中出血，等于外伤，故能以血炭收效，至其所以收效之理，则陆氏未言也。今案血之所以止者，由于血纤维素凝结之故耳。血炭则促进血纤维素凝结者，盖血炭在胃化开之后，因研末极细之故，故所占之面积极大，能将胃之黏膜，密密盖满，而保护之，出血之处，既为血炭盖满，则该处之血纤维素，即因之而凝结，此血之所以止也。血道血归一语，岂足以尽其义哉！准是以谈，使用血炭之法，研末必细，用量必多，方足奏止血之效。盖必细，使无微不入，必多，始能无隙不填，使用者慎诸。

附　乱发

别名血余、人退。修治：皂角水洗净，入罐封固，煅存性。用量，钱半至三钱。效能，《别录》：五淋，止血，鼻衄，烧灰吹之立已。《通俗卫生医药报》曰：头发本为血之余，煅灰存性，则无异于新流行之血炭。近世西洋各大药厂，即用动物血液，烧成灰质，磨成极细之炭粉，此种血炭粉，在胃肠中化开后，所占之面积极大，能将全胃肠中之涎膜，密密盖满而保护之，发灰既与血炭性质相同，功用势必无异，更佐以酸醋，则收敛之功尤大，故能奏止血之效。

鸡卵（附　鸡膍胵　鸡屎白）

【名称】 别名鸡子。

【品考】

鸡卵之种类甚多，普通所见之卵，不呈奇形怪态，或具特别之性质者，约有下列三种。

（1）新鲜鸡卵：贮存时间不久，气孔甚小，其直径约等于1/30寸，而卵之内部，全不残缺，携至灯光下转动检验时，略可移动，肉眼仅见呈朦胧状态存在，卵壳坚硬适中，形态正常，破壳视其内部，并无血斑、血点散黄等现象。

（2）大小鸡卵：此即普通新鲜鸡卵，惟其形状有特殊之大小者，此由于母鸡饲料优劣之影响。

（3）陈腐鸡卵：此乃普通鸡卵，经长期放置，卵气室因蒸发后，显现深大，其深度约1/4至1/2寸，且内部不健全，而成水质状态，卵黄虽未破散，但甚易移动，此因久置空中，势将变坏。以上三种，惟陈腐者不可用。此外，有外表形态变异，或内部夹有血点、肉点、羽毛等杂物者，为异常鸡卵，约分下列六种。①血团鸡卵：卵黄表面，有深红色血点或红斑痕之血凝团，由于母鸡卵巢中之贮血处破坏，当卵黄成熟时，卵黄由卵巢经输卵管，而至卵白形成处时所沾染者。②血点鸡卵：卵中各处，均现红色血点或血丝，较血团鸡卵之血团为少，由母鸡之输卵管受伤所致。③肉点鸡卵：蛋白处现肉块形之物，或膜块存在，色灰白或淡红。④无黄卵：碎卵壳视之，不见卵黄，乃由谷粒碎片，及其他杂物，偶误入输卵管时，因正常之作用，刺激卵白腺，分泌卵白质，壳膜与卵壳，将之包团，而成一完全卵，不过其中之卵黄，被此种杂物替代。⑤畸形卵：卵形呈长形或扁平状，亦有蛋壳表面隆起，呈一圈状，更有形成坚硬状，如肉疣之显于壳面，此因输卵管末部有病，同时有忽然之收缩，卵未出体外时，壳尚软，压迫之，遂呈畸形。⑥双黄鸡卵：此二黄各有卵白，团聚而成，或二黄合并，为一卵白所围绕者，其原因当二卵黄成熟，先后脱离卵巢，其间相差极微，则两黄为卵白及蛋衣所包围，遂成双黄。此外尚有多种之异常鸡卵，以不甚重要，概从略（《自然界》六卷二期）。

【形态】 鸡卵形态，人所共知，卵壳之内，被以白膜，中存卵黄与卵白，卵黄俗称鸡子黄，卵白俗称鸡子白，卵壳有无数细孔，孵化之际，由此流通空气，卵黄因卵黄膜而为球形，胚盘在卵黄中，为原形质与核。

【药用之部】 全卵皆入药。

【修治】 鸡子黄生用，煮熟用，熬油用。鸡子白生用，或醋制用。

【成分】 鸡卵之成分，颇不一定，然大致相同。卵壳占全量之 11.5%，卵白 58.5%，卵黄 30%。卵壳之大部，皆为无机分，其所含有之有机质，仅 3.6%至 6.5%。有机质之主要素，为一种角素。无机质之大部分，为碳酸钙，尚有少量之碳酸镁及磷酸土类。卵白含有多量之卵白质液体，水居 85%～88%，固形物居 12%～15%，蛋白质居 10%～12%，脂肪居 1.3%，盐类居 0.66%，糖居 0.5%。卵黄含有极大量脂质与蛋白质外，尚有色素及盐基，少量之糖，灰分等（节录《广济医刊》九卷八号：鸡卵研究）。

【用量】 鸡子黄白合用，每次卵一个至数个，黄或白单用，一枚至数枚。

【效能】

(1) 鸡子（黄白合用）之主治《别录》：除热，火灼烂疮。《日华》：开喉声失音。醋煮食，治赤白久痢，及产后虚痢。

鸡子白《别录》：目热赤痛，除心下伏热，止咳逆。时珍：和赤小豆末，涂一切热毒、丹肿、腮痛神效。

鸡子黄《药性》：醋煮治产后虚痢。和常山末为丸，竹叶汤服，治久疟。时珍：补阴血，解热毒。

(2) 张石顽：鸡子清治伏热目赤喉痛（《本经逢原》）。和田东郭曰：咳嗽甚者，用鸡卵一枚，连同黄白，俱放入茶盏，不停手搅之，一面将极沸之汤注下，仍不停手搅，再加浓煎冰糖二匙，搅合盖盖，去卵臭，服之善能治咳（《焦窗杂话》）。鸡蛋清之功用，能作润剂养生。解汞、绿及胆矾之毒。配水药类之混浊者，若加以蛋清少许，即可变清（《化学实验新本草》）。

【编者按】 鸡子在药饵中，实不居重要地位。仲景苦酒汤用鸡子白，排脓散、黄连阿胶汤，用鸡子黄，其主药皆非鸡子，鸡子特副药而已。就各种记载观之，鸡子仅有润滑之效，古人以此治喉疮下痢咳逆，皆润滑之意耳。

附　鸡膍胵

别名，鸡内金。效能，《别录》：泄痢。《日华》：止泄精并尿血，崩中带下，肠风泻血。时珍：治小儿食疟，疗反胃，消酒积，牙疳诸疮。王吉民曰：酸酶为治胃病圣药，系用猪羊胃制成，价格甚昂，鸡内金与酸酶，实同一物而价廉，前阅《博医会报》，载某氏曾试用鸡内金，以代酸酶，颇为满意，因提倡代用，以节省病家之药费云（《中国历代医学之发明》）。

附　鸡屎白

效能,《别录》:破石淋及转筋。脏器;破血。和黑豆炒,酒浸服之,亦治虫咬毒。时珍:治心腹鼓胀,消癥瘕。以水淋汁服,解金银毒。以醋和涂蜈蚣、蚯蚓咬毒。

滑　石

【名称】 学名 *Talcun*(注:今作 *Talcum*)。别名液石、白滑、石绫、利窍。

【产地】 河北之唐县、完县、曲阳县,安徽之庐江,四川之任寿,山东之掖县,浙江之昌化、青田。

【形态】 多数为纤维状、块状、粒状或叶状,间有为斜方柱状结晶体者,无色者少,多为清白、黄白灰绿或银灰诸色,有脂肪状,或真珠状光泽,质柔软,硬度 1.0,为岩石中硬度之最低者,比重为 2.6～2.8,其面光滑如油。

【修治】 取净滑石碎研为粉,以丹皮同煮一伏时,去丹皮,以水淘过,晒干用。

【性味】 甘淡。

【成分】 其主成分为含水硅酸镁,此外含有少许杂物(《和汉药考》)。

【用量】 三钱至四钱。

【效能】

(1)《本经》:身热泄澼,女子乳难癃闭,利小便。《别录》:通津液,去留结,震亨:燥湿,分水道[①],实大肠,石淋为要药。时珍:疗黄疸水肿,吐血衄血,金疮血出,诸疮肿毒。

(2) 邹澍曰:滑石之运化上下,开通津液,除垢存新,端借病势之身热,为药力之助。若身不热者,恐未必能奏绩矣。要之滑石非治身热也,以身热而神其用耳。故为烦为渴,皆可以当热。滑石非止泄澼也,水气因小溲利,自不入大肠耳。明乎此而推广之,盖其用有不止于是数端者矣(《本经疏证》)。张石顽曰:详《本经》主治,皆清热利窍之义,河间益元散,通治表里上下诸热,解时气则以葱豉汤下,暑伤心包,则以本方加辰砂末一分,使热从手足太阳而泄也(《本经逢原》)。

(3)《药徵》曰:主治小便不利也,旁治渴也。又曰:余尝治淋家痛不可忍而渴者,用滑石矾甘散,其痛立息,屡试屡效,不可不知也。张锡纯曰:天水散(即益元散),为河间治暑之圣药,然最宜于南方暑证,因南方暑多挟湿,滑石能清热,兼能利湿,又少加甘苦以和中,是以暑证用之最宜。若北方暑证,不必兼湿,甚或有兼燥者,当变通其方,滑石、生石膏各半,与甘草配置,方为适宜。

【禁忌】 气虚者勿服。

【编者按】 本药利小便,兼能止渴,故热性病而小便不利者,滑石为常用之品。湿温证湿热内蕴,处方淡渗清宣,方能入彀。本品渗湿而不伤阴,泄热而无碍乎湿,故亦常用。

赤石脂(附　高岭土)

【名称】 学名 *Lithomarge*。

【产地】 产河南、江苏等处。

---

①水道,原脱,今据《本草纲目》引震亨文补。

【形态】 作赤褐色之块状，易破碎。

【修治】 杵碎研粉，新汲水飞过用。

【性味】 甘平。

【成分】 内含炭养铁(《化学实验新本草》)。

【用量】 三钱至两许。

【效能】

(1)《别录》:腹痛肠澼，下痢赤白，女子崩中漏下。时珍:厚肠胃，除水湿，收脱肛。

(2) 张石顽曰:赤石脂功专止血固下。仲景桃花汤，治下利便脓血者，取石脂之重涩，入下焦血分而固脱，干姜之辛温，粳米之甘温，佐石脂而固肠胃也。疗腹痛肠澼等疾，以其开泄无度，日久不止，故取涩以固之也(《本经逢原》)。

(3)《续药徵》曰:主治水毒下利，故兼治便脓血。又曰:赤石脂配干姜，则治腹痛下利。

【编者按】 赤石脂之止涩，功效卓著，故脾虚洞泄，与下利便脓血，本品为必用之药。然痢症用本品，有必当遵守之条件凡二:①痢症初起，里急后重者，不可用，所谓痢症初起无止法。②肠膜糜烂破溃，所下之血色鲜红，或便脓，脓色晦暗，其人脉细神惫者，可用。总之，无论泄泻痢疾，当其初起时期，本品在所当禁。

附 高岭土

名称，古名白垩，一名白善土。时珍曰:白土处处有之，用烧白瓷器坯者。效能，甄权:涩肠止痢。《大明》:治鼻洪吐血，痔瘘泄精。《博医会报》云:巴尔干战事时，有一医生，不用盐水注射，而用高岭土以治虎列拉[①]，成效卓著，其死亡率竟自45%，减至2%。其法:先以高岭土100丸，和水250瓦，用时以同量之水，与高岭土水相混和，每小时或半小时冷饮一杯，其初12小时，饮不满六杯，患者呕吐即止，其后12小时，可视病者之情状而进，大都病起时，即加以治疗者，24小时即能全愈。所当注意者，即于18小时间，除清水外，决不能与患者饮食也。民七年八九月间，福州虎疫猖獗，美赤十字会，用高岭土以治疗之，颇著效验，其成绩如下:40人已无知觉无脉时，统以盐水注射;40人较上稍轻，统以高岭土治之。其结果用盐水者，死13人，用高岭土者，仅1人。

黄　耆[②]

【名称】 学名 *Astragalus hemry*(注:今有2种黄芪供药用，分别是 *Astragalus membranaceus* (Fisch.) Bge. var. *mongholicus* (Bge.) Hsiao，*A. membranaceus* (Fisch.) Bge.)。别名棉耆、百本、蜀脂、独椹。

【科属】 豆科。

【品考及产地】 《伪药条辨》曰:山西太原府里陵地方出者，名上耆，直长糯软，而无细枝，细皮绉纹，切断有菊花纹，色白黄，味甜鲜洁，带有绿豆气，为最地道。又大同府五台山出，粗皮细梗，枝短味淡，作小把，为台耆，俗称小把耆，略次。亳州出者，为西耆，性更硬，味极甜，更次。

【形态】 生于山野中，多年生草本，高至二三尺，叶互生，细长，羽状分裂，其形与锯相类，

①虎列拉 cholera，病名，急性传染病霍乱的旧称，亦简称虎疫，由霍乱弧菌引发。

②黄耆，为黄芪别称。

秋月茎头着花，白色或淡红色，头状花序，甚小，周围之花，舌状花冠，中部之花，筒状花冠。

【药用之部】 根、皮。

【修治】 蜜炙用，生用。

【性味】 甘温。

【成分】 袁淑范曰：其化学的成分，虽不甚明了，然依余实验之结果，其含有少量之 Alkaloid 者，为事实也（《民国医药杂志》二卷三号）。

【用量】 小量钱半，中量三四钱，大量八千至两许。

【效能】

（1）《本经》：主痈疽久败疮，排脓止痛，大风癞疾，痔瘘，补虚。《别录》：女人子脏冷，补丈夫虚损，五劳羸瘦，止渴，腹痛泄痢，益气，利阴气。甄权：主虚喘，肾衰耳聋。元素：治虚劳自汗，实皮毛，益胃气，去肌热，及诸经之痛。

（2）王好古曰：黄耆治气虚盗汗、自汗、肤痛，是皮表之药；治诸[①]血，壮[②]脾胃，是中州之药；补肾脏元气是里药，乃上中下三焦之药也。丹溪曰：黄耆大补阳虚自汗。若表虚有邪，发汗不出者，服此又能发汗。陈嘉谟曰：凡痈疮毒气，化则成脓，耆补气，故能内托。若不能成脓，死不治，毒成而元衰也，痘亦然。

（3）《药徵》曰：主治肌表之水也，故能治黄汗、盗汗、皮水，又旁治身体肿[③]或不仁者。又曰：余尝读[④]本草载黄耆之功，陶弘景补丈夫虚损，五劳羸瘦，益气阴气[⑤]；甄权曰：主虚喘肾衰耳聋，内补。余亦尝读[⑥]《金匮》，审仲景之处方，皆以黄耆治皮肤水气[⑦]，盖未尝言补虚实表也。尝闻之，周公置医职四：食医、疾医、疡医、兽医。弘景食医之流也，主延命者也。仲景以黄耆治水气，弘景以之补虚，夫药者，毒也，毒药何补之？有是以不补为补者，其听命为延命之欲所蔽也，呜呼！仲景氏信而有证，此孔子所以非法言不敢道也。汤本求真曰：涉猎群籍而揣摩之，此药主治身体虚弱，而致皮肤营养不良，或皮肤或皮下组织内水毒停滞，如此可知此药为一种强壮性止汗[⑧]利尿药（《皇汉医学》）。

（4）俞凤宾曰：新文学巨子胡适之患肾脏炎，尿中含蛋白质，腿部肿痛，在京延西医诊治，不能效。某西医见同样之证，服中医之药而愈，考其药味，乃重用黄耆、党参，遂劝胡饮服。每日试服黄耆一两，十日而蛋白质止，惟足疾未瘥。乃延中医处方，始奏全效。（全文见《同德医药学》五卷五号）。

【禁忌】 华实孚先生曰：在脑出血时，决不可用，然医者不知也（按：先生恐人在脑出血时误用补阳还五汤）。

【编者按】 年来论药，极遵守东洞翁于仲景方剂中，考证药效之方法，仲景所不言者，决不敢附和后世之说也。东洞翁既力辟黄耆补虚之说，余亦从而辟之。顾黄耆补虚之说，佥谓

---

①诸，《本草纲目》黄芪条引好古文作咯。

②壮，《本草纲目》引黄芪条好古文作柔《本经》。

③肿，原作重，今据《药徵》黄芪条改。

④读，原作见，今据《药徵》黄芪条改。

⑤阴气，《药徵》黄芪条无，系衍文。

⑥尝读，原作尝考，今据《药徵》黄芪条改。

⑦水气，原作水肿，今据《药徵》黄芪条改。

⑧止汗，原脱，今据《皇汉医学·黄芪之医治作用》补。

甚确，再试之于临诊实验，实亦不误。于此乃知东洞翁力辟黄耆补虚之说，未免矫枉过正。然则黄耆补虚益气之说，果确耶？则又非是。黄耆之补力，仅限于皮肤肌肉，而不及于内脏。换言之，即皮肤肌肉组织上营养缺乏，此药可以治之，余作此说，实据此药对痈疽败疮，排脓生肌，有特效之故。汤本所说，亦可为吾说之佐证。或曰：黄耆既非补中，何以仲景于虚劳里急诸不足，有黄耆建中汤？日本浅田氏释此方云：此方主小建中汤之中气不足，腹里拘急，而带诸虚不足者，故加黄耆也。仲景用黄耆，大抵为固表止汗祛水，可知此方以外体不足为目的，虽用于虚劳证腹皮贴背无热而咳者，然或微热，或汗出，或无汗者，具可用。如浅田氏所说，则仲景小建中汤加黄耆，专而固表为设，其义亦显然也。黄耆之功用，吾人根据仲景所用方剂探索之，原为水气病之效药，肾脏炎之重要见证，为小便不利，腹胀水肿，即中医水肿之一种，胡适之服黄耆而愈肾脏炎，亦理之可解者也。黄耆前人谓能止汗，吾人须知黄耆之止汗，是阳虚虚劳之自汗，而非阴虚骨蒸之盗汗，盗汗傥属于虚劳，耆亦可用。骨蒸之盗汗，而用黄耆，虽不杀人，亦不中病。骨蒸即西医籍之肺结核，骨蒸所以有盗汗现象，在东西各国西医籍，言人人殊，迄无定说。但治骨蒸盗汗之方剂，凡药具扩张血管，亢进血压之力者，在所当忌。黄耆前人谓能补气，所谓气，大都含有兴奋刺激之意义。故骨蒸患者，服之无效，虚劳当温补，骨蒸当清滋，吾曹果能了然此中真理，或不致以黄耆误治骨蒸耳。黄耆皮今世用于止汗方剂中，取以皮治皮之意，想当然之理，不足信也。

防　己

【名称】 学名 *Cacculus indicus*（注：今作 *Stephania tetrandra* S. Moore）。解离、石解。

【科属】 防己科。

【品考及产地】 《药徵》曰：防己有二种。余家用所谓汉防己者也，又曰：木防己出汉中者，谓之汉防己。譬如汉术、辽五味子也，后世岐而二之，其茎谓之木防己，可谓误矣。余试用所谓木防己者，终无寸效；而所谓汉防己者，能治水也。于是断乎用之。

【形态】 为自生之蔓草，茎细小而颇长，皮呈绿色，梢作木质状，内部污白色，有气孔，叶互生，作心脏型，夏月于叶腋丛生淡绿色小形花，雌雄异株，雌者结圆形实，作青黑色，大三分许。

【药用之部】 根。

【修治】 去粗皮，酒洗或米泔水洗，剉用。

【性味】 味辛。

【成分】 含有多量的 alkaloid，反复精制时，能得针状的结晶。本物质熔融点 217，分子式 $C_{19}H_{23}NO_3$，与日本产防己科植物中所发见的 alkaloid 对照，认为一致（久保田晴光：属于防己科之汉和药的研究）。按石割近藤落合中岛高折诸教授，在日本产防己中，析出一种植物碱，名喜挪美仁 sinomenin。

【作用】 药理作用：呈强度之解热作用，能除去患部之老废物，以旺盛其新陈代谢之作用，且有末梢性血管扩张作用。

【效能】

(1)《本经》风寒温疟，热气，利大小[①]便。《别录》：水肿风肿，去膀胱热，手脚挛急，止泄，

①小，原脱，今据《本草纲目》引《本草经》防己条补。

散痈肿恶结，诸疡疥癣虫疮。甄权：湿风，口面㖞斜，手足拘痛，散留痰。元素：治下中[①]湿热肿，泄脚气，行十二经。

(2) 邹润安曰：防己之为物，其用为治水侵于脾无惑矣。然仲景治风水、皮水，所谓身重，汗出，恶风，水气在皮肤中，四肢聂聂动者，均与此合，以身重固系脾病，四肢为脾之合故也(《本经疏证》)。周岩曰：防己绝不发汗，而第直泄于小便，如《金匮》己椒苈黄丸，《千金》三物木防己可按也。陶隐居云：防己是疗风水要药，水与饮皆湿类也，故防己黄耆汤治风湿，防己茯苓汤治水，木防己汤治饮，名虽有三，理无少异(《本草思辨录》)。

(3)《药徵》曰：防己主治水也。房雄曰：可作镇痛药，治疗偻麻质斯[②]有功效，又作利尿药，治疗水肿膀胱热和痛风等病证，现在之新药盐酸喜挪美宁，是从本品提出喜诺美仁，再用化学的方法，使它和盐酸结合，做成这种新药，可作为治疗偻麻质斯和痛风的注射药。

(4) 刘曜曦曰：防己有利尿之功，故水肿及淋病时用之(《民国医学杂志》)。孙达生曰：向来对于神经痛及偻麻质斯症，多以撒里知儿酸制剂(止痛剂)，并安知必林一类的药物内服，然每有毫不见效者。现予对于数例病人，施用盐酸喜挪美宁液皮下注射，颇得良好成绩，此药系日本京都石割学士所发见，由中药防己中制出之一种结晶性植物碱也，注射用者为3%溶液。日本日野氏所著《和汉药物学》内，载汉防己者，治四肢拘挛用之。又梅村氏《民间药用植物志》云：防己根煎服，为偻麻质斯之妙药，是其经验，与盐酸喜挪美宁之效能，颇相一致(《同德医学杂志》五卷六号)。

【编者按】 偻麻质斯为运动器官疾患，有急性、慢性两种。急性者，即我国古籍上"白虎历节痛"，又名"白虎痛风"，见《外台秘要》；慢性者，即近世所谓"筋骨疼痛"，亦即《内经》痛痹之类。古代医籍论"历节"、"痛痹"，大抵以湿字赅之，所谓风湿相搏，湿阻络脉，湿痹等皆是也。古人既认定此种病属于湿，以防己能治此种病，故谓防己能祛湿。西医籍急慢性偻麻质斯之病因，最近无确切之报告，顾亦谓本病高燥地方不常见，痹湿洼下肢墟落多有之，又谓本病与时节颇有关系，天气寒冷，晴雨不常之际多见之。至诱发本病，则感冒与居处潮湿为最重要，然则古人谓此病之属于湿，亦非全无意义者。西医治偻麻质斯，往往束手，自喜挪美仁提出后，治愈者不可胜数，中药功效之不可思议，盖往往类此。

芎　䓖

【名称】 学名 *Conioselinunl univitatum*, *turcz*(注：今作 *Ligusticum chuanxiong* Hort.)。别名胡䓖、香果、山鞠䓖、抚芎。

【科属】 伞形科。

【品考及产地】 《伪药条辨》曰：芎䓖以四川产者为胜，故名川芎，蜀省产地，首推灌县，有野生、家种之分，形大圆为抚芎。陕西出扁小为西芎，皆次。浙江温州及金华出曰南芎，更次。近年日本虽有产，其形似是而非，气味尤恶劣，不堪入药，国人亦无购之者。

【形态】 茎高一二尺，叶似芹叶，然其分裂，比芹叶为细密，秋季从茎上开小花，排列为复伞形序，花瓣五枚，色白，雄蕊色黄，全体均有香气，根为球形及凹凸之圆柱形，鲜时色青，干燥则呈灰白色。

---

①下中，《本草纲目》引甄权文作中下。

②偻麻质斯，rheumatism，为类风湿性关节炎旧译名。

【药用之部】 根。

【修治】 晒干切片。

【性味】 辛香。

【成分】 含有挥发油及蔗糖等(《和汉药考》)。含 lacton 及 scdanosauro(见《科学》十五卷八期:芎䓖之研究)。

【用量】 八分至三钱。

【作用】 刘曜曦曰:据酒耕氏之报告,则谓川芎具有兴奋延髓内之血管运动中枢,及脊髓内之反射中枢,并具有麻醉大脑等诸作用。如用大量时,能麻醉大脑及脑干并各中枢等,然此川芎能用适量时,则具苏生作用(《民国医药杂志》七卷三号)。

【效能】

(1)《本经》:中风入脑头痛,寒痹筋挛缓急,金疮,妇人血闭无子。《别录》:除脑中冷痛,面上游风,目泪出,多涕唾,忽忽如醉,诸寒冷气,心腹坚痛,中恶卒急肿痛,胁风痛。甄权:腰脚软弱,半身不遂,胞衣不下。《大明》:一切风,一切气,一切劳损,一切血,破癥结宿血,养新血,吐血鼻血溺血,脑痈发背,瘰疬瘿赘,痔瘘疮疥,长肉排脓。好古:搜肝气。

(2) 张洁古曰:上行头目,下行血海,去湿气在头,治诸经头痛。李东恒曰:头痛必用川芎。朱丹溪曰:但能升散,而不能下守,四物用川芎,以畅血中之气,使血自生,非谓能养血也。缪仲醇曰:顶与脑痛用川芎,头顶痛加藁本,若有热者不能治,别有清空之剂。张石顽曰:血痢已通而痛不止,药中加芎䓖,气行血调,其痛立止。邹澍曰:芎䓖仲景用之最少,如侯氏黑散、薯蓣丸、贲豚汤、芎归胶艾汤、当归芍药散、温经汤等方,与诸血药同用,不足见制方之长,惟白术散有心下毒痛倍芎䓖一语,可略窥一斑(《本经疏证》)。倪朱谟曰:芎䓖上行头目,下调经水,中开郁结,同苏叶可以散风寒于表分,同耆、术可以温中气。

(3)《药徵》曰:本草以当归、芎䓖治血,为产后要药。为则按,仲景氏治血方中,无此二药者多;而治他证之方中,亦有此二药,如奔豚汤、当归羊肉汤、酸枣仁汤类是也。由是观之,不可概为治血之药也。刈米诺夫曰:古来在汉方中,为治头痛开气郁的要药,而用作镇静镇痉剂(《自然界》六卷一号)。

(4) 高思潜曰:《本草经》说川芎主中风入脑,既说中风,又推名其致痛之由曰入脑,可见古人也晓得中风是脑的关系,川芎性升,大有行阳搜风,顺气和血的功效,所以为外因中风不可少的对证良药,小续命汤是外因中风的主剂,川芎是外因中风的主药(节《绍兴药学报》十一卷十号)。顾子静曰:用于风邪之头痛眩晕,又妇人经血之病亦用之(《新本草教本》)。

【禁忌】《毛对山医话》曰:今人每用以为君,治少阴、厥阴证,不知阴弱之人多虚热,挟肝胆之火上炎,而致呕逆痰咳头痛气喘,是宜甘温育阴,而使风火自灭,岂可以升散之品,以助其劳乎。

【编者按】 本品虽非专主血证,然确为理血之要药,本品多量有麻醉性,故肠胃神经痛等,亦可此治之。用其少量,则有兴奋作用,古人谓川芎芳香行气,所谓行气,盖兴奋之意。刘曜曦转述东人之说,谓大量川芎,有麻醉大脑之作用按沈括《笔谈》,曾载有久服川芎暴亡一事,暴亡之原因,殆不外乎麻醉过甚,可与刘说相印证。

牡 丹 皮

【名称】 学名 *Radix paecniae*(注:今作 *Paeonia suffruticosa* Andr.)。

【科属】 毛茛科。

【品考及产地】 出浙江湖州者佳。

【形态】 为落叶灌木,高三四尺,叶作重复羽状,小叶有二三片,深缺刻,初夏开美丽大形花,有单瓣及重瓣,色有白红紫等,九月结荚实,中有黑色如豆大之种子,丹皮外面为暗褐色,内面呈淡红色。

【药用之部】 皮。

【修治】 清炒。

【性味】 微苦而辛。

【成分】 长井理学博士,从牡丹皮发见一新化合物,名之为"魄奥挪尔"Paeonol,作针状结晶,有一种固有芳香及辛味,化学记号为 $C_9H_{10}O_3$(《药学杂志》七十七号)。田原药学博士用人工方法,制造魄奥挪尔,又于牡丹皮中发现有安息酸及伊苏郁列斯垤林 Isocholesterin 之脂肪酸伊打(《东京化学会志》第十二帙 230 页)。

【用量】 钱半至七八钱。

【效能】

(1)《本经》:除瘕坚,疗痈疮。甄权:散诸痛,女子经脉不通,血沥腰痛。《大明》:通关腠血脉,排脓,消扑损瘀血。元素:吐血衄血。时珍:凉血,治血中伏火,除烦热[①]。

(2)倪朱谟曰:善治女人经脉不通,及产后恶血不下,可治衄血、吐血、淋血、跌扑瘀血,凡一切血气为病,统能治之(《本草汇言》)。周伯度曰:丹皮与大黄、桃仁、芒硝,皆能治下焦血分之病,而仲圣方或四物并用,或有大黄、芒硝、桃仁,而无丹皮,或有丹皮而无桃仁、大黄、芒硝,用舍之间,讵无深意,窃尝玩索而得之矣。大黄、桃仁、芒硝,是治客热传入之血结,病之骤得者;丹皮是治阴虚生热之血结,病之渐致者;大黄、芒硝、丹皮,并涤血热,而大黄下夺而厉,芒硝碱降而濡,丹皮去瘀生新而养阴,桃仁独步凉血,而破由气入血之闭滞,此四物功用之同而不同也(《本草思辨录》)。

(3)小泉荣次郎曰:用于月经不顺及痔疮等(《和汉药考》)。牡丹之根皮,可治月经不调与心脏衰弱等(房雄)。

【编者按】 古人以丹皮、赤芍,为凉血要药,故叶派医生在湿温舌绛红,脉数疾时,以为邪陷荣分,非清血不可,每以丹皮为要药。编者从邪陷荣分一语进求病理之所以然,凡湿温证而致舌红绛之时,血中病毒,必然弥漫,此时用丹皮,或者有排除毒素之效,唯其或有排除毒素之效,故前贤以丹皮为凉血剂,或祛瘀剂欤。

升　麻

【名称】 学名 *Cimicifuga foetida*[注:今有 3 种升麻供药用,分别是 *Cimicifuga heracleifolia* kom.,*cimicifuga dahurica*(Turcz.)Maxim.,*cimicifuga foetida* L.]。别名周麻、雉麻。

【科属】 毛茛科。

【品考及产地】 《古方药品考》曰:凡根肥大色黑味苦者,最合用。产四川、陕西等处。

【形态】 多年生草本,春生,苗高三尺以来,叶为复叶,其小叶尖头长卵形,有缺及锯齿,四

---

①热,原作蒸,今据《本草纲目》丹皮条改。

五月着花，色白，雄蕊甚多，总状花序，可谓观赏用，六月以后结实黑色，根如藁根，黑色多须。

【药用之部】 根。

【修治】 米泔水浸，去黑皮及腐蚀部等，剉用。

【性味】 苦。

【成分】 袁淑范曰：依魏美氏谓其中含一种植物类盐基体 cimicifuin（《民国医学杂志》五卷五号》）。含蔗糖、油树脂、鞣酸（《科学》十七卷九期）。

【用量】 二三分至钱许。

【效能】

（1）《本经》：解百毒，辟瘟疫瘴气，中恶腹痛，时气毒疠，风肿诸痛，喉痛口疮。《大明》：疳䘌，遊风肿毒。甄权：小儿惊痫，热壅不通，疗痈豌豆疮，水煎绵沾拭疮上。元素：去皮肤风邪，解肌肉间风热，疗肺痿。好古：牙根浮烂恶臭。时珍：消斑疹，行瘀血，治阳陷眩运，胸胁虚痛，久泄下利，遗浊，带下崩中，血[①]淋下血，阴痿足寒。

（2）张石顽曰：升麻、葛根，能发痘，惟初发热时可用，见点后忌服，而麻疹尤为切禁（《本经逢原》）。陆九芝曰：凡属三焦大热，诸见恶血及阳毒发斑色紫黯者，犀角之所司也，而误投升麻，则血益罔制，斑黑胃烂，鲜不殆者。今人之误，则又误在升麻证而竟用犀角，凡属痘疹起初，喉痧初发，宜先透达者，升麻之所任也，而误投犀角，送邪入里，转陷转深，永不得出，亦无不死。故凡当用升麻提邪出表之时，而用犀角之降，未有不随之而陷者（《世补斋医书》前集卷五）。

（3）香川修德曰：张元素曰升麻升阳气于至阴之下，李杲曰升麻升胃中清气，又引甘温之药上升，以补卫气之散。自二氏创此谬说，后之医家，遂往往以升提为言，抑何深拘于升字乎。自李杲定补中益气汤，方中用升麻、柴胡二品，后世遂崇视此方，乃附会其说曰：升麻引阳明清气，自右上行，柴胡引少阳清气，自左上行，一唱百和，剿袭雷同，惑世诬民，莫此为甚。若然，则每方加此二品可也，岂其然乎，多见其妄而已（《一本堂药选》）。华实孚先生曰：升麻之通小便，盖因其能使筋肉之不全麻痹，向愈轻快，其性或类似“士的年”，有服升麻而气促者，盖亦兴奋呼吸中枢所致也。又前贤于转胞遗尿、产后小便不利等证，均用升麻。三十年前，治同邑某姓妇产后癃闭（膀胱压缩肌麻痹），经西医杨维翰诊治，谓须用手术通尿，尔时风气闭塞，男女之界限极严，病者宁死不愿男子以手术疗治。求治于余，乃仿前人之法，用大剂补中益气汤，二剂后小溲大通，其病若失。后凡遇膀胱麻痹之证，辄用升麻无不验，间用于大肠麻痹，亦往往获效。

【编者按】 吾曹临诊时，遇有大便洞泻不止（肠肌弛缓无紧张力），及小便失禁（膀胱括约肌麻痹）等证，恒于健脾温肾药中，加入升麻，下者多用补中益气汤，往往获效。升麻何以具此功效，前贤论之，无非“升清阳于下极”，虚诞如此，何能令人满意，然究其确实作用，渺小不可得。华实孚先生谓本品与士的年类似，以积验测之，其信然矣。升麻之使用，吾人必认定肠肌弛缓，与膀胱麻痹之征象，他若急性肠加答儿，与膀胱发炎，升麻不可混用也。刘君泗桥述其师宁波范文虎先生，以升麻鳖甲汤，治痧疹不能透发，云甚效。

薏 苡 仁

【名称】 学名 *Pearl barley*[注：今作 *Coix lacryma-jobi* L. var. *ma-yuen*（*Roman.*）Stapf]。

---

①血，原脱，今据《本草纲目》升麻条改。

别名解蠡、回回米、赣珠。

【科属】 禾本科。

【品考及产地】 《别录》曰：出交趾者最大，彼土呼为赣珠，故马援在交趾饵之。载还而种，人谗以为珍珠也，实重累为良，取仁用。今国内各处多有之。

【形态】 薏苡仁为一年生草，园圃常栽植之，秆高四五尺，七月中旬，于梢上叶腋开白色数花，后结淡褐色有光泽之小实，实中有孔，以指头压之，则实皮自破。

【药用之部】 实。

【修治】 生用或炒用。

【性味】 甘淡。

【成分】 水分12.09，脂油5.80，纤维0.86，蛋白质17.57，酸化炭素62.38，灰分1.30（《民国医学杂志》七卷四号）。据日本驹场农学校，分析薏苡仁之成绩云，薏苡仁在禾本科植物中，为最富滋养，易于消化之谷类，蛋白质含量之多，他谷罕有甚匹，并含有与小麦相同之多量麸质，脂肪亦多，其质透明，殆无色，纤维极少，有机成分中脂油之多，有似燕麦，但其滋养则远过之。惟其灰成分，则与通常禾本科植物无异云（明治十九年官报农商务省报告）。

【用量】 三钱至一两。

【作用】

（1）生理作用：亢进肌肉之兴奋性，使新陈代谢之机能增进，并使血行及营养佳良。

（2）药理作用：增多白细胞，而催进炎症之自然治愈。

【效能】

（1）《本经》：筋急拘挛，不可屈伸，久风湿痹。《别录》：除筋骨中邪气不仁，利肠胃，消水肿，令人能食。甄权：治肺痿肺气积脓血，咳嗽涕唾，上气。煎服，破毒肿。孟诜：去干湿脚气，大验。时珍：健脾益胃，补肺清热，胜湿。炊饮食，治冷气。煎饮，利小便热淋。

（2）寇宗奭曰：《本经》言苡仁主筋急拘挛，但拘挛有两等，《素问》注中，大筋受热，则缩而短，故挛急[①]不伸，此是因热而拘挛也，故可用苡仁；若《素问》言因寒则筋急者，此盖受寒使人筋急，不可用苡仁。邹澍曰：论者谓益气除湿和中，薏苡仁与术略相似，而不知其有毫厘之差，千里之谬也。盖以云乎气，则术温而薏苡微寒，且术气味俱厚，薏苡气味俱薄，为迥不相侔也（《本经疏证》）。

（3）《药徵》曰：主治浮肿也。薏苡附子散证，不具也。而薏苡附子败酱散，言如肿状，则主治浮肿明矣。麻黄杏仁薏苡甘草汤，亦就麻黄杏仁甘草石膏汤而去石膏，加薏苡，则用之于咳喘、浮肿可也。雨森宗真[②]曰：疣出甚多者，服以薏苡子有效，一般肿疡用之亦有效，乃确实经验者，曾语多人，或以过于无味，多不肯信（《松荫医谈》）。寺尾国平云：薏苡仁治疣有效，耳之已久，但徵之诸籍，如吉益东洞著《药徵》云“主治浮肿也”，香川太冲著《一本堂药选》云“治风寒湿痹”，又冈本一抱著《和语本草纲目》云“疗水肿，健脾胃，增食”云云等，概用作利尿剂及健胃剂，未有言及治疣功效者。据予所检索，片仓元周著《青囊琐探》治疣神方中有云：“用薏苡仁二钱，甘草一钱，水一盏半，煎一盏温服，疣脱如扫”；又石黑忠德著《外科说约》

①急，原脱，今据《本草纲目》引寇宗奭薏苡文改。

②雨森宗真，日本医家，著《松荫医谈》，见载《皇汉医学》。后载寺尾国平、香川太冲、冈本一抱、片仓元周、石黑忠德等人及其著作与内容，均见《皇汉医学》。

治疣法中云:“自昔喜用薏苡仁末内服,予尝闻其说于柳元永翁,因其理不明,故不之言,迩来逢全身生有小疣数个者五人,使试服薏苡仁末,其中二人,经三四月而全治,全疣皆脱落,因质之友人,皆云有效,虽尚未详其理,但实际有效,故附记于此云”。所见者只有此二项记事,予于明治二十六年,初试用薏苡仁治疣,迩来每有机会,辄实地试验,见薏苡之效果,由疣之种类,而大有差异。盖疣有二种,一作半球形隆起,其质柔软,表面光滑;一则恰如尖圭,其面断裂,呈锯齿状。徵于予之实验,前者用此数日至十数日,必可见效。后者则连用十数日,仍绝无效果云(《临床药石新报》一卷十一号)。

【编者按】 薏苡仁在近世处方中,不外与炒谷芽等通用为健胃之剂,或则与赤小豆等同用为利尿之剂。《青囊琐探》等谓薏苡仁能落疣,平淡如薏苡仁,疑未必有落疣之效,然东人言之凿凿,似非虚构,姑存疑以待实验之证明。

山　药

【名称】 释名,小泉荣次郎曰:山药本名薯蓣,因唐代宗名预,避讳政为薯药,因宋英宗讳署,又改为山药(《和汉药考》)。别名诸英、土藷、山藷、山芋、玉延、薯蓣。

【科属】 薯蓣科,薯蓣属。

【品考及产地】 有野生、家生二种。山谷自然生者谓野山药,药铺有之,其形细长,刮去粗皮,色白滑泽质重者真。其种田圃者为家山药,不堪入药,只可供食用(《古方药品考》)。

【形态】 多年生蔓草,茎细长,叶长心脏形,有尖端,叶柄长,对生,夏日叶腋生花,呈穗状,花小,单性,淡黄绿色(《植物大辞典》)。本品根作细长形,长约二尺乃至七尺,直径约一二寸,外部灰褐色内部白色,味淡泊而作黏液样(《和汉药物学》)。

【药用之部】 根。

【修治】 竹刀刮去黄皮,切片,洗去黏涎,焙干,名炒山药。切片晒干,名生山药。

【性味】 味甘淡。

【成分】 小泉荣次郎日:山药之有效成分,尚未详悉,其根中之黏质物,谓之“苗生”,系一种蛋白质,其所含之量,在干根中约有 8%。若依营养上之分析,则水分 80.74,蛋白质 2.40,脂肪 0.16,炭水化物 15.09,纤维 0.9,灰分 0.64(《和汉药考》)。药学博士片山岩尝实验薯蓣及佛掌藷中,俱含有消化力之消化素,报告医界中人,并著论文一篇,登载《药学杂志》第 315 号,题曰:“薯蓣及佛掌藷之消化素”,略谓余尝取薯蓣及佛掌藷,制成薯蓣汁,试验其消化若何,遂验得其消化素系一种“郃斯他隋”,因定名曰“迪司可郃斯他隋(dioscodiastase),此消化素之糖化力,在摄氏 45 至 55 之温度,最为显著,于此温度之弱盐酸酸性中,在三小时内,可使消化五倍分量之淀粉,其效力之伟大可知。且在亚儿加里液中,全然失其效力,至调理薯蓣汁之法,切须避高温度,以免消化素之分解云(同上)。含有多量的淀粉,及地阿斯太(diastase)和名为谟新(mucin)的黏液,其他又有少量的薩坡宁(房雄)。

【用量】 小量三钱,中量五钱,大量两许。

【效能】

(1)《本经》:伤中,补虚羸,除寒热邪气,补中益气力,长肌肉,强阴。《别录》:主头面游风,头风眼眩,下气,止腰痛,治虚劳羸瘦,充五脏,除烦热。甄权:补五劳七伤,去冷风,镇心神,补心气不足。《大明》:强筋骨,主泄精健忘。震亨:生捣贴肿硬,毒能消散。时珍:益肾气,健脾胃,止泄痢,化痰涎。

(2) 邹润安曰:仲景书中凡两用薯蓣,一为薯蓣丸,一为肾气丸。薯蓣丸,脾肺之剂也;肾气丸,肺肾之剂也。曰肾气丸者,明肾之气,固当留精而泻其粗也;曰薯蓣丸,明脾之气,固当散其精而归于肺也。是薯蓣丸虽谓之脾气丸也可。肾气丸虽谓之地黄丸也,亦无不可(《本经疏证》)。黄宫绣曰:其性涩,能治遗精不禁,又能益肾强阴,故六味地黄以此佐地黄,然性虽阴而滞不甚,故能渗湿以止泄泻。生捣敷痈疮,消肿硬,亦是补阴退热之意(《本草求真》)。

(3) 为缓和滋养药,用于身体衰弱,及慢性肠加答儿(《和汉药物学》)。用于益肾强阴,虚损劳伤,痰涎泻痢,遗精健忘,外用于痈疮肿硬等(《本草略解》)。生根可作消化药,与食欲催进药,干者可作强壮药(房雄)。

(4) 太炎先生曰:薯蓣一味,开血痹特有神效,血痹虚劳方中,风气诸不足,用薯蓣丸。今云南人患脚气者,以生薯蓣切片,散布胫上,以布缠之,约一时许,胫上热痒即愈(《脚气论》)。沈乾一曰:近时发明此药,为糖尿病特效药(《汉药神效方》)。华实孚先生曰:上海天厨味精厂创办人朱蕴初,患糖尿病,延医诊治,注射糖尿病最新特效药因苏林无效,遂有人劝吴改服中方黄耆、山药。吴君曾留学日本,精解化学,乃日服黄耆,而亲验其小便,一星期病如故,吴再易山药服之,亦日验其尿,自服山药后,尿中糖分,逐渐减少,未几病即霍然。又曰西人论糖尿病疗法之外,以戒糖及禁止五谷粉食为紧要摄生法,因淀粉经消化作用,可变为糖,而使糖尿增剧也,余以为糖尿病绝对忌糖,乃西医因噎废食,消极的办法,须知糖尿病之原因,为淀粉质新陈代谢机能,不趋正轨所致。盖患者肠内所吸收之淀粉糖质,已不似常时之贮藏于肝内,其大部分均入血液,而自尿质排出,今再禁绝食料中之糖质,是出纳不相符,而人体中需要之糖质,必日形亏乏。故凡患糖尿病者,若将淀粉类食物完全禁止,即将发生危险,国医以山药治糖尿病,一方面山药富于淀粉,能增加人体中缺乏之糖质;另一方面山药有收涩之性,更能遏止人体向外渗漏之糖质。准上言之,西医治糖尿病禁止食糖,未必于病有益,国医用含有淀粉之山药,而病竟能愈。嗣后山药治糖尿病,果屡试而屡验,则西医治糖尿病绝对忌糖之学理,将有根本动摇之一日也。

【禁忌】 脾虚有湿者。

【编者按】 近世治胸痹、胃脘痛、呕吐清水、吞酸嘈杂等症,一律用辛香开泄,或辛开苦降为治,于是吞酸嘈杂之胃病,竟无适当治法。《临证指南医案·脾胃门》曾以脾胃分治立论,其言曰:太阴湿土,得阳始运,阳明阳土,得阴自安,以脾嗜刚燥,胃嗜阴柔也。叶氏此说,余以为信然,故予每遇吞酸嘈杂,恒和其胃而不运其脾,山药、扁衣、云苓、薏仁、粳米、甘草、谷芽,均和胃之妙品也,治吞酸嘈杂,虽不能立时见效,其病亦必稍杀。间尝考之西医籍,胃酸过多症,其痛常发于食后二三小时,或空腹时,如投以蛋白质或亚尔加里剂(按即小苏打之类),痛可缓解。夫山药固富有蛋白质者,以此治胃酸过多之嘈杂,适合之至,设医者不解此法,以芳香运脾,或辛开苦降之药,治吞酸嘈杂,势必亢进胃黏膜之分泌,而病益增剧。吾兄衡之尝言,叶氏疗伤寒温病甚短,而杂病则间有可采处,今以脾胃分治治法观之,其说信矣。又近世以山药治虚劳咳嗽,盖山药富有蛋白质之故也。

何 首 乌

【名称】 释名,《大明本草》曰:其药本草无名,因何首乌见藤夜交,何即采食有功,因以采人为名。唐《李文公集·何首乌录》云:僧文象好养生术,元和七年,朝茅山,遇老人于华阳洞口。告僧曰:汝有仙相,吾授汝秘方,有何首乌者,顺州南河目人,祖能嗣,本名田儿,天生阉嗜酒，年五十八，因醉夜归，卧野中，见藤相交，久乃解，解合三四，心异之，遂掘根晒而干之。有乡人袁良，戏使之饵，经七宿，忽思人道，娶寡妇曾，遂生男，乡人异之。十年生数男，俱号为药，年160岁乃卒，男女19人。子庭服亦160岁，男女30人。子首乌服之，年130岁，男女21人。有李安期者，与首乌乡里亲善，遂叙其事传之云。审是，则唐以前本草，并无是名，其药本为交藤，因何首乌服食，年百余岁而发犹黑，遂以名之尔（节郑文焯《医故》）。别名地精、陈知白、马肝石、桃柳藤、九真藤、赤葛、红内消。

【科属】 蓼科。

【产地】 自生于各地之山野。

【形态】 为蔓草类植物，春月从宿根抽茎，缠绕他物，长及丈余，茎蔓呈紫色，叶似薯蓣而无光，作心脏形，前端尖皆互生，秋季于蔓梢叶腋，缀穗状细小白色花，花后结实。类蓼实，根蔓延甚长，似瓜楼根，数块相连，小者如番薯，大者如甜瓜，质坚硬，表面多凹凸，赤褐色者，谓之赤何首乌，白色者谓之白何首乌。

【药用之部】 根、藤。

【修治】 竹刀刮去皮，切片，入柳甑砂锅上，九蒸九晒。

【性味】 味甘微涩。

【成分】 含有克利琐反酸 chrysphansxure。

【用量】 小量三钱，中量五钱，大量两许。

【效能】

（1）《开宝》：瘰疬，消痈肿，疗头面风疮。治五痔，止心痛，益血气，黑髭发，悦颜色。亦治妇人产后，及带下诸疾。《大明》：久服令人有子，治腹脏一切宿疾肠风。好古：泻肝风。时珍：茎、叶主治风疮疥癣作痒，煎汤洗浴甚效。（按：首乌之藤，名夜交藤，时医用治失眠）。

（2）汪颖曰：能止诸疟，大约疟邪入阴分，久而不解者，必须此。毒痢下纯血，诸药不效者，亦用之有神。黄宫绣曰：何首乌诸书皆言滋水补肾，黑发轻身，备极赞赏，与地黄功力相似。独冯兆张辩论甚析，其言首乌苦涩微温，阴不甚滞，阳不甚燥，得天地中和之气。熟地、首乌，虽俱补阴，然地黄则专入肾而滋天一之真水；首乌专入肝经，以为益血祛风之用。一为峻补先天真阴之药，故其功可立救孤阳亢烈之危；一系调补后天营血之需，以为常服长养精神，却病调元之饵。先天、后天之阴不同，奏功之缓急轻重，亦有大异也。况名夜合，又名能嗣，则补血之中，尚有化阳之力，岂若地黄功专滋水，气薄味厚，而为浊中浊者，坚强骨髓之用乎（《本草求真》）！

（3）用为强壮药，以治消削病，久服易得孕，又用于间歇热（《和汉药物学》）。朝夕饮何首乌、葡萄酒，有强壮之功效（房雄）。

（4）曹拙巢先生曰：何首乌有滋养之力，而性滑利，能使人洞泄。尝有江阴人盛姓医制服之，其人素肥胖，服后大泄，连服则连泄，惧而止。袁淑范曰：克利三琐反酸 chrysph nsaure 为安忒拉庆 aathrachinan 之诱导体，非何首乌特有之成分，例如大黄旃那等，即其例也，是等物质，在临床上皆用为下剂。依此等之例，与化学及药物学上的实验推论时，何首乌似非如世人所信为天下成仙之妙药也。惜余未能见经过百年或二百年之何首乌，及继续持长一年或数个月用同一动物试验之，如能连日持长服用，或能有如古人所云之齿落重生，返老还童，其效力能在近来流行之爱恩斯坦博士返老还童法以上。然以现今所知范围以内，何首乌亦不过一缓下剂耳，即有如大黄等能惹起肠管刺激作用也。然近来闻信用何首乌之效力，持长连用人之言曰：何首乌非常用无效，如连用三四个月时，确能整理肠胃云云。诚如其言，胃肠消化不良，食物停滞于肠管，因而便秘之人；又不良毒物停滞于肠管内，因而下利之人。由此而食欲不振，荣养不良，连用适量之何首乌时，因能与肠管以轻度之刺激，其结果能扫净肠管内容，亢进肠管壁之紧张性，因之肠管之运动消化及吸收亦强盛，食欲亦因之而振，荣养亦因之而恢复，气力增加，至今体弱无子之人，亦因之而得子，此亦非不可能之事也。又云：能治妇人产后带下诸疾者，盖连用何首乌时，如上述能恢复一般荣养状态，同时又能刺激肠管，故骨盆腔内诸藏器之血行，亦因之而变化，因之病得全愈，此亦在吾人理想所能推及之理也。如上服用何首乌，有时或亦有效，证之于动物实验，何首乌虽无毒性，然肠管锐敏之人，服何首乌起峻泻，衰弱之人欲强壮，服何首乌，反更衰弱等之例，虽稀亦有见闻，愿诸君当斟酌用之。由以上所述，可得到下面之结果，何首乌依动物试验成绩推断时，对于因消化器之障害，所发生衰弱证，虽有几分之效力，然绝非如古书记载，药商广告，为天下之妙药也。（节录《民国医学杂志》一卷六号）。顾惕生先生曰：日本人咸称何首乌治痨，鄙人亦尝试服，首乌与六味丸之主药地黄，皆含铁之有机物。服首乌之法，每首乌一升，加茯苓半斤，咳者加五味子半斤，欲求子者，加枸杞半斤。中药不但令人愈病，且能令人有子，斯为奇也（节录《医光》一卷二期“肺劳病食养疗法”）。

【禁忌】 胃肠衰弱者慎用。

【编者按】 何首乌据籍记载，民间传说，滋肾益肾之力甚强，今袁淑范君论其功用，仅为一缓下剂。拙巢先生又言其性甚滑利，则古今传说，似已不可尽信。袁君解释其奏效之由，亦委曲人理，但据予个人用首乌延寿丹之经验，则未见有泄泻之弊，此殆多方制炼，药性减杀，配药又多，首乌力分而薄，故遂无泄泻之弊欤。顾惕生君以首乌与茯苓同用，此于胃肠不健者为宜，惟肺病加五味子，则尚待斟酌耳。

附　首乌延寿丹方

何首乌七十二两，豨莶草十六两，菟丝子十六两，杜仲、牛膝、女贞子、桑叶各八两、忍冬藤、生地各四两，桑椹膏、黑芝麻膏各一斤，金樱子膏、旱莲草各一斤，酌加炼熟白蜜捣丸。

石　钟　乳

【名称】 学名 *Stalacto*（注：今作 *Stalactites*）。别名留公乳、虚中、芦石、鹅管石、夏石、黄沙石。

【释名】 时珍曰：石之津气，钟聚成乳，滴溜成石，故名石钟乳。芦与鹅管，像其空中之状也。

【原矿物】 酸素盐类中之碳酸盐类矿物。

【品考及产地】 吴仪洛曰：出洞穴中，石液凝成，垂如冰柱，如鹅翎管，碎之如爪甲光明者真（《本草从新》）。《古方药品考》曰；其形如指，色白或褐，又如翅管，中空透明轻虚者，名鹅管石，俱为上品；形长大质粗、中充实者为下品。时珍曰：按范成《大桂海志》所说，甚详明，云桂林宜融山洞穴中，钟乳甚多，仰视石脉涌起处，即有乳床，白如雪，石液融结成者，乳床下垂，如倒数峰小山，峰端渐锐且长，如冰柱，柱端轻薄，中空如鹅翎，乳水滴沥不已，且滴且凝，此乳之最精者，以竹管仰承取之，炼治家又以鹅管之端，尤轻明如爪甲者为胜。小泉荣次郎曰：凡含有碳酸之水，透过石灰质之地层，溶解为碳酸石灰，此水自洞穴之上，滴沥下降之际，接触空气，放散溶存之碳酸瓦斯，而析出结晶性之中性碳酸石灰，渐次下垂，凝结而为冰柱状，是为钟乳石。又其滴沥而下，再由下盘旋凝结而上，则为石笋，亦称石床。钟乳石因其生成之状态，自昔即有种种名称。别之如下：孔公孽，一名孔公石，次于钟乳，状如牛羊角，中有孔，附垂于石，如木之有萌孽。殷孽，一名姜石，生于石上，如木之孽，亦盘结如姜，此即孔公孽之根也，但以附石生而粗者为殷孽，接殷孽而生，由渐空通者为孔公孽，接孔公孽而生者，为钟乳。盖殷孽如人之乳根，孔公孽如乳房，钟乳如乳头也。石床，一名乳床。或称逆石，亦作石笋，钟乳水滴下凝结而生，俨如竹笋，久则渐与上乳相接为柱。石花，一名乳花，乳水滴石上，散如霜雪，日久积成如花者也。土殷孽，一名土乳，即钟乳石之生山崖土中者，人亦掘为石山，以供玩赏，不知其为土钟乳也（《和汉药考》）。

【形态】 为白色或灰白色之冰柱状矿石，长短不一，其横断破碎面，有自中心向外作放线状之条理，透明，质重。

【修治】 研煅。

【性味】 味淡。

【成分】 含有碳酸钙 $CaCO_3$。

【用量】 一钱至八钱。

【效能】

(1)《本经》：咳逆上气，明目益精，下乳汁。《别录》：益气补虚损，疗脚弱疼冷。甄权：主泄精，寒嗽，壮元气。《大明》：补五劳七伤。

(2) 张石顽曰：肺气虚寒，咳逆上气，哮喘痰清，下虚脚弱，大肠滑泄不禁等疾，功效无出其右。《本经》：主咳嗽上气，取其性温而镇坠，则气得归元，而病自愈（《本经逢源》）。黄宫绣曰：虚滑遗精者，服此立能有效（《本草求真》）。

(3) 林天定曰：内服其粉末，可治喘息肠炎，及乳闭等病（《台湾药物学》）。用作眼科药（《和汉药考》）。

【编者按】 本品在古代仅供方士及士大夫等服食之用，入药甚鲜，近世亦只于感寒咳逆方中，用为副药。其实本品可用于肺痨，吾家太炎先生，谓久服则有促进病灶石灰化之作用，并谓六朝人常服炼制之石钟乳，故多病痈疽发背，而肺病则绝少。近人不服石钟乳，少疽发于背之变，而肺痨则比比皆是矣。太炎先生论肺痨消长之故，虽不得为定论，然以石钟乳治肺，则绝合学理，石钟乳一经炼制，其性极热，是以易发痈疽，若生用或略煅，则其性微温，杂滋阴药中同用，决无流弊，读者无疑虑为也。

药物学卷四

丹徒　章次公　编著

菊　花

【名称】 学名 *Chrysanthemum sinensis*（注：今作 *Chrysanthemum morifolium* Ramat.）。别名女华、金蕊、更生。

【科属】 菊科。

【品考及产地】《用药须知》曰：菊花有白、红、黄三种，俱入药，而以色黄味甘者为上，若辣者不用。《古方药品考》曰：更有野菊，一名苦薏，花亦作黄色，惟瓣短小，且味苦气香，此与甘菊功用不同。产滁州、杭州、池州者佳。

【形态】 多年生草本，茎之下部，稍带木质，叶卵形，有缺刻及锯齿，叶柄长，互生，秋末开花，头状花序，周围之花舌状花冠，中部之花筒状花冠，又因培养之故，头状花序中之花，有全为舌状花冠者，此菊变种甚多。

【药用之部】 花。

【修治】 阴干。

【性味】 味甘带苦。

【成分】 含有精油（《科学》十七卷九号）。

【用量】 钱半至三钱。

【效能】

（1）《本经》：主风头眩肿痛，目欲脱泪出，恶风湿痹。《别录》：疗腰痛去来陶陶，除胸中烦热。甄权：治头目风热，风旋倒地，脑骨疼痛，身上一切游风，令消散，利血脉，并无所忌。《大明》：作枕明目，叶亦明目，生熟并可食。元素：养目血，去翳膜。

（2）张石顽曰：为去风热之要药，故《本经》专主头目风热诸病，其治恶风湿痹者，以其能清利血脉之邪，而痹湿得以开泄也。观《金匮》侯氏黑散，《千金》秦艽散，俱用菊花为君。时珍所谓治头目，其旨深哉。野生者名苦薏，可捣涂痈肿疔毒（《本经逢原》）。沈金鳌曰：菊花并茎叶打汁饮，可治疔疮，以滓外敷，红线疔尤为要药，经疏曾及此（《要药分剂》）。

（3）《和汉药物学》曰：昔时应用于绿内障患者之剧甚头痛。《和汉药考》曰：从前日本医家，每制为菊酒或菊油用之，菊油出日本之萨摩，立冬前后，入山采摘野菊，晒干，用水蒸气蒸馏之，使成挥发油质，透映带绿色，为有野菊香之液体，味微苦，有冲动镇痉之效。医治功用极多，头痛涂擦；腹痛仍服用；眩晕涂擦头部及胸膛，仍服用；齿痛涂布颊部痛处；腹痛下泻，涂擦腹部，仍服用；眼病和水敷之；金疮、汤火伤、螯伤等，各涂擦伤口；淋痛、尿道闭塞，涂布尿道孔，仍服用。

【编者按】 编者在红十字会医院，常遇妇女之素善郁怒，以致头晕头痛，脉舌略带实热者，每用菊花、薄荷、钩藤等，更协以生地、生首乌、生白芍、决明、牡蛎等，往往而愈。此病在旧说谓之肝阳，实际上此等病多为轻度之脑充血，郁怒为脑充血重要原因之一，妇人善郁怒，故多此症。菊花、薄荷等有清凉镇痉之效，足以减少病者之痛苦，而首乌、生地等则有降低充血之力，此其所以效也。

防　风

【名称】 学名 *Siler divaricatum*［注：今作 *Saposhnikovia divaricata*（Turcz.）Schischk］。别名防丰、屏风、曲方氏。

【科属】 伞形科。

【品考及产地】 出山东青州者为最佳。

【形态】 为多年生草本，有多数分岐，直立茎，苗高七八寸至二尺，叶为互生三回羽状之分裂叶，其裂片呈绿白色，末端稍尖而微长，质稍硬，带有光泽之茸毛，夏秋之间，发生花茎，缀复伞形花序，五瓣白色之小花，结黑色之种子，名曰防风子，地下所生之根，长二三尺，甚肥大，外面呈黄白色，药用寻常採取二年生之根，剖视其横断面，为两层轮形，中心白黄色，其外绿褐色，外轮深黄色。

【药用之部】 根。

【修治】 洗净切片用。

【性味】 甘温。

【成分】 主要分为甘露密醇（mamat），含有多量之淀粉（房雄）。

【用量】 一钱至三钱。

【作用】 袁淑范曰：依中尾万三博士之研究曰，防风之主要成分为“甘露密醇”，以药理学言之，只有缓泻袪痰，及极弱之麻醉作用《民国医学杂志五卷一号》。

【功效】

（1）《本经》：大风头眩痛，恶风，风邪风行周身，骨筋疼痛。《别录》：烦满胁痛，风头面去来，四肢挛急，字乳金疮内沥①。《大明》：风赤眼及瘫痪。元素：治上焦风邪，泻肺实，散头目中滞气，经络中留湿。

（2）张石顽曰：其治大风头眩痛，恶风，风邪等病，其性上行，故治上盛风邪，泻肺实喘满，及周身痹痛，四肢挛急，风眼冷泪，总不出《本经》主治也。《经验》曰：治妇人风入胞门，崩中不止，独圣散用一味防风，面糊酒调丸服，然惟血色清稀而脉浮弦者为宜；如血色浓赤，脉来数者，又属一味子芩丸证，不可混也。邹澍曰：今之贲豚、痫痓，女子疝瘕，非积于下者耶。大风头眩痛，恶风，风邪，非积于上者耶。风寒击金疮，泄其一处，诸处护卫皆疏也。浚其源使来者自盛，则护卫乃密矣，故其功系之独活。风行周身，骨筋疼痛，烦满，诸处皆有阻，非一处之病也。若更浚其源②，使之畅行，其功③不得不属防风矣。张隐庵曰：李东垣曰，防风治一身尽痛，随所引而至，乃卒伍卑贱之职也。愚按：神农以上品为君，羌活、防风，并列上品，

---

①沥，原作痓，据《本草纲目》引《名医别录》改。

②源，原作流，今据《本经疏证》防风条改。

③功，原脱，今据《本经疏证》防风条补。

俱散风治病，何以贵贱迥别，后人发明药性，多有如是谬妄之论，虽曰无关治法，学者遵而信之，陋习何由得洗乎。

(3) 冈崎桂一曰：防风专治感冒及痛风甚效。房雄曰：防风根可作中风预防药，但主要效用，却可作缓和的发汗药，治疗感冒和痛风，最有功效。

【编者按】 时方以本品为辛温解表药之要药，大致此药确有发汗能力，但稍弱耳。《本经》《别录》以此药主风行周身，骨节疼痛，四肢挛急等，则袁淑范根据药理，谓其具极弱之麻醉作用，亦堪信也。纪文达《阅微草堂笔记》载防风能解砒毒，服之大吐，砒出可不死，疑本品大量，有催吐作用也。

犀　角

【学名】 *Rhinoc rous-horn*[注：曾有3种犀角供药用，分别是*Rhinoceros unicornis* L.，*Rhinoceros xondaicus* Desmarest *Rhinoceros sumatrensis*(Fischer).]。别名低密。

【原动物】 犀为脊椎动物哺乳门，有胎盘有蹄类。

【品考及产地】 曹炳章曰：按《岭表录异》云：犀牛似牛形而猪头，脚似象，蹄有三甲，首有两角，一在额上为兕犀，一在鼻上较小，为胡帽犀。鼻上者，皆窘束而花点小，多有奇纹。牯犀亦有两角，皆谓毛犀，俱有粟纹堪为腰带。千里犀中或有通者，花点大小奇异，固无常定，有编花路通，有顶花大而根花小者，谓之倒插通。此二种亦五色无常矣。若通处黑白分明，花点差池，计价巨万，稀世之宝也。予久居番禺，诸犀各曾经眼。又有坠罗犀，犀中最大，一株有重七八斤者，云是牯犀额，上有心花，多是撒豆斑色，斑散而浅者，治为杯盘之用。又有骇鸡犀、辟尘犀、辟水犀、光明犀，此数犀但闻其说，不可得而见也，录之以备参考。《海岛逸志》云：犀牛大过于牛，皮如荔壳；而纹大如钱，背皮如马鞍，以覆其项，头似鼠，嘴似龟，足臃肿如象，好行荆棘中，喜食藤刺，头一角在鼻梁，世所绘其角在额头者，非也，此余所目睹其行林中，触树多折，此头一角，或即牸犀也。沈萍如云：犀角本草载出西番、南番、滇南、交广诸处，有山、水、兕三种。山犀易得，水犀难见，并有两角，鼻角长而额角短，水犀皮有珠甲，山犀则无。兕即牸犀，止一角在顶，纹理细腻，斑白分明，不可合药，其纹如鱼子形，谓之粟纹，纹中有眼，谓之粟眼，黑中有黄花者为正透，黄中有黑花为倒透，花中复有花者名重透，并名通犀，乃上品也。花如椒豆斑者次之。《羌海杂志》云：犀牛皮厚而无毛，鼻上生一角，且亦自能解角，角藏于岩穴中，猎人以如其形之木角易之，则次年解角，仍藏原处，否则更易他处，不复再见矣。今就市上所通行者，惟暹逻角为最佳品。其外有礌根，盘内有蜂窠形，中凸出如墩，两畔陷纹粗，刨片白多黑少为上品。交趾产者外无礌内无墩，纹较细者次之。又有一种天麻角，性硬更次。云南产者，角尖长，其气臭，最次。凡犀角必须采辨的真暹逻角为要，须看色黑劈开处直纹粗丝者为妙，尖上头圆更佳《伪药条辨》。暹逻国出者，内有暹礌者地道。另有一宗天麻角，其气臭极最次，要细长透黑者妙《药物地道录》。

【形态】 犀为牛类，好栖息于池沼湖泽等阴湿之地，其出也必数头为一群，体亚于象，肥大而稍黑，皮厚而坚，颈肩腰部具极深之皱襞，俾体之运动可以自如，其足三趾，末端有蹄，头稍带三角形，上唇突出下唇之外，无大齿，鼻上之皮肤变而为尖锐上挺之物，或一或二，谓之犀角。从前欧洲寒地，犀之孳生殊繁，今则已绝其种，仅亚非两洲之热带地方，犹见有栖息者。在亚洲者，为印度犀，体长一丈二尺，高六七尺，鼻上有尖物，故名角犀，皮多皱襞，全身有粟瘤，具粟眼，因此所得犀角，又有粟纹角、粟眼角等别名。在非洲者，体[①]长丈余，高五尺许，鼻上之尖物有二，一前一后，但较短，故名二角犀，皮肤之皱襞似甲，其性凶暴，甚于印度犀。犀角为角质状之一种尖形物，微弯曲，有刚毛，大抵牡者为短，牝者为长，最长者可二三尺，寻常多七八寸或尺许，底部阔五六寸，其色不一，或外面淡褐绿色，内作黄色，中央黑色，或为黑白两种，或黑色相和，角尖为胜，入药以用黑色者为佳品。故乌犀角之尖最着，试以锯纵解之，见为粗糙之纤维状，然稍滑泽《和汉药考》。

【药用之部】 角。

【修治】 剉末，磨冲。

【性味】 味苦微咸。

【成分】 含碳酸石灰、磷酸石灰、胶质等。

【用量】 三四分至钱半。

【作用】 刘曜曦曰：就袁君淑范所研究之成绩，约略述之如次：

（1）犀角之热浸液，或其水蒸气溜液，试之于蛙、二十日鼠、家兔等，均无惹起中毒症状之弊。

（2）犀角试之于发热之家兔，无解热作用之可言。

（3）犀角试之于正常动物时，对于该动物之心脏，无强心作用，但试之于心脏衰弱者，则确有强心作用。

（4）将犀角液注入于试验动物体内，则该动物之白细胞，即减少原数 1/5，或 1/2（《民国医学杂志》七卷四号）。

【主治】

（1）《本经》：百毒蛊疰，邪鬼瘴气，杀钩吻、鸩羽、蛇毒。《别录》：伤寒、瘟疫、诸毒气。《药性》辟中恶毒气，镇心神，解大热，散风毒。《日华》：治心烦止惊，镇肝明目，安五脏，补虚劳，退热消痰，解山瘴溪毒。时珍：磨汁治吐血、衄血、下血，及伤寒蓄血，发狂、发黄、发斑，痘疮稠密、内热黑陷、或不结痂，泻肝凉心，清胃解毒。

（2）沈金鳌曰：犀角性走散，比诸角尤甚，故能清心镇肝，入胃而化血解热消毒也。张石顽曰：足阳明胃水谷之海，饮食药物，必先受之，故犀角能凉血散血，凡蓄血、惊狂、斑痘之证，皆取以通利阳明血结耳。其治吐血、衄血、大小便血，犀角地黄汤为专方。若患久气虚，又为切禁，以其能耗散血气也。痘疮之血热毒盛者，尤为必需，然在灌浆之时，又为切禁，以其能化脓为水也《本经逢原》。刘江潜曰：方书用兹味主治中风证居多，皆见恍惚闷乱，昏烦不语，及謇涩、谵错颠倒，舌强失音等证。张秉成曰：犀为水兽，专解一切水毒，入心胃血分，凡吐血、衄血、阳毒发斑等证皆可用之。

（3）石原保秀曰：用于强壮，解毒解热等《汉药神效方》。林天定曰：治痘疮、肺炎有着效《台湾药物学》。福井枫亭曰：犀角所主，多在吐血、衄血《先哲医话》。

（4）刘曜曦曰：犀角对于已衰弱之心脏，则确有强心作用，然泛用之以解毒或解热剂，则未可也，可知犀角之能收效者，盖由其具有强心作用耳（《民国医学杂志》七卷四号）。章太炎先生曰：仲景方未有用犀角者，本草谓犀角解毒。《千金》、《外台》方中多以犀角止血，故凡大吐衄、大崩下、或便血等，多以犀角治之，盖犀角有收缩血管之功能也。阳病原有自汗，今反

---

①体，原作礼，据文意改。

以犀角收之，于是将邪逼入肠胃，神昏谵语，自然起矣。人每不明此理，以为神昏谵语，总是邪入心包，因此犀角之误服，终不了然，惟陆九芝为能知之耳。

【禁忌】 缪仲淳曰：能消胎气，孕妇忌服。

【编者按】 以犀角治热病，不知始于何时，大致是苏医作俑，尝测若辈心理，以为犀系神物，可以镇定心灵，故以其治邪陷心包，谵语神昏。降及今日，市医以为以上诸证，每与循衣摸床，手足痉动并发，循衣摸床，手足痉动，市医所谓热极生风之候，于是遂误会其祖师（苏派之祖师）用犀角镇定心神之初意，而以犀角为定风泄热之圣品。更以古人吐血、衄血，多用犀角。吐血、衄血，在苏派医生病理学上，为热势上炎，故视犀角为退热药之观念，益加深固，夫病而至于神昏谵语，手足痉动，急下存阴，尚虑其不救，尔时以此无足轻重之犀角为主药，尚冀其有生望耶。抑更有进者，吾人即承认犀角为退热药，然而病至于谵语神昏，手足痉动，三四分之犀角，杯水车薪，曾何济于事。恽氏钱樵，曾有流行性脑膜炎效方及说明之露布，就中有犀角三分，其理由为犀角可以弛缓神经，且与胆草调协，则升清降浊。犀角之所以弛缓神经，或为恽氏所发明，但犀角能升清之说，则不免错谬。升清二字，何所根据，若以犀角生当犀牛之头部，故可升清，然则《千金翼方》以犀角治尿血，《太平圣惠方》以犀角治下血，岂亦升清之用耶?!

蟾　酥

【名称】 学名 *Toad-cake*（注：有 2 种蟾蜍的蟾酥入药，分别是 *Bufo bufo gargarizans* Cantor 或 *B. melan ostictus* Schnieder）。别名月魂、蟾宝。

【原动物】 蟾蜍为两栖门无尾类之动物，本品即蟾蜍表皮腺分泌之乳白色毒液所制成。

【品考及产地】 蟾蜍生江湖池泽间，江浙为其主要产地。曹炳章曰：按鲍叔真《医方说约》云：蟾酥乃治诸毒之要药也，制合得宜，敷、服皆可用。无锡出者，中有竹节痕。浙江杭、绍出者，为片子酥，粉质少者亦佳。山东出者为东酥，色黄黑，味麻辣。酥本无定色，但验其粉之轻重以为衡，如看成色，以水一碗，放入水，将酥化开，如见水即变色，水面有泡沫者真。伪者见水不动，而粉质渐露矣《伪药条辨》。采治方法：用竹针刺蟾蜍眉间，使分泌白汁，或置蟾蜍于水缸中盖好，留一小孔，以竹枝刺，令痛及愤怒，则皮腺自然分泌白色毒液，然后以面粉和混为块《和汉药考》。取蟾酥之法不一，或以手捏眉棱，取白汁于油纸上，或以胡椒及蒜诸辣物纳口内，则蟾身白汁出，以竹篦刮下，面和成块干之（时珍）。

【形态】 蟾蜍大约四五寸，外观作灰褐色或赤褐色，皮肤多疣，有粗大之耳腺，蟾酥为蟾蜍分泌物与面粉混和之制品，其形不一，惟外面稍觉滑泽，现黑褐色，其破碎片之尖端，透映而作褐色，味辛烈，其粉末如人眼内及鼻中，即发肿痛，水能次第溶解。

【性味】 辛温。

【成分】 久保田晴光曰：蟾酥有效成分之研究，在日本则有清水儿玉博士等，蟾酥中所存在物质有四种，如次：①如 cocain（科卡音）样之局所麻醉性物质。②如 adrenalin（肾上腺碱）样之血管收缩性物质。③如 digitalis（毛地黄）样之强心性物质。④如 pik otoxin 样之中枢神经兴奋性物质。蟾蜍之成分为加玛茵（camain），一名布佛托克新（bufotoxin）（房雄）。王朝滚曰：据最近之研究，蟾酥之成分，可分下列三类：（A）血压增加素（pressor principle），主要者有肾上腺精（epinephrin）。（B）蟾蜍毒素（toxic principie）cinobufagin 及 cinobufotoxin（C）其他成分蟾脂脂肪酸等（《医学》创刊号）。

【用量】 二厘至五厘。

【作用】

(1) 生理作用。王朝浚曰:自蟾酥中提出肾上腺精,其生理上之作用,使血管收缩及血压增进(《医学》创刊号)。

(2) 药理作用。cinobufagin 之结晶体,其药理作用颇与洋毛地黄相似,cinobufotoxin 之药理作用,与洋毛地黄亦有相似处,较 cinobufagin 更毒(同上)。加玛茵之作用,极似实芰答利斯(毛地黄),有使心脏作用强盛之效,用此药后,脉搏减少,脉之容量加大,尿量增加,若其作用再稍加剧,即诱起心脏收缩性之休止,然无使血液溶崩之作用。又动物对此毒质,不能享受免疫性,其毒力远不若实芰托扣希与地玛林。此毒质 1/3,约当实芰托扣希与地玛林 1/4,而其有效量与中毒量之相差,又较他种强心药为甚。即如实芰答利斯之制剂,虽奏强心之效,然常有蓄积作用,而此则无之。试投加玛茵,其心脏作用,尤为迅速,以其易于吸收故也(《卫生试验汇报》第 15 号)。

【效能】

(1) 甄权:小儿疳疾脑疳。《日华》:酥同牛酥或吴茱萸苗汁调摩腰眼阴囊,治腰肾冷,又疗虫牙。

(2) 宗奭:治齿缝出血,及牙疼,以纸纴少许按之,立止。

(3) 时珍:辛温有毒,善开窍辟恶搜邪,惟诸闭证救急诸药方中用之,以开其闭,然服食总宜谨慎,或以少许置肌肤顿时起泡蚀烂,其性可知。研末时鼻闻之即嚏不止,故嚏药中多用之。

附　蟾皮

(1) 赵恕轩曰:此乃癞虾蟆皮也,能拔大毒外出,又能回毒,功效不可殚述。《纲目》蟾蜍条主治,皆全用,无单用其皮者。惟附方引孙真人《千金方》中,治肠头推出,用蟾皮一两,烧熏并敷。仅录其些小功用反遗其大者,故特着明补之(《本草纲目拾遗》)。

(2) 猪子博士曰:自其皮肤腺分泌之液,为白色乳糜样,有黏着性,于显微镜下照之,见脂肪颗粒及脂化上皮,其效用全与实芰答利斯相同,故欲以蟾蜍供治疗之用,宜用其皮肤,而其适应证为血行器病《和汉药论》。久保田晴光曰:蟾酥有科卡音样物质,故贴于疮疡,有镇痛之效,以其有肾上腺碱样物质,故有止血之功,可见古人用法,全与今日之药理,如出一揆也。

(3) 华实孚先生曰:蟾酥之用量,以《和汉药物学》为妥,每次 0.5 瓦,相当六神丸之 10 粒,蟾酥之成分分为加玛茵,类似毛地黄。干蟾皮中,亦有加玛茵存在,用为强心药以治水肿,每次可一钱至三钱。

【编者按】 本品之作用,类似毛地黄,故华宝孚先生以含有蟾酥之六神丸,为强心剂而使用之,此法实绝妙。盖国医之强心药,厥为附子、人参、黄耆等,此等药性属辛温,有时病家恒以病情忌热、忌温,畏虑而不肯服。例如小孩痧子后,动辄传变加答儿性肺炎,考西医治肺炎,无论其属加答儿性或格鲁布性,总以强心为主,毛地黄剂实为要药。在中土则痧子以后,试问附子、黄耆等药,病家敢予其爱儿服之耶?六神丸寻常均视为开泄剂、清凉剂,用于此等病,病家少所疑虑,吾人嗣后,盖便利不少矣。

麝　香

【名称】 学名 *Moschus*(注:有 3 种麝香供药用,分别是 *Moschus berezovskii* Flerov, *M. sifanicus* Przewalski, *M. moschiferus* Linnaeus.)。别名脐香、脐堂、四味臭、拔萃团、莫

诃婆伽。

【原动物】 属于哺乳兽双蹄类之麝香鹿。

【品考及产地】 曹炳章曰：麝为麞鹿类而无角。其尾甚短如山羊，形状虽笨，而腿力甚速，故猎捕甚难，腹下之脐，即名麝囊，割破其囊即得麝香矣。其肉因香气芬烈，土人视为美味，其囊之大小，关乎麝之年岁与强弱。产地首推西藏高山中，或喜马拉雅山，以及云贵等省之山内，东三省与蒙古亦产之。黄河以南虽产似麝，其实本草所谓香狸，非麝也。《羌海杂志》云：青海江拉希拉之间，重岩复涧，产麝尤多，大抵山有香麝，必有香气，远闻之香烈而略带腥，忽隐忽现，若即若离、麝穴愈近，而其腥愈不可闻，循其气味而寻之，百不失一。缪仲淳云：香有三品，一日遗香，是麝脐闭满，自于石傍用蹄尖挥落者，为最佳；二日膝香，亦佳；三日心急香，被诸兽惊恐遗落取得。此三者，皆为佳品。今时以陕西哈密出者，其色黄，香味浓厚者为佳；山西五台山出者，其壳如猪脬，亦佳；四川松盘山出，名蝙蝠香，皮厚有毛，亦佳；云南有一种无壳散香，色黑有骚气者次。大抵聚于蜀之打箭炉者，名川香；聚于云南者，名云香；陕西之兰州，名芥州香，皆良，其形圆，香气浓厚，历久不散；产于张家口以外，归化城以及内外蒙古者，名西口蝙蝠香；产于东三省，聚于营口者，名东口蝙蝠香，其形皆扁，气味微薄而带骚气，略次。盖麝香真色乃紫红与墨色，近世作伪者，将少许蝙蝠香，杂以多数之香料屑末搀入，且加以相当之颜料，形似真者。辨别真伪，大抵鼻嗅香气芬烈与微薄，以香料之香，与麝香之香显能分别。况真者气味不但袭人，且日久不散，伪者香不能袭人，稍久嗅之，已乏香气。尚有试法，亦可主判真伪，以炽炭火上，将香少许，弹于炭火上，真者如燃人发，其质爆烈，奇香四溢，伪者不但无香，且质如灰烬，以此试之，立分真伪。麝香内结有圆粒或长扁形，外纹光滑质坚，碎之香气逾常，即名为当门子，其功力较香胜数倍。亦有人工造作者，亦可试之，将当门子泡滚水内，真者依然坚结，伪者即化开矣《伪药条辨》。

【形态】 麝香鹿体如寻常之鹿，但矮小似野羊，长三尺，高二尺许，全身灰褐色，生长毛，自颈至脚，有白斑二条，无角无泪窍，耳长如兔，面颇长，上颚之犬齿，突出吻外而向下，长及三寸，昼间隐伏不出，入夜始出而觅食芳草，性懦怯，然善跳跃，虽六丈阔之溪崖，亦能一跃而过，逐之过急，则窘而隐窜。牡者有一腺囊，在脐与阴部之中间，充满分泌物，即名麝香，其囊谓之香脐，为似囊之包皮腺，形卵圆或轮圆，小者如金桔，大者如鸡卵，下扁平，上陷凹，有毛被之，中央有一小孔，毛密而回旋为放线状，外皮似革囊，膜殊薄，剥之有两层，膜中藏有香液，新鲜之际，稠厚如软膏，干则为大小不等之颗粒，于水可溶解 3/4，于酒精只溶解 1/2。

【修治】 去外囊，微研用。

【性味】 气芳香，味苦性温。

【成分】 德国西姆儿(Shimul)商会，从麝香分离克笃性液体，发见一种姆斯哥思(muskon)，为固有香气之主要成分，其余为哥来斯推斯，胆汁质，卵白质，阿姆尼亚，盐类，磷酸，加儿休谟等。稀酒精大约溶解其半量，无水酒精、哥啰仿、姆推来品油等极难溶解，小茴香、麦角樟脑、硫黄乳等混和之，或全干燥之，其香气消失，但用水湿润之，可再得。硫酸干燥之，失去水分大约 30%乃至 13%，灰分通例 6%乃至 8%。日本药局方不规定何种麝香，但阿姆尼亚臭强烈者，不堪药用(《同德医药学》五卷五号)。成自挥发性未详之有效成分，及脂肪胶质，蛋白质，纤维质，无机盐质，安母尼亚水分等(小泉荣次郎《和汉药考》)。

【作用】 其作用与樟脑及挥发油相似，能兴奋中枢神经系，对于呼吸中枢与心脏，尤有兴奋作用(《药理学》)。郑训曰：亢进呼吸机能血液循环，及皮肤蒸发分泌，投与少量，增进肠之作用，多量则起麻醉(《同德医药学》五卷五号)。至肠被吸收而入血中，使血液流动增速，至脑而激大脑神经，令精神异常兴奋，然时间甚短，万不及番木鳖之能延长数日之久也(《新中药》)。服大量则心悸亢进，机能过敏，胃部起温热之感，且被压迫，又能增多诸腺之分泌，及发汗利尿，甚或头痛眩晕(《化学实验新本草》)。

【效能】

(1)《本经》:辟恶气，温疟惊痫。《别录》:疗中恶，心腹暴痛，胀急痞满，妇人产难。《日华》:治溪瘴毒、疟疾。孟诜:治一切恶气，及惊怖恍惚。好古:疗鼻塞不闻香臭。时珍:通诸窍，开经络，透肌骨，解酒毒，治中气中恶痰厥，积聚症瘕。

(2) 倪朱谟曰:此药辛香走窜，能自内达外，凡毫毛肌肉诸窍，凡风、寒、火、气、痰涎、血、食，郁滞不通者，以此立开，入疡科用撤脓血，去死肌。入眼科，用退翳障，散瘀血。入妇科，用下难产，落胎孕。入婴儿科，吐风痰，定惊痫。取此辛香芳烈。借其气以达于病所，推陈而致新也(《本草汇言》)。黄宫绣曰:麝香辛温芳烈[1]，用以开关利窍，无处不到，如邪气着人，淹[2]闭不起，则关窍闭塞，必用此辛香，自内达外，邪始外出(《本草求真》)。

(3) 石原保秀曰:古来用于诸气、诸血、诸痛、痰厥、惊痫、症瘕、瘴疟，外用于辟邪解毒、堕胎、其他等，现今用于心脏病，或多量出血后虚脱，喘息痉咳，小儿痉挛，歇斯底里性痉挛等(《本草略解》)。麝香为行气药，治转筋药，凡肚疼抽筋，作闷作呕，及干咳等服之，均能疗治。又如妇人遍体不安，月经不调等症，服之亦能疗治(《化学实验新本草》)。

【编者按】 麝香之用，全在兴奋，所谓开闭辟恶，皆麝香刺激脑神经，兴奋其机能之故，古方苏合香丸、牛黄清心丸，皆用麝香，亦不外兴奋而已，凡兴奋药类能兴奋心脏机能，故热性病有虚脱之倾向者，投麝香之制剂，间能取效，以麝香有维持心脏之功能也。

茴　香

【名称】 学名大茴香 *Illicium verum*，小茴香 *Foenicuium*(注:今作 *Foeniculum vulgare* Mill.)。别名:大茴香，别名八月珠;小茴香别名莳萝，慈谋勒。

【科属】 大茴香为伞形科茴香属。小茴香为伞形科防葵属。

【品考及产地】 大茴香产吾国福建、广西，及日本、日耳曼等处，其子可入药，在古时希腊人已知之。小茴香各国皆产，在欧罗巴南方各国，多植于园圃中，作菜蔬，或插于食物中作美观。

【形态】 大茴香似卵形，色绿灰，面少有细毛;小茴香颗粒长圆，面凸背平。

【药用之部】 果实。

【修治】 阴干、生用、炒用。

【性味】 辛温。

【成分】 刘曜曦曰:大茴香含挥发油、树脂、橡胶、苹果酸、石灰、糖分、单宁等(《民国医学杂志》七卷五号)。刘米诺夫曰:含有5%的挥发油，以阿内妥尔(anethol $C_{10}H_{12}O$)、萨夫罗尔(safrol $C_{10}H_{10}O_2$)等为主成分(《自然界》六卷二号)。林莹曰:大茴香实之主成分，为大茴香油，含量有5%。大茴香油之主要成分，为anethol，含有60%。anethol为雪白叶状或

---

①辛温芳烈，原作气味香窜，今据《本草求真》麝香条改。

②淹，原作掩，今据《本草求真》麝香条改。

鳞片状之结晶体，其溶解点在摄氏表22.5度至23度，沸点在摄氏表223度至234度。大茴香油普通带淡黄色，其凝固点在0度以下，但anethol之含量多者，其凝固点上升在3度至5度时，即起凝固，大茴香油容易溶解于酒精，而作澄清之液(《医药学》三卷四号)。刘曜曦曰：小茴香主要成分为茴香油2.5%～3.5%(《民国医学杂志》七卷四号)。刈米诺夫曰：小茴香之茴香油其主成分亦为阿内妥尔(anethol $C_{10}H_{12}O$)的结晶性物质(《自然界》六卷三号)。

【用量】 七八分至二钱。

【作用】 林莹曰：大茴香油，有特异芳香性峻烈之气味，用于内服，刺激胃壁，使之充血，盛旺胃之机能，促进分泌及吸收，亢进食欲。大茴香油经胃到肠时，亢进肠之蠕动，抑制肠内瓦斯而驱除之。少量之大茴香油，不过轻度刺激胃壁，若用大量，则起强烈刺激症状，此时刺激胃壁，反射而起骨盘内脏充血热感，促进月经，且招流产。大茴香油入于胃肠时，易被吸收于体内，其一部分被酸化而与clykuronsure(减养糖酸)结合，一部分变为不明之化合物，亦有一部分在体内不变者。此等物质，在体内不久皆自肾脏排出，其经过肾脏时，刺激肾脏，且充血而增加尿量，但连用之则起肾脏症状及肾炎(《医药学》三卷四号)。

【效能】

(1) 大茴香，《唐本草》：诸瘘、霍乱及蛇伤。马志：膀胱胃间冷气，调中，止痛、呕吐。《大明》：治干湿脚气，疝阴疼，开胃下气。李杲：补命门不足。吴绶：暖丹田。小茴香，藏器：小儿气胀，霍乱呕逆，腹冷不下食，两肋痞满。《日华》：健脾，开胃气，温肠，杀鱼肉毒。李王旬：主膈气消食。

(2) 张秉成曰：茴香有大小二种，形如八角者为大茴香，如蛇床子者为小茴香，二者统治寒湿疝瘕，小肠、膀胱一切冷气，宣中辟秽，开胃止呕(《本草便读》)。黄宫绣曰：大茴香凡一切沉寒痼冷，而见霍乱、癫疝、阴肿、腰痛及干湿脚气。小茴香与大茴香功同，但其性力稍缓，不似大茴香性热，仍看症候缓急，分别用之[①]耳(《本草求真》)。

(3) 房雄曰：茴香可作健胃药，又可作驱除肠气药。石原宝秀曰：现今亦外用作芳香性洗涤液，及洗眼水等，内服用作健胃驱风祛痰，催进乳汁分泌，暖气疝痛等(《本草略解》)。小茴香之功用，能行气祛风，治小儿肚疼(《化学实验新本草》)。

【编者按】 茴香为疝气方中之要药，近人疏方，多用小茴香，实际上小茴香之力，不逮大茴香，吾人此后用茴香治疝气，不必定用小茴香也。

皂　荚

【名称】 学名 *Gledischia japonica miq*(注：今作 *Gleditsia sinensis* Lam.)。别名悬刀、鸡栖子、乌犀。

【科属】 豆科皂角子之荚。

【品考及产地】 《古方药品考》曰：皂荚来自中国者有二种，一为猪牙皂荚，质坚硬，栗壳色，阔二三分，长二三寸，反张者为上品；一为肥皂荚，形似扁豆而丰肥，中贮三四子，圆黑若无患子。日本产者类似猪牙皂荚，阔寸许，长六七寸，味淡薄不堪入药。其实为皂角子，刺针为皂角刺。

【形态】 为落叶乔木，各地山野，多有自生者，树高三丈，周围三尺，老树高至六丈，周围

①症候缓急，分别用之，原作症候，分别缓急用之，今据《本草求真》小茴香条改。

八尺，树皮色赭黑，初本平滑，后乃粗燥，终至割裂，干枝多刺，长三四寸许，刺上更岐生小刺，坚锐锋利，叶似槐叶，为一重至两重之羽状复叶，其小叶为卵圆形或长椭圆形，大五六分，约有二十片。夏间，叶腋发淡绿黄色之扁平小花，连缀而为短穗状，果实为荚果，长一尺，阔寸许，扁平巨大，厥状似刀，故有悬刀之名，秋时成熟，变黑褐色，遂弯捩而不正直，荚中藏种子十余枚，子坚实，稍扁平，似大豆，褐色有光泽。

【药用之部】 荚、子、刺。

【修治】 荚去外皮及子，但取白皮炙用；子煮软，剥去外皮及内部之子薏用；刺，烧存性用，或生用。

【性味】 辛温。

【成分】 含有萨坡宁（saponin）①。

【用量】 五分至钱半。

【效能】

（1）《本经》：风痹死肌，风头泪出。《别录》：疗腹胀满，消谷，除咳嗽囊结。《大明》：通关节，头风，消炎，杀虫，除中风口噤。甄权：破坚症，腹中痛。又将浸酒中，取尽其精。煎成膏，涂帛贴一切肿痛。宗奭：溽暑久雨时，合苍术烧烟，辟瘟疫邪湿气。汪机：烧烟熏久痢、脱肛。好古：搜肝风，泻肝气。时珍：通肺及大肠气，治咽喉痹塞，痰气喘咳，风疠，疥癣。

（2）张石顽曰：观《本草经》主治风痹死肌，头风泪出，皆取其去风拔毒，通关利窍，有破坚积，逐风痰之功。吹之导之，则通上下之窍；煎之、服之，则治风痰喘满；涂之、擦之，则散肿消毒，去面上风气；熏之、蒸之，则通大便秘结；烧烟熏之，则治臁疮、湿毒。其子烧灰存性，能治大肠风秘燥结，祛风逐秽之性可知（《本经逢原》）。黄宫绣曰：皂角刺气味辛温，功治略同，但其锋锐直透患处，溃散痈疽，及妒②乳、厉风、恶疮（《本草求真》）。

（3）石原保秀曰：荚用作冲动杀虫喷嚏药，用于偏头痛、缠喉风、祛痰等。刺，除用于以上各症外，用于诸疮。种子用于诸疮毒及诸疮等，末又用作缢死卒死等吹入药（《本草略解》）。果实可治毒肤病，尤能止疥癣与淫疮之痒（房雄）。刘曜曦曰：荚能杀虫，此外尚有除痰之效，其刺与荚殆同，且能医治诸种疮症，其实亦然《民国医学杂志》七卷三号。

【编者按】 皂荚有刺激性，能刺激气道，使痰液易于咯出，大便不通，亦可内服皂荚，以除积滞。《陆氏三世医验》制润字丸一方，内有皂荚一品，即取其刺激之用，为泻剂中之配合较善者，寻常须用泻剂之病，用此甚宜。附润字丸方：牙皂一两，橘红一两，杏仁二两，前胡、天花粉、枳实、山楂肉各二两，甘草三钱，槟榔七钱，半夏一两，生大黄十二两，水法丸，空心白滚汤下二三钱。

远　志

【名称】 学名 *Polygala tenuifoia willd*。别名细草、棘苑、阿只草、醒心丈。

【科属】 远志科。

【品考及产地】 产陕西及河南。《日用药品考》云：日本药铺呼肉远志，或姬远志者，柔润为上品；呼鬼远志者，硬而不润为下品；呼朝鲜远志者，大而硬，亦为下品；间有售本国产

---

①萨坡宁（saponin），后文音译为沙波宁，为皂甙，皂素，为同物。

②妒，原作妬，今据《本草求真》皂角条改。

者,其根细小,实不堪用云。

【形态】 远志为山野自生之常绿草,一根抽数茎,高达七八寸,叶互生作卵圆形或椭圆形,夏月于叶腋开花,有不整齐之紫色花冠,酷似荻花,后结大二三分扁圆形之实,中有小黑子,其根为灰黄或绛黄色,细根长三四寸,头结成团,为扭转形,或略有分裂之处,有横裂缝,有直皱纹如槽。有脊隆起,脆而易折。

【药用之部】 根。

【修治】 去心晒干用或焙用。

【性味】 苦温。

【成分】 袁淑范曰:自日人下山氏检出一种与辛依克(radix senegae)所含之苦味质(saponin)相同之辛依精(senegin)外,又检出一种不溶于水,及酒精中之中性化合物远志精(olnjitin)(《民国医学杂志》三卷六号)。本根之成分,依从前散见于书籍者列如下:①脂肪油及树脂。②痕迹之挥发油。③糖分7%。④辛涅仁2至5%。⑤黄色素。⑥林檎酸盐(《化学实验新本草》)。石原保秀曰:其成分未详,据云含有同茅香根(radix senega)中之茅香精(《本草略解》)。

【用量】 一钱至三钱。

【作用】 用以刺激消化器,尤能刺激咽头之黏膜,使发恶心,其作用与吐剂之恶心期相同,且又能刺激气道上部之黏膜,使之咳嗽,而存于气管、支气管之痰,因得容易咳出(《药理学》)。贴本品于黏膜,则麻痹局处之神经及筋质;内服大量,则一时甚兴奋,后至麻醉而死;适量则刺激气道而发咳嗽,更增加黏液之分泌(《化学实验新本草》)。

【效能】

(1)《本经》:咳逆伤中补不足。《别录》:定心气,止惊悸,去心下膈气,皮肤中热,面目黄。《日华》:妇人血噤失音。好古:肾积奔豚。时珍:治一切痈疽。

(2)缪仲醇曰:心气弱,心血少,馁怯易惊,梦寐多魇,神不守舍,怔忡健忘,失志阳痿等证,均须远志(《本草经疏》)。王东皋曰:远志肾经本分药也,其功专于强志益精,肾经不足,则喜忘其前言,腰脊不可以俯仰,毛悴色夭,《三因方》远志酒治痈疽,盖亦补肾之力尔(《握灵本草》)。

(3)小泉荣次郎曰:往昔将摄[①]涅瓦根译作远志,谓远志有祛痰利尿之功效,但古书则用作强壮药(《和汉药考》)。可作为祛痰药,治疗气管炎喘息痰咳等(房雄)。远志为化痰药,有行血气之性,又能令津液多生,药品中多用以治咳嗽(《化学实验新本草》)。袁叔范曰:今时中医,多用其根,而其根又含多量之苦味质,故今仅以代辛依克根,而其价格仅值其半,故日本在第四版《药局方》中,已收之于"局方"药之中矣,并于"局方"制剂中,亦添有远志糖浆一剂,以之代辛依克糖浆,用作祛痰剂使用矣(《民国医学杂志》三卷六号)。

【编者按】 远志古人多用以安神强志,无用以祛痰者,今西人化验所得,知远志含有与辛依克相同之苦味质,有祛痰之效。考《本经》言远志主咳嗽,足与西人相印证。经验上以远志祛痰,效果甚佳,用以安神强志,则不见特长,今后吾人对远志,但以祛痰之目的用之可矣。

莱 菔

【名称】 学名 Radish(注:今作 *Raphanus sativus* L.)。别名萝卜、温菘、土酥、紫花菘、雹突、芦葩。

---

①摄,原作辛,据《和汉药考》远志条改。

【科属】 十字花科莱菔属。

【产地】 各处多有。

【形态】 为一年生，或越年生草本，园圃种之，以供食用，茎高达三四尺，叶作羽状分裂，则硬而有毛茸，梢上分岐，开淡紫或白色四瓣十字花，作总状花序排列，后结荚形开果，根长大，白色多肉，作棒形或球形，莱菔子为扁平长圆形种子，大如麻子，表面呈黄赤色。

【药用之部】 根、子、茎、叶，俱入药用。苗叶为莱菔英，刈莱菔时，偶遗未尽，根留地下，枯瘦无肉，老而多筋，名地枯萝，或地骷髅。

【修治】 生莱菔捣汁冲用，或煎服。子炒研。莱菔英、地枯萝，俱煎服。

【性味】 辛温。

【成分】 主要者为地阿司他绥（diastase），由定量计算，约7%，次为葛罗哥 glucose（即葡萄糖），约占4.5%。取生莱菔根汁尝之，觉有辣味，今由分析结果，知含有4%之瓦来他 volatile，煮熟但后不觉味辣者，因瓦来他由蒸发而飞散，故民间谓治伤风咳嗽，宜生食之（《广济医刊》五卷八号）。主要素为 diastase（地阿司他绥）、glucose（葡萄糖），余为挥发油、纤维、水、灰（《新中药》）。含有莱菔油（《和汉药物学》）。其成分除水、淀粉、脂肪等外，含有多量糖化发酵素，即地阿司他绥（石原保秀《本草略解》）。

【用量】 生莱菔汁半杯至一杯子，一钱至三钱，莱菔英二钱至八钱，地枯萝二钱至六钱。

【作用】 入胃能助胃液消化淀粉，使造成多量之糖素，至肠始渐次吸入肠壁，而达血中，令血液氧化增进，肺藏之痰质，遂被迫而出（《新中药》）。

【效能】

（1）根。《唐本草》：散及泡煮服食，大下气，消谷和中，去痰癖，肥健人生捣汁服，止消渴，试大有验。萧炳：利关节，制面毒，行风气，去邪热气。《日华》：消痰止咳，治肺痿吐血，温中补不足。同羊肉、银鱼煮食，治劳瘦咳嗽。汪颖：同猪肉食益人，生捣汁服治禁口痢。宁原：宽胸膈，利大便，生食止渴宽中，煮食化痰消导。汪机：杀鱼腥气，治豆腐积。时珍：主吞酸，化积滞，解酒毒，散瘀血甚效。治五淋白浊，煎汤洗脚气，饮汁治下痢及失音，并烟熏欲死，生捣涂打扑汤火伤。

子。《日华》：研汁服，吐风痰。同醋研，消肿毒，下气定喘，治痰消食，除胀利大小便，止气痛，下痢后重，发疮疹。

莱菔英。以鲜莱菔英挂檐前风干，煎汤饮之，治喉痧初起甚良，亦可治赤白痢。

地枯萝。赵学敏曰：大通肺气，解煤炭熏人毒。《医学汇编》：陈年木瓜一个，地骷髅即萝卜种枯根四个，同煮煎汁，时常服一小盏，数日除根，气痞食痞俱治。

（2）景岳罨伤寒结胸法：凡病伤寒结胸者，其有中气虚弱，不堪攻击内消者，以此法外罨之，则津行邪散，其效如神。葱白头、生姜、生萝卜（此味须重用，无生者以子代之），葱姜各数两，萝卜倍之，共捣一处，炒热，用布或手巾包作大饼，罨胸前胀痛处。分两包，冷则更换，无不即时开通，汗出而愈。但不宜太热，恐炮烙难受耳。张石顽曰：菔子治痰，有推墙倒壁之功，长于利气，吐风痰，定痰嗽，皆利气之效。同苏子、白芥子为三子散，治痰喘胸满。生莱菔汁治火伤垂死，灌之即苏。打扑损伤青紫，捣烂罨之即散。煨热揩摩冻瘃[1]，二三日即和。

---

[1]冻瘃：瘃，音 zhú，南方方言，即冻疮。

小儿丹瘤游风，捣涂立消。取苗叶阴干治痢，惟初痢为宜；若久痢胃虚畏食者，不可用也（《本经逢原》）。汪讱庵曰：夏日食莱菔菜，秋不患痢，冬月以其菜摊屋上，任霜雪打，至春收之，煎汤治痢。小泉荣次郎曰：用作健胃祛痰药（《和汉药考》）。医治恶臭性支气管炎，慢性消化不良症（《新中药》）。

【编者按】 白萝卜汁之治喉症，为医林民间所称道。用之温病初起，胸膈痞闷，咳嗽身热，亦殊有效。莱菔子祛痰之力不弱，小孩感寒停滞，用之尤妙。凡热性病热退后，渐知索食，以莱菔、木耳、青菜等作汤食之，不致有食复之变。古籍相传，莱菔能治面毒，昔有婆罗门东来，见食麦面者云，此大热，何以食之？及见食中有莱菔，曰幸赖此以解耳。然面实无毒，惟莱菔有消化淀粉之作用，能使食物易于消化，则殊可信。

沙　参

【名称】 学名 *Adenophora varticillata fisch. vartupica regel*［注：今北沙参作 *Glehnia littoralis* Fr. Schmidt ex Miq. 南沙参作 *Adenophora tetraphylla*（Thunb.）Fisch. 或 *A. stricta* Miq.］。别名白参、羊乳、铃儿草、虎须、苦心。

【科属】 桔梗科沙参属。

【品考及产地】 张石顽曰：沙参有南北二种，北者质坚性寒，南者体虚力微（《本经逢原》）。《伪药条辨》曰：北沙参山东日照县、故墩县、莱阳县、海南县俱出。海南出者条细质坚，皮光洁，色白，鲜活润泽为最佳；莱阳出者质略松，皮略糙，白黄色，亦佳；日照、故墩出者，条粗质松，皮糙黄色者次；关东出者，粗松质硬皮糙呆黄色，更次；其他台湾、福建、湖广出者，粗大松糙为最次，不入药用。南沙参为块根，亦能补肺。

【形态】 为多年生草本，春日抽苗，茎高一二尺，间有三四尺，叶为广披针形，或作长卵圆形，末端尖锐，边缘有细锯齿，各叶皆轮生，夏秋开喇叭花，有青紫、淡紫、白诸色，排列而为圆锥状花序，后结实，似冬青，根入药。药肆中所称南沙参，长约 11～22 粴①，直径 0.8～2.0 粴，肥而短者，长至十粴上下，径至 2.5 粴，内外为纺缍形，或圆柱形，或鸡腿形，全体纵直者少，弯曲者多，上戴凸起之芦头，往往成二至三岐或四岐，近于芦头之部分，有轮状之深沟，或细横纹，或稀疏之横皱，或者无之，形状至难划一，横纹之外，并有断续不定之纵皱，往往呈绞状，外面系灰白之淡棕色，并带蜡样之光泽，质轻而松。北沙参山东产，与南沙参科属相同，全体细而长，直径 3 粍②，长达四十粴，自其形质上观之，盖栽培品也。

【药用之部】 根。

【修治】 水浸数日，俟外皮略腐，洗去外皮，晒干切用。

【性味】 甘微寒。

【成分】 含有一种石碱素（saponin 沙波宁），用钡盐溶液试验之，可证明其存在者也（赵橘黄、徐伯鋆《生药学》）。

【用量】 小量钱半，中量三钱，大量五钱。

【效能】

（1）《本经》：除寒热，补中益肺气。《别录》：疗胸痹结热，头痛，皮间邪热。甄权：去皮肌

---

①粴，音 li，公制长度单位毫米的旧称。下同。

②粍，音 zhe，公制长度单位毫米的略写。下同。

浮风，疝气下坠，治常欲眠。《大明》：补虚止惊烦，益心肺，并一切恶疮疥癣，及身痒，排脓消肿毒。时珍：清肺火，治久咳肺痿。

(2) 李言闻曰：人参甘苦温，其体重实，益肺与肾，内伤元气者宜之。沙参甘淡而寒，其体轻虚，金受火克者宜之。张秉成曰：沙参古无南北之分，南参粗大而松，气薄味淡，大抵甘寒入肺，清养之功，北逊于南，其润降之性，南不及北耳。南北之分，亦各随地土之所出，故大小不同，质坚质松有异也。《药性考》曰：南沙参形粗似党参而硬，清胃泻火解毒，止嗽宁肺。

(3) 为镇咳祛痰剂。可治慢性气管支炎，及肺结核(《台湾药物学》)。应用于慢性气管支炎，肺结核，肺膨胀不全，肺脓疡等，为镇咳祛痰药(《和汉药物学》)。

【编者按】 本品据前人记载，润肺清金，补而不腻邪，足以赅之。其实本品之作用，在能促进咽喉气管之分泌，使痰易于咯出而已。例如风燥袭肺，咳嗽咯痰不爽，咳剧痰中血丝缕缕，此时阿胶、石斛，未便遽投，以本品合蒌、贝、桑皮、桔梗予服，实为正治。又曾经咯血，肺气弱，其人恶寒咳嗽，咯痰如藕粉块，若以外感论治，则谬。法当本品合阿胶、麦冬、云苓、薏仁等培土生金之剂。其有肺结核之呛血，则本品属诸副药。准以上所说，本品之使用，扼其要凡二：①风燥袭肺，干呛带血丝者。②肺气羸弱，常咳嗽，痰如藕粉块者。

玄　参

【名称】 学名 *Scrophularia oldharri*，*oliu*(注：今作 *Scrophularia ningpoensis* Hemsl.)。别名黑参、鹿肠、馥草。

【科属】 玄参科。

【品考及产地】 产于杭州笕桥等处，入药以柔润者为上品。

【形态】 为暖地山野自生多年草本，茎方，高至二粎[①]，叶淡绿色对生，中有柄，卵圆形或狭卵形，锯齿缘锐尖，略成穗状之圆锥花序，夏日开淡黄色之小唇形花，结小卵形蒴果。本品为淡棕色，成长形不整之块根，长五至八糎，阔二至三糎，有深纵皱曲，质硬，破折面不平坦，亦不呈纤维性，横切面为不整形，周边有不满一粍之淡棕色层，内部为棕黑色。大抵柔软如树脂样，得以指爪剥削之，有一种固有之臭气及甘味，并微有苦味。

【药用之部】 根。

【修治】 蒸熟晒干用。

【性味】 苦微寒。

【成分】 据庄长恭、马集铭二氏之研究，其酒精制浸膏，水中不溶部分[②]，通水蒸气蒸馏，得0.0008%之挥发油，其他含有 phgtesteroe，phgtosterolin，油酸(acid. Oleic)亚麻仁油酸(acicl. Linoleic)软脂酸(acid. Palmitic)硬脂酸(acid. Steraric.)等，此外尚余多量无晶形物，水溶部分，检有赝碱性物质，多量糖分为 *D*-Phenylglucosazone(熔点205～206℃)，及葡萄糖，并含有少量左旋龙须菜素《生药学》。

【效能】

(1)《本经》：腹中寒热积聚，女子产乳余疾，补肾气，令人明目。《别录》：主暴中风，伤寒身热，支满狂邪，忽忽不知人，温疟洒洒，血瘕，下寒血，除胸中气，下水，止烦渴，散颈下核，痈肿，

①粎，音 mi，公制长度单位“米”的旧译。

②分，原无，据文意补。

心腹痛，坚症。甄权：热风头痛，伤寒劳复，治暴结热，散瘤瘘瘰疬。《大明》：治游风，补劳损，心惊烦躁，骨蒸传尸，邪气，止健忘，消肿毒。时珍：滋阴降火，解斑毒，利咽喉，通小便血滞。

（2）张洁古曰：玄参清肃而不浊，风药中多用之，故《活人书》治伤寒阳毒，汗下后毒不散，及心下懊憹，烦不得眠，心神颠倒欲绝者，俱用玄参。张石顽曰：黑参咽喉肿痛之专药，专清无根之火，并可清有形积滞，故消瘰疬结核，治目赤暴肿，终皆散结清火之验也（《本经逢原》）。

（3）为解热消炎剂，可治咽头炎、扁桃腺炎，瘰疬及结膜炎（《台湾药物学》）。为解热消炎药，内服治咽头炎、扁桃腺炎、瘰疬、结膜炎、巩膜炎等（《和汉药物学》）。

（4）《生物学》曰：古方玄参用于瘰疬，其他咽喉各症，生根捣碎，可以涂布。又鼻中生疮，为粉末涂布之。

【编者按】 近世医林，视本品为白喉效药，一例用之，实有不尽然者。夫白喉之所以成为独立病名，盖与喉痧对峙者也。吾人对于二证症状之辨别，不能不加以注意。喉痧之症状，恶寒发热，咽喉焮红肿痛，周身必有红痧，或有丹斑。此症初起，吾师丁甘仁规定之治法凡三：①汗法；②清法；③下法。发汗期内失治，或并发坏死性咽头炎，起白色样膜，其下依样焮红；再失治，必致破溃，尔时生命危矣。白喉初起，亦见恶寒发热之证象，惟肿处淡而不甚鲜红。其轻者，咽与喉现点点白色，重者则起白腐，其腐粘着肿处，不易漱拭。失治，则白腐蔓延，肌肉脱落，难忘生全。吾人于喉痧、白喉之症状，既了然于胸，今再以二证不同之点，列表如下。

白喉喉痧证象之异点

恶寒发热咳嗽	喉痧有	白喉亦有惟大致无咳嗽虽有亦轻
咽喉肿痛	喉痧有但其肿焮红	白喉有但其色淡红
遍身丹痧	喉痧有	白喉绝无
白腐白点	喉痧有白膜白点 但浅薄浮肉上	白喉有白条白点或满 喉皆白但皆深连肉里
咽喉穿溃	喉痧有	白喉亦有

读者观以上列论，必以为白喉、喉痧之症状，明如指掌，其实吾之所述，陈言也。至治疗之法，当更为诸君进一解。白喉、喉痧之大别，吾以为当于丹痧之有无分之。咽喉肿痛，无论焮红、淡红，白膜、白腐，苟不见丹痧，即当作白喉论。若其人咽喉腐肿，遍身如渥丹，心烦懊憹，而透丹痧，麻杏甘石汤，其效如响。若用玄参、生地，遏其热毒，使无从出，其为祸有不可胜言者。咽喉肿痛，不见丹痧者为白喉，读者根据此点，必又以麻杏甘石或辛凉解表，仅可用之于喉痧，若一见咽喉肿痛，外无丹痧者，即当元参、生地滋阴矣。此又不然，咽喉腐肿，兼见丹痧，固当解表，即外不见丹痧，而恶寒身热，表证仍在者，一律当麻杏甘石，或荆芥、葛根为治，必其人舌红脉数，心烦口渴，然后可以滋阴清降。终之，吾人须认定喉证应表，当有应表之见证，滋阴者亦必有滋阴之见证。以后玄参在喉证上使用法：①咽喉肿痛，兼见丹痧者，不可用，丹痧退而阴伤者可用。②咽喉腐肿，恶寒壮热，而有阴伤见象者，可夹于辛凉解表药用之，甚之加入麻杏甘石亦可。

苦　参

【名称】 学名 *Sophora angustifolia* Let S（注：今作 *Sophora flavescens* Ait.）。别名苦骨、地槐、菟槐、骄槐、野槐、白茎。

【科属】 蝴蝶花科。

【产地】 产四川、河南等处。

【形态】 为山野多年生草，茎高一粎内外，叶为羽状复叶，小叶六至八对，卵状披针形钝头，初夏顶生总状花序，而开绿色之小蛾形花，花后结荚果，成荚线形，其根之干燥品，长达数糎，栓皮层带棕黄色，断面为淡橙棕色，皮部略带肉红色，而木部并带黄色，呈纤维性，皮部厚达一至三粍，有强苦味，且微有异臭。

【药用之部】 根、子。

【修治】 洗净晒干，切片用。

【性味】 苦寒。

【成分】 长井长义博士发见苦参中之植物盐基，名之为“玛笃林”matrin $C_{15}H_{24}N_2O$。猪子森明氏言苦参子之有效成分，为脂肪油及挥发性植物盐基(《和汉药考》)。根中含玛笃林(matrin $C_{15}H_{21}N_2O$)[①]2.5%(《和汉药物学》)。本品含有赝碱玛笃林(matrin)，及少量挥发性赝碱雪铁辛(cgtisin)(《生药学》)。

【用量】 一钱至三钱。

【效能】

(1)《本经》：心腹结气，症瘕积聚，黄疸，溺有余沥，逐水除痈肿。《别录》：除伏热肠澼，止渴醒酒，小便黄赤，疗恶疮，下部慝。苏恭：治恶虫胫酸。甄权：治热毒，烦躁，生疮，赤癞眉脱，除大热，嗜睡中恶腹痛。时珍：杀疳虫，炒存性，米饮服，治肠风泻血，并热痢。

(2) 张石顽曰：苦参治风杀虫，观《本经》主治，皆湿热为患之病，内有湿热者得之，则有辅阴祛邪之力，清热明目之功(《本经逢原》)。黄宫绣曰：古书有云，虽在五参之外(人参、沙参、紫参、丹参、玄参)，云参亦属有补。然究止属除湿导热之品，于补其奚济乎？苦参味等黄柏，寒类大黄，阴似朴硝，号为极苦极寒，用此杀虫除风，治水去疸[②]，扫疥治癞，开窍通道，清痢解疲[③]，或云有益。若谓于肾有补，纵书立有是说，亦不过从湿除热祛之后而言，岂真补阴益肾之谓哉(《本草求真》)。

(3) 有健胃解热之效，应用于胃及肝脏疾患，癞病热性下痢等(《和汉药物学》)。汤本求真曰：本药为有力之[④]解热药，兼有杀虫杀菌作用(《皇汉医学》)。

附　苦参子

别名雅胆子，俗名鸭蛋子，本品外裹黑壳，质颇坚硬，用须去壳，惟敲破时宜谨慎，不可伤其内仁，以仁含味极苦，每令人呕吐也。治痔疮吞服时，以龙眼肉裹之，或用西药房糯米质制成之空壳包之，尤便。张锡纯曰：雅胆子味极苦，性凉，为凉血解毒之要药，善治热性赤痢，二便因热下血，最能清血分之热，及肠中之热，防腐生肌，诚有奇效。愚生平用此药治愈至险之赤痢，不可胜纪。用时去皮，每服二十五粒，极多至五十粒，白糖水送下，按雅胆子诸家未言治疮解毒，而愚用之以治梅毒及花柳毒淋，皆有效验，捣烂醋调敷疔毒，效验异常，洵良药也(《医学衷中参西录》)。

---

①(matrin $C_{15}H_{21}N_2O$)，原脱，因与上文化学结构式异，故据《和汉药物学》苦参条补。

②疸，原作疽，今据《本草求真》苦参条改。

③开窍通道，清痢解疲，原作通道清痢，今据《本草求真》苦参条改。

④之，原脱，今据《皇汉医学》苦参条补。

【编者按】 苦参为清热解毒药，故外可以治皮肤湿疮，内可以治赤痢肠风。苦参子为痢疾效药，尝见理发匠治耳内瘜肉，每以雅胆子烂之，其肉即逐渐剥落，足证本品有除腐之效。意者痢疾初起时，肠内脓腐蓄积，以本品除腐而杀其菌，而痢疾遂治软。

白 头 翁

【名称】 学名 *Pulsatilla*［注：今作 *Pulsatilla chinensis*（Bge.）Regel］。别名野丈人、老翁须、奈何草。

【科属】 毛茛科。

【产地】 产河南等处。

【形态】 为山野自生之多年生草，春季自宿根丛生数叶，茎高五寸至尺许，叶为羽状复叶，与茎俱密生白毛，稍顶簇生小叶，且分生数枝，每枝倒垂暗赤色或紫赤色之六瓣花，后结瘠果，中有白毛，状如老人之白发，根粗，纵横分散。

【药用之部】 根。

【修治】 酒洗。

【性味】 味辛而苦。

【成分】 含极辛之黄油，加水蒸馏之，即得 anemonin 及 anemonic acid.（《新中药》）。

【用量】 一钱至四钱。

【作用】 袁淑范曰：按白头翁系属毛茛科植物，依寇波氏言，凡属毛茛科之植物。往往能使人畜中毒，可为芫菁之代用品，涂抹其有效成分于皮肤时，呈强烈之刺激作用，使发生水泡，故经时尝用作发泡药。如内服其新鲜植物，或津汁等，则刺激胃肠，起胃肠炎，吸收后则起搐搦麻痹等中毒症状，依死后解剖检验时，亦不外胃肠炎，肾脏及脑髓等之刺激症状。用其新鲜植物，虽有此种种之毒性症候，然用其干枯植物时，则毫无作用，如《外台秘要》载治阴癞偏肿，用白头翁生者不限多少，捣敷肿处，一宿当作疮，二十日可愈，亦可证古来已知白头翁生者有强烈之刺激作用，可用作发泡药也（《民国医学杂志》）。

【效能】

(1)《本经》：温疟狂易寒热，症瘕积聚瘿气，逐血止腹痛，疗金疮。弘景：止毒痢。甄权：赤痢腹痛、齿痛、百节骨痛、项下瘤疬。大明：消赘。

(2) 吴绶曰：热毒下痢，紫血鲜血者宜之。张石顽曰：其治温疟寒热等证，皆少阳、阳明热邪固结之病，结散则积血去而腹痛止矣（《本经逢原》）。

(3)《药徵》曰：主治热利下重也。又曰：夫仲景用白头翁者，特治热利，而他无所见矣。为则按，若热利渴而心悸，则用白头翁汤也，加之血证及急迫之证，则可用加甘草阿胶汤也。浅田宗伯曰：白头翁加甘草阿胶汤治肠痔下血，特有奇验，古方之妙，不同思议（《温知医谈》）。

(4) 刘耀曦曰：月经闭止，及热性下痢时，可以用之（《民国医学杂志》）。许小士曰：据《内经》学说，凡苦药有降下之作用，近人统以本品为痢症要药，盖痢症初起，皆系肠中有积，生理乃起反应，遂诱起肠壁发炎，痢随作矣。本品之寒能胜热，苦能下降，故用于热痢，确为有效。据植物学则谓本品有刺激性之毒质，鄙意本品之刺激性，必于肠胃有特殊效力，故治初痢甚效，因肠壁神经受刺激，其蠕动必剧，故顺生理之要求，助肠壁以驱逐肠中积滞，然必用于急性痢症。若缓性下痢，则无效矣。

【禁忌】 胃虚及大便完谷不化，痢久下稀淡血水者，勿服。

【编者按】 许小士君以为本品有刺激性，可以助肠壁驱逐肠中积滞，然编者试之病人，并无刺激现象。盖药肆所用，为其干燥品，已失其刺激之性耳。白头翁之功用究如何？此当于仲景白头翁汤分析之，吾尝以吾国之热痢，当西籍有传染性之赤痢，仲景白头翁汤，黄连可以减低局部充血，有收敛性；黄柏、秦皮亦可消肠膜之发炎；白头翁之作用，或属于杀菌方面。古人谓本品人血分，可清肠热，则本品即无杀菌作用，亦必有减低局所充血，及消炎作用，若更混合两种作用，则本品可得一结论：白头翁消炎性杀菌药。

槟　榔

【名称】 学名 *Somen areca*. L(注：今作 *Areca catechu* L.)。别名仁频、仁榔、洗瘴、宾门。

【科属】 棕榈科。

【品考及产地】 产广东、滇南及台湾、东印度、马来半岛等处。《一本堂药选》曰：槟榔子之细长者，曰鸡心槟榔，又名公槟榔；扁平而大者，曰大腹子，又名母槟榔，亦呼猪槟榔；两头尖如榧实者，曰棱身槟榔。

【形态】 槟榔为乔木，似椰子，细而长，高至四五丈，无枝，梢端生类似芭蕉叶之羽状复叶，花为六片花被，雌雄异株而生，叶底出花梗三四，相缀而为穗状，果实为如卵大之浆果，外有带黄色之薄壳皮包之，一穗约结实三四百颗，每树结实最多者，自第 5 年至 30 年而止。槟榔子形球圆，或卵圆，长寸余，直径约六七分，附有纤维之毛冠，外面色灰褐，内坚实，有纹理。

【药用之部】 果实及其外壳之毛冠，其毛冠即大腹皮。

【修治】 水洗净，浸软切片用。

【性味】 苦濇。

【成分】 含有亚利可林(arecolin)，及其他数种的盐基(《自然界》六卷二期)。子中有阿莱可林 arecorin $C_8H_{13}NO_2$ 及阿莱加茵 arecain $C_7H_{11}NO_3+H_2O$ 之植物盐基。有人发明槟榔子之构造，为水分 13.35，窒素总量 1.53，珈啡涅 2.08，伊打制越几斯 1.35，淀粉 45.44，鞣酸 3.79，木纤维 7.01，其余无窒素物 18.22，无机物 2.90(见《药学杂志》第 159 号(《和汉药考》)。槟榔子中含弗力定核之植物碱质，共有阿利可定 arecaidin $C_7H_{11}NO_2$，阿利可林 arecolin $C_8H_{13}NO_2$，过伐肯 guvacin $C_6H_9NO_2$，过伐可林 guvacolin $G_7H_7NO_2$，阿利可立定 arecolidin $C_8H_{13}NO_2$ 五种，以上五种之成分，除阿利可林之有强度生理作用外，余均无甚毒性(《广济医刊》十卷一号)。

【作用】 在胃中能激胃黏膜，使分泌增加，至肠与绦虫相遇，能杀死之，或混于大便内排出。同时又能刺激迷走神经，使肠之蠕动迅速，入血中有缩小瞳孔之能(《新中药》)。

【效能】

(1)《别录》：消谷逐水，除痰澼，杀三虫，伏尸寸白。苏恭：治腹胀。生捣末服，利水谷道。敷疮，生肌肉止痛。烧灰，敷口吻白疮。甄权：宣利五脏六腑壅滞，破胸中气，下水肿，治心痛积聚。《大明》：下一切气，通关节，健脾调中，除烦破症结。李珣：主贲豚膀胱诸气，五膈气，风冷气，脚气，宿食不消。好古：治冲脉为病，气逆里结。时珍：治泻痢后重，心腹诸痛，大小便气秘，痰气喘急，疗诸疟，御瘴疠。

(2) 元素曰：槟榔破滞散邪，治诸气厚重如神也。张石顽曰：治诸气壅腹胀后重如神，胸腹虫食积滞作痛。同木香为必用之药，其功专于下气消胀，逐水除痰，杀虫治痢，攻食破积，止疟疗疝，脚气瘴疠。若气虚下陷人得之，其痞满昏塞愈甚。又凡泻后虚痢，不可用也(《本经逢原》)。黄宫绣曰:性如铁石,有坠下之力,无坚不破,无胀不消,无食不化,无痰不引,无水不下,无气不除,无虫不杀,无便不开,故凡里急后重,岚瘴疠疟,并水肿脚气,无不因之以为开泄行气破滞(《本草求真》)。

(3) 小泉荣次郎曰:用为消化及杀虫药。最近有提取本品有效成分阿利可林,使与溴化氢化合而为 arecolin hydromid,因其能迅速收缩瞳孔之效,以治急性绿内障症,甚为适用,惟其持续性不长,实为缺憾耳(《广济医刊》十卷一号:汉药槟榔之研究)。

附 大腹皮

《开宝》:冷热气攻心腹大肠,蛊毒、痰膈醋心,并以姜盐同煎,入疏气药用之良。《大明》:下一切气,通大小肠,健脾开胃调中。时珍:降逆气,消肌肤中水气浮肿,脚气壅逆,瘴疟痞满。

【编者按】 近世以本品为痢疾脚气之副药,治痢则攻积去滞,治脚气则下气宽中,皆确有效验。用为小儿杀虫药,尤以绦虫为最有效。

延 胡 索

【名称】 学名 *Corydalis bulbosa* DC(注:今作 *Corydalis yanhusuo* W. T. Wang)。别名玄壶索、武胡索、滴金卵。

【科属】 罂粟科。

【产地】 四川、河南等处。

【形态】 本植物为山野多年草本,地下有扁球形之块根,根之上部,带卵状之鳞叶,茎数株丛生,高达 20 至 30 糎;叶有柄,二回三出,如牡丹叶,而小裂片,卵圆形,全缘;二三月间,生稀疏之总状花序,而缀淡红色之小花,花后结角果,包藏多数之种子。药用之部,即采集本植物之根,而干燥者也。本品为块状或扁球形,多数上面凹入,径 4 至 12 耗,高 3 至 8 耗,有污黄色,皱纹甚着,断面呈饴黄色,有蜡样光泽,质硬而脆,或现黄色之龟裂纹理。

【药用之部】 根。

【修治】 炒用。

【性味】 辛苦温。

【成分】 刈米达夫曰:成分是名为卜罗妥宾(protopin $C_{29}H_{19}NO_5$)及蒲勒皤卞普宁(bullbocapnin,$C_{19}H_{19}NO_4$)等的盐基(《自然界》六卷一号)。朱任宏曰:赵(石民)先生已提出有机碱质十一种,定名为延胡索素甲(corydalis C),延胡索素乙(corydalis B),延胡索素丙(corydalis E),延胡索素已(corydalis F),延胡索素庚(corydalis G),延胡索素辛(corydalis H),延胡索素壬(corydalis L),延胡索素癸(corydalis J),及延胡索素子(corydalis K)。其中除延胡索素甲与庚两种,已证实为前人已发明者。又延胡索丙与已二种未能十分证实外,其余七种,均是新种(《科学》十七卷九期:中国延胡索之研究)。据 Makoshi 氏之研究(1903),除含有 corydalin dehydrocorydalin,bulbocapnin corybulbin protopoin 等赝碱外,尚含一种铔盐基,其盐化物分子式为 $C_{20}H_{18}NO_4 \cdot CL$,呈红色针状结晶(赵燏黄)。

【用量】 钱半至三钱。

【效能】

(1)《开宝》:破血,妇人月经不调,腹中结块,崩中淋露,产后诸血病,血运,暴血冲上,因损下血。《大明》:除风治气,暖腰膝,止暴腰痛,破症癖。好古:治心气、小腹痛有神效。李珣：散气，治肾气，通经络。时珍：活血和气，止痛，通小便。

(2) 张石顽曰：能活血止痛，得五灵脂同入肝经，散血破滞。《炮炙论》曰：心痛欲死，急觅延胡，以其能散胃脘气血滞痛也(《本经逢原》)。黄宫绣曰：凡月水不调，心腹卒痛，小腹胀痛，胎产不下，产后血冲血晕，跌仆损伤，不论是血是气，积而不散者，服此力能通达。所以理一身上下诸痛，往往独行功多(《本草求真》)。

(3) 刘米达夫曰：汉方作为妇人病的要药，对于子宫诸病，及月经痛用为镇静药(《自然界》六卷一号)。治疝气腰痛腹痛等(房雄)。林天定曰：为镇痛剂，可治腹痛及疝痛，亦可吸收皮下溢血，子宫出血亦可试用(《台湾药物学》)。

【编者按】 本品有麻醉性，用以止痛甚效，尤以胃神经痛及月经痛为最，与香附同用更佳，至治周身痛，则近世罕用之者。《台湾药物学》以本品治皮下溢血，皮下溢血即发斑，延胡索能否治此证，未曾试验。

甘　松

【名称】 学名 *Nardostachys jatamansi*，*royle*(注：有2种甘松供药用，分别是 *Nardostachys chinensis* Batal.，*N. jatamansi* DC.)。别名苦弥哆、鹿射男人身香、穿心排草。释名，时珍曰：产于四川西松州，其味甘，故名。(案：《开宝本草》称甘松香，今简称甘松，日本名缬草)。

【科属】 败酱科。

【产地】 产甘肃、西藏、四川、贵州。

【形态】 为山地自生之多年草，茎4至8糎，叶概为根生，无柄，椭圆形，长2至3糎，叶面平滑，或带粗毛，全缘，锐尖头，茎叶仅一二对，小形，顶生伞形花序。供药部分，即用其干燥之根茎。本品附着红棕色之大鳞片而为木本性，其根之大者，常多分枝，径半糎至2糎，长5至12糎，其老根之部分，生纵形之大皮鳞，枝根上少须根，根头之鳞片，包围残存之叶基于中央，而成臃肿之状态，且有密生白色之幼芽存在之材质，呈淡棕色，而显棕色之放射纹。

【药用之部】 根茎。

【修治】 洗净切碎用。

【性味】 甘温。

【成分】 本品主要成分，为一种挥发性油，名甘松油，并含一种酸。名甘松酸(《贺氏疗学》)。含有一种挥发油巴露德利安酸(baldriansaure)，龙脑及龙脑酟(林春雄《药理学》)。有效成分为挥发油，药学士朝比奈泰彦氏试验证明，其挥发油中，含有“塞司葵铁鲁连”sesquiterpen. $C_{15}H_{24}$ 为其主要成分之一(《和汉药考》)。缬草根成分是缬草油(valerianoil)，缬草油含有缬草酸(valerinsaure)，醋酸等种种物质，又含有开西尔阿尔可尔(kessilalkohol $C_{24}H_{24}O_2$)等(房雄)。

【作用】 梁心曰：本品用小量，能令神经发扬，及血压升腾；大量则脑及脊髓均呈麻痹现象，且致头痛、眩晕、耳鸣、失眠等反应作用；尤大分量，则使呕吐，脉搏加速，体温升腾；再大分量，且令泄泻，或不省人事(《新纂药物学》)。林春雄曰：龙脑有减少反射兴奋性之作用，然缬草平常用量中所含之量，尚不足以发现其作用也(《药理学》)。

【用量】 八分至三钱。

【效能】

(1)《开宝》：恶气卒心腹痛满，下气。藏器：黑皮䵟黯，风疳齿䘌。好古：去气郁。时珍：

脚气膝浮肿，煎汤淋洗。

(2) 倪朱谟曰：甘松醒脾畅胃，主心腹卒痛。入八珍散三合粉中，治老人脾虚不食，久泻虚脱(《本草汇言》)。张秉成曰：辟恶气，疗腹痛，皆甘松芳香之用耳(《本草便读》)。

(3) 散精神忧郁，治腹痛(《和汉药物学》)。梁心曰：妇人歇司的里[①]，用为镇痉药良效，而其他癫痫舞蹈病，及酒狂(和吗啡服)神经疾患之兴奋状态，用为镇静剂。此外用为驱虫药，及尿崩症之止尿剂，皆有效(《新纂药物学》)。《南京医药卫生通俗报》曰：本品为镇痉药，专用治神经诸病，而于妇人尤有奇效，如摄司的里[②]等病是也，查吾国有神经病，有神经药，而无神经医，历考前贤诸书，凡类似神经病状者，通称之曰肝风、肝气、痰火等，如摄斯的里者，即妇人神经病之一种。再甘松之功用，《本草纲目》载明醒脾开郁，此品大都用于香料配合，但参考西药之效用，既广且备。吾国产生者，亦属不少，兹为提倡国产及治疗应用起见，不得不将其功用表而出之。

【编者按】 甘松为胃神经痛之效药。治胃神经痛方中，苟投入本品，奏效甚捷。痢疾腹痛，本品亦可用。盖患痢者因肠部蠕动亢进，故有急迫之感。用甘松镇静之，使肠部比较安静，则急迫既得弛缓，而疼痛亦得轻减，能减少病者之痛苦，诚治痢方中之要药也。

菖　蒲

【名称】 学名 *Acorus gramineus*，*Soland*(注：今作 *Acorus tatarinowii* Schott.)。别名昌阳、尧韭、水剑草。

【科属】 天南星科。

【品考及产地】 我国处处生之。时珍曰：菖蒲凡五种：生于池泽，蒲叶肥，根高二三尺者，泥菖蒲、白菖也；生于溪涧，蒲叶瘦，根高二三尺者，水菖蒲、溪荪也；生于水石之间，叶有剑脊，瘦根密节，高尺余者，石菖蒲也；人家以砂栽之一年，至春剪细，愈剪愈细，高四五寸，叶如韭，根如匙，柄粗者，亦石菖蒲也；甚则根二三分，叶长寸许，谓之钱蒲是矣。服食入药，须用二种石菖蒲。

【形态】 石菖蒲为多年生草本，叶为剑状，虽有并行脉，无中肋线，长约尺许，至夏叶间抽出花梗，开绿褐色细花，排列而为圆柱状之肉穗花序，后结绿果，其根茎匍匐似蜈蚣背者，入药用。

【药用之部】 地下茎。

【修治】 煮熟，曝干，切用。

【性味】 辛温。

【成分】 西洋产菖蒲之根中，除含多量之淀粉外，尚有挥发油树脂，及一种苦味质之亚哥宁 acorin。日本产菖蒲含有挥发油、淀粉，苛烈芳香性之树脂，极微之鞣酸，矿性物质亚哥宁，及一种亚尔加罗伊特，即加拉明 calmin。惟石菖根之成分，尚未详悉(《和汉药考》)。

【用量】 八分至三钱。

【效能】

(1)《本经》：风寒湿痹，咳逆上气，开心孔，通九窍，明耳目，出音声，主耳聋痈疽，温肠

---

①歇司的里，摄司的里，及下之摄斯的里，今译为歇斯底里。

②摄司的里，歇司的里，及下之摄斯的里，今译为歇斯底里。

胃。《别录》:四肢湿痹,不得屈伸,小儿温疟,身积热不解,可作浴汤。甄权:治耳鸣头风泪下,杀诸虫恶疮疥瘙。《大明》:除风下气,丈夫水脏,女人血海冷败,多忘,除烦闷,止心腹痛,霍乱转筋。作末炒,乘热裹罨。好古:心积伏梁。时珍:治中恶卒死,客忤癫痫,散痈肿。捣汁服解巴豆、大戟毒。

(2) 杨士瀛曰:下痢噤口,虽是脾虚,亦由热气闭隔心胸所致,俗用木香失之温,用山药失之闭,惟参苓白术散加菖蒲、糯米饮调下,或用参苓石莲肉,少入菖蒲服,胸次一开,自然思食。沈金鳌曰:以菖蒲治噤口痢,屡用之屡效,真良法也,特表出之(《要药分剂》)。张石顽曰:《本经》首言治风寒湿痹,是取其辛温开发脾气之力,治咳逆上气者,痰湿壅滞之咳喘,故宜搜涤,若肺胃虚燥之咳喘,非菖蒲可治也(《本经逢原》)。

(3) 用为清凉健胃剂(《和汉药考》)。对于弛缓性之消化不良,及胃加答儿,最有效验,故用为清凉健胃药,殊有驱风之效(《化学实验新本草》)。

【编者按】 本品据古籍记载。为辛香窜走之药,故可治四肢湿痹、霍乱胀痛、耳卒聋闭等。独怪今之时医,泥于开心孔一语,遇有阳明病之神昏谵语,则以为邪陷心胞,中风跌仆,则以为痰迷心窍,用本品谓可以开泄心脏之闭,实则风马牛不相及。总之,本品在今日已成知觉失常之点缀药,倘本品辛香窜烈之性,古人所载不诬,则邪陷心胞者,将使体温加倍亢进,中风跌仆者,必愈使血液充溢,不能愈病,反能益病,时医之可恶,又岂仅不学无术而已。

【附案】 菖蒲根洗痔。昆陵曹青岩先生,着有《医学读书志》三卷,上始轩岐、伊尹,由汉朝直至国朝,读书数百家,一一皆有评论,余读其书,深服先生无书不读,博学多闻,为医道中出类拔萃者也。一生耿直,粤匪陷常,御贼殉难,至今犹凛凛有生气。阳湖赵惠甫先生之老友也,言及幼时痔漏,治之无效,问先生,先生曰:前有一典中司帐者,肛漏有数十孔,穿肛穿臀,更穿及股髀,百药不效,求治于余,亦不能治。过数月,忽见典伙行走如常,问用何药,笑而不答,遍访典中使役之人,知是用水菖蒲根一味,逐日煎水熏洗而愈,赵公试之果验,因秘方不可淹没,故录之以俟后之试者(《余听泓诊余集》)。

艾

【名称】 学名 *Artemisia vulgaris* L(注:今作 *Artemisia argyi* Lvel. et Vant.)。别名冰台、医草、黄草、艾蒿。

【科属】 菊科。

【品考及产地】 我国各地田野多产之,以蕲州产者为胜,谓之蕲艾。

【形态】 为多年草本,春月生苗,高二三尺,叶互生,似菊叶,为长卵圆形而分裂,表面深绿色,里面密生灰白色毛茸,秋季于梢上,开淡褐色花,为筒状花冠,作小头状花序排列,有芳香性。旧历三五月间,采取晒干,用手掌揉此叶,则碎成粉末落下,只留毛茸,状如棉花,谓之熟艾。艾根有主支副三根,外面俱为褐色,有皱纹,质脆,其横生根有叶痕,其前端变为芽,有光泽,作肉状,有一种不快之臭。

【药用之部】 叶、根。

【修治】 叶生用,搓捣揉熟用;火焙者,名艾绒炭。

【性味】 苦微辛温。

【成分】 含精油,主成分为 cineol. a-Thujon $C_{10}H_{10}O$(《科学》十七卷九期)。艾根含有多量之 lnulin(《民国医学杂志》七卷三号)。本品含 0.1%挥发油(赵燏黄《生药学》)。

【用量】 八分至五钱。

【效能】

(1) 弘景：灸百病，可作煎，止吐血下痢，下部䘌疮，妇人漏血，利阴气，辟风寒，使人有子，勿令见风。捣汁服，止伤血，杀蛔虫。苏恭：主衄血下血，脓血痢。水煮及丸散任用。甄权：止崩血，肠痔血，搨金疮，止腹痛。捣汁饮，治心腹一切冷气鬼气。《大明》：治带下，止霍乱转筋，痢后寒热。好古：治带脉为病，腹胀满，腰溶溶如坐水中。时珍：温中逐冷除湿。

(2) 张石顽曰：艾叶服之逐一切寒湿，转肃杀之气为融和。生用则性温，炒熟则大热，用以灸之，则透诸经而治百病。若素有虚寒痼冷，妇人湿郁带漏之病，以艾和归附诸药治之。艾附丸调经而温子宫，兼主心腹诸病；胶艾汤治虚痢，及胎妊产后下血；雷火针同丁香、麝，熨寒痹挛病；若老人脐腹畏冷，及寒湿脚气，以熟艾入布兜之。惟阴虚火旺，血燥生热，及宿有失血病者为禁(《本经逢原》)。黄宫绣曰：艾叶能除沉寒痼冷，一切病因寒湿而见血衄崩带、腹痛冷痢、霍乱转筋、胎动[①]腰病，气郁经水不调、子宫虚冷者，服之能立见效。若其阳气将绝之候，灸之亦能回阳(《本草求真》)。

(3) 汤本求真曰：本药可谓为温性收敛性止血药，而兼强壮作用者也(《皇汉医学》)。林天定曰：亦可为镇痛及镇静剂(《台湾药物学》)。

(4) 刘曜曦曰：艾根乃菊科植物之副根也，为癫痫之特效药(由经验得来)，用量一回，用其根皮 2～4.0 瓦，或用其全根 15.0 瓦，以水浸之(用为一日量)(《民国医学杂志》七卷三号)。海陵薛勉之曰：客秋一日晚间，与儿女辈赴族人处，看作佛事，道经河畔，豚儿误触毒蛇，骤被咬伤，仆地号泣，查见左足踵上齿痕，片晌痛肿至腿，正皇措间，适有孙媪在旁，谓有秘药可治，伊随至岸畔，觅艾蒿数茎，沃以沸水捣汁，令儿先饮高粱酒一杯，后饮艾蒿汁一小碗，复以艾水倾桶蒸足，蒸毕，将捣汁之艾渣，敷于伤处。翌晨肿消而愈，据称最重者，日行一次，三日霍然(《如皋医报》五年第一期)。又及门赵锡庠家藏方，用艾叶捣椎成绒，再搓捻成条，治刀伤跌破出血，随以艾条罨其上，血即止。

【编者按】 艾之疗病，内服而外，其用在灸，灸法何以有效，从未经科学解释。有日人西田雪舟者，有一约略之说明，特介绍如下："灸者，单以艾草燃烧，此不但受其热度之刺激，且籍其火力，分解皮肤之蛋白质之异常，发生毒素，刺激造血，罨之结果，而增加赤血球及白血球。盖赤血球内有与酵素结合之血色素，以其分量增加，则身体各部之营养亦良，且能促进新陈代谢，则身体因之而健。况白细胞增加，则病势可渐减退，因捕食侵入体内之病原，为白血球之职责也，白血球充足，则虽不用药，而病因亦能自根治"(原文见昭和 4 年 6 月 13 日上海《每日新闻》)。

大蓟　小蓟

【名称】 大蓟别名虎蓟、马蓟(注：大蓟学名 *Cirsium japonicum* DC.)；小蓟别名猫蓟、千针草[注：小蓟学名 *Cirsium setosum*(Willd.)MB.]。

【科属】 菊科蓟属。

【产地】 苏浙各地多产之。

【形态】 大蓟高六七尺，叶强而刚，叶尖之刺甚锐，秋日梢上分枝，开头状花。小蓟为宿根草本，茎高二三尺，有深裂，叶如羽状，叶缘多刺，初夏开花如大蓟，花形较大，而每枝之花

---

①胎动，原脱，今据《本草求真》艾叶条补。

数，则少于大蓟。又其总苞上有黏质物，亦为与大蓟相异之点。

【药用之部】 根、茎、叶。

【修治】 洗净阴干。

【性味】 甘温。

【用量】 二钱至八钱。

【效能】

(1) 大蓟主治。《别录》：女子赤白沃，止吐血鼻衄。甄权：捣根绞汁，服半升，主崩中血下，立瘥。《大明》：叶治肠痈，腹脏瘀血作晕，扑损。生研酒并小便任服，又恶疮疥癣，同盐研罨之。小蓟主治。脏器：破宿血，生新血，暴下血，血崩金疮，出血呕血等。绞取汁温服，作煎和糖合，金疮及蜘蛛、蝎毒，服之亦佳。《大明》：治热毒风，并胸膈烦闷，开胃下食，退热。

(2) 苏恭曰：大小蓟叶虽似，功力有殊。大蓟根疗痈肿，小蓟不能消肿，而能破血。朱丹溪曰：小蓟治下焦之结热血淋。《普济本事方》一人冷气入阴囊，肿满疼痛，煎小蓟汁服立愈。张秉成曰：小蓟功专破血治淋，大蓟略带辛味，虽能消痈，亦不过因其散血之用，小蓟之破血利水，胜于大蓟多矣(《本草便读》)。

(3) 林天定曰：大蓟及小蓟根叶，为利尿止血剂，可使用于水肿及诸出血(《台湾药物学》)。石原保秀曰：能止吐、衄血，崩中下血，兼可治痈肿(《本草略解》)。

(4) 曹拙巢先生曰：大小蓟能治血热，而止血之妄行，乡人刀伤手出血，用鲜小蓟涂上，其血即止。凡疔疮疡火热红肿溃烂不收口者，服之血热便清，其口即收。大约其性本凉，血热外炽者为宜。病历节风发汗太过，手足溃烂不收口者，亦可用也，此为丁甘仁先生法。张锡纯曰：鲜小蓟根最清血分之热，凡咳血、吐血、衄血，二便下血之因热者，服之莫不立愈。又善治一切疮疡肿疼，花柳毒淋，下血涩痛，又善滋阴养血，治血虚发热。小蓟各处皆有，直隶俗名刺儿青、青青菜，山东俗名萋萋菜，奉天俗名抢刀菜。叶如蒲公英，叶边及叶之面背，皆有细刺，茎高尺许，茎端开紫花如小绒球，入药宜用其根。其鲜根之凉，力可抵生地黄，其茎叶亦可用，若捣烂取其自然汁，冲开水饮之，更佳。其茎中生虫，即结疙瘩如小枣，若取其鲜者十余枚，捣烂开水冲服，治吐衄之因热者更效(《医学衷中参西录》四期)①。

【编者按】 大小蓟之治血证，拙巢先生已畅发无遗，兹不赘述。小蓟更善治瘰疬，民间直称之为疬子颈草，近人俞凤宝氏(已故)，尝推论此草含有钙质(石灰质)，文详《中西医学报》九卷一号："疬子颈草之采访与识别"。

【附案】 曹拙巢先生曰：予向寓小西门兴业里，治戴姓腹痛下利，用四逆汤方，一剂而愈，予固不知也，即而迁居福田庵路之华庆坊，会戴姓有病，其妻方孕，抱之坐人力车寻予不得，后遇他医，病寻愈。其子死妻腹中，不知也，十余日，觉腹中胀痛，就小东门某医士诊之，曰胎其已腐矣，急为用下药下之，果已腐烂。然以贫故，未暇调理，未几，腹中时有块跳动，手足肢节俱疼痛，甚至不可屈伸，两足如脱，腋下时出黄汗，经二年矣。是年十月，途遇戴，戴曰：先生识我乎？予向患腹痛，经先生一药而愈，后患他病，寻先生于方浜桥不遇，后予病愈，而妻病不可治。问其故，以状告，且曰：可治乎？予曰：此名厉节风，或可治也。凡物有气者温，无气者寒，温散则和，凝聚则毒，今汝妻以胎死腹中，瘀血不尽，窜入经络，是为寒湿，血瘀

① 《医学衷中参西录》四期，系1924年张锡纯自费印行。该书共30卷，共7期。

湿凝，乃生痈疽。今汝妻虽无外证，而死血滞留关节，久后必生流注，是寒湿夹毒之证。明日，戴偕妻来寓，则足胫常冷，脚肿如脱，两手不可屈伸，真历节证也。乃用《金匮》桂皮芍药知母汤，方用桂枝三钱，白芍三钱，麻黄二钱，防风四钱，生草二钱，白、苍术各四钱，熟附块两钱，服二剂，不见动静。翌日复诊，改熟附为生附子，四剂后，汗液大泄，两手足胀大，发浸淫疮，而关节疼痛，减其大半。盖寒湿毒由里达表之验也。闻之丁君甘仁曰：凡湿毒在里之证，正当驱之出表，但既出于表，必重用大、小蓟，丹皮，赤芍，以清血分余毒，不独外疡为然，治历节风亦无不然，予乃用大、小蓟各三钱，丹皮二钱，赤芍三钱，佐以息风和血之去湿品。方中用海风藤四钱，寻骨风四钱，制乳、没各四钱，丝瓜络三钱，忍冬藤三钱，猪苓、阿胶三钱，苦参二钱，黄柏一钱。两剂后，浸淫疮略减，复用大小蓟三钱，丹皮二钱，佐以当归、乳、没、秦艽、熟地、忍冬藤、海风藤、威灵仙等，以息风而和血。四剂后，浸淫疮渐次结痂，惟头晕如击仆状，诊其脉大而强，大则为热，弦则为风，小产后其血必虚，血为阴类，阴虚则生热，血虚则生风，虚者不可重虚，乃用大熟地四两，生潞党四钱，制乳没各三钱，服十余剂。今已手足并光润，不知其曾患浸淫疮矣。

荆　芥

【名称】 学名 *Ocimum bacilicum*. L（注：今作 *Schizonepeta tenuifolia* Briq.）。别名假苏、姜芥、鼠蓂。

【科属】 唇形科，连钱草属。

【品考及产地】 《伪药条辨》曰：荆芥三月出新，江南孟阿陆宛产者，茎细穗短，多色绿，为最佳。太仓出者，穗多气香，亦佳。萧山龛山出者，梗粗叶绿，穗少气香，略次。江西、山东产者，梗粗穗红不香，南京出性硬，皆极次。其他各处皆出，总要梗红、穗多、叶绿、气香者为地道。

【形态】 为一年生草本，或自生山野，或栽植园圃，茎直立，高一二尺，叶作长披针形，其端尖锐，别有五小叶，成为鳍状，叶腋岐生分枝，梢端开淡红色之唇形花，与紫苏花相似，缀成长穗。

【药用之部】 叶、茎、花、穗。

【修治】 曝干，切用。

【性味】 辛温。

【成分】 含有挥发油树脂等（《和汉药物学》）。主要素为 salviol $C_{10}H_{18}O$，余为单宁、树胶、挥发油（《新中药》）。药学士村山义温尝试验中国产荆芥中之挥发油，于大正十年，报告药学总会，据称挥发油中，含有薄荷精，与日本产薄荷油中所含者相似，惟用光学试验，则见平面相同，立体则异，盖含于荆芥油中者，为右旋性，含于薄荷油中者，乃左旋性也（《和汉药考》）。

【用量】 钱半至四五钱。

【效能】

（1）《本经》：寒热、鼠瘘、瘰疬、生疮，破结聚，下瘀血，除湿疸。藏器：去邪，除劳渴，冷风出汗，煮汁服之。捣烂醋和，敷疔肿肿毒。甄权：单用治恶风贼风，口面喎斜，遍身㾴痹，辟邪毒气，通利血脉。士良：主血劳风气壅满，背脊疼痛，理丈夫脚气，筋骨烦疼，及阴阳毒，伤寒头痛，头旋目眩，手足筋急。《日华》：利五脏，消食下气，醒酒，以豉汁煎服。治暴伤寒，能发汗。苏颂：治妇人血风，及疮疥为要药。孟诜：产后中风身强直，研末酒服。时珍：散风热，清头目，利咽喉，消疮肿，治项强，目中黑花，及生疮阴癞，，吐血衄血，下血血痢，崩中痔漏。

（2）张隐庵曰：寒热鼠瘘，乃水藏之毒，上出于脉，为寒为热也。本于水藏，故曰鼠，经脉空虚，故曰瘘，此内因之瘘也。瘰疬生疮，乃寒邪客于脉中，血气留滞，结核生疮，无有寒热，此外因之瘘也。荆芥味辛性温，肃清经脉，故内因之寒热鼠瘘，外因之瘰疬生疮，皆可治也（《本草崇原》）。王东皋曰：其功长于驱风邪，散瘀血，破结气，消疮毒，故风病血病疮病，珍为要药（《握灵本草》）。黄宫绣曰：古方产后血晕风起，有用荆芥为末，同酒或童便调治。崩中不止，有用炒黑荆芥以治，于此可见其概矣（《本草求真》）。

（3）宇田榛斋曰：产后诸证，业已全治，惟头首旋回不自然，最为难治，治此之药，无有能优过荆芥者。又善能治儿枕痛，实至宝也（《内外要论》）。为发汗解热剂，可治感冒头痛眩晕，其他为镇痉剂，可治牙关紧急，四肢强直证（《台湾药物学》）。为风病血病及疮毒之要药，又为胎前产后之圣药（《和汉药考》）。

【编者按】 本品恒用为解表药，次之则用为止血药，至治外伤性及产褥性破伤风，前人屡有验方。编者则未曾试用，然以意度之，当系历验之言，此后吾人如遇破伤风，不妨一试古人验方也。

羚 羊 角

【名称】 学名 *Hirschziegehorn*（注：今作 *Saiga tatarica* Linnaeus）。别名九尾羊角、麢羊角、羱羊角。

【原动物】 羚羊为龉草类。

【品考及产地】 《伪药条辨》曰：产于亚、美、欧、台湾安南者，类别有十余种之多。产中国者，如陕西哈密外福化城，新疆奇台县为最佳。巩昌、汉中者，次。亦有黑白二种，近年以白者为重。孙凤翔曰：羚羊角以有挂痕者为真，今磨用之角，不见挂痕，已难确定其真伪。若羚羊角片，有以山羊镑成，且久煎无味，绝无效力。

【形态】 体长四尺余，高半之，类山羊，毛呈黄褐色，腹部则为白色，角长辄悬木石而卧。日本所产为倭羚羊（毡羊），为羚羊之一种，其有名产地，为日本奥洲南部地方，体高二尺余，毛青灰色，其尖端呈褐色。

【药用之部】 角。

【修治】 磨汁、镑末、切片。

【性味】 咸寒。

【用量】 三四分至二钱，近代以其价昂，每用不过三四分。

【效能】

（1）《本经》：明目益气，起阴去恶血，注下，辟蛊毒、恶鬼、不祥。《别录》：除邪气惊梦，狂越僻谬，疗伤寒时气寒热，热在肌肤，湿风注毒，伏在骨间，及食噎不通。孟诜：治中风筋挛，附骨疼痛。作末蜜服，治卒热闷，及热毒痢血、疝气。磨水，涂肿毒。《药性》：治小儿惊痫，治山瘴及噎塞。时珍：平肝舒筋，定风安魂，散血下气，辟恶解毒，治子痫痉疾。

（2）张石顽曰：羚羊属木，入足厥阴，伐肝最捷，目暗翳障，而羚羊角能平之。疙瘩正面稠密，而羚羊角能分之；小儿惊痫，妇人子痫，大人中风搐搦，及筋寒历节痛，而羚羊能舒之；惊骇不宁，狂越鬼寐，而羚羊能安之；恶血注下，蛊毒疝肿，疮肿瘰疬，产后血气，而羚羊能散之，详《本经》所主，皆取散厥阴血结耳。愚按：诸角皆能入肝散血解毒，而犀角为之首推，以其专食百草之毒，兼走阳明，力能祛之外出也，故痘疮之血热毒盛者，为之必需。若痘疮之毒并在气分，而正面稠密，不能起发者，又须羚羊角以分解其势，使恶血流于他处，此非犀角之所能也。人但知羚羊角能消目翳，定惊痫，而散痘疮恶血之功，人所共昧（《本草逢原》）。张秉成曰：清肝胆之热狂，性禀清灵，咸寒解毒，治厥阴之风痉，功专明目，辟恶除邪（《本草便读》）。

（3）内服治卒中、震颤麻痹、惊风等（《和汉药物学》）。用作镇痉通经药（《和汉药考》）。可用为解毒剂（《台湾药物学》）。

【编者按】 羚羊角据古人传说经验，原为镇痉要药，痉即近人所谓风，定风即镇痉之谓也。羚羊角所以镇痉，生理上药理上之作用，尚不可详，以意测之，殆为清泄脑热欤，脑中热而发生痉挛现象，羚羊角胥为妙品。若痉动为局所性，与中枢无关者，羚羊角非其治也。羚羊、犀角，近世每多联用，实则两药之功用，截然不同，羚羊功在清泄脑热，犀角则为收缩血管、凝固血液之药（华宝孚先生之说，吾家太炎先生说亦同之）。东人渡边熙谓羚羊有消灭血液中毒素之效，故可应用于脚气，按此说颇新，志之以备一说。

石　斛

【名称】 学名 *Agropyrum repens*（注：有 5 种石斛供药用，分别是 *Dendrobium loddigesii* Rolfe.，*D. fimbriatum* Hook. var. *oculatum* Hook.，*D. chrysanthum* Wall.，*D. candidum* Wall. ex Lindl.，*D. nobile* Lindl）。别名石遂、禁生、林兰、杜兰。

【科属】 兰科。

【品考及产地】 黎伯概曰：石斛有四种，据现今药店所售者：一金钗斛，二水石斛，三小环钗，四霍山环钗。以钗得名，盖谓形色似金钗耳。按之金钗斛与水石斛，似同一种，但水斛色质略次，疑似从石斛中拣出者，茎皆大，与《本草纲目》所记，一种痉大如雀髀颇似。《纲目》本名麦斛，而今则无此称矣。小环钗与前二种不同，其茎细小，但不作环状，与《纲目》所纪一种细实如蚱蜢颇似。霍山环钗云产自霍山，比小环钗尤细，小环钗不作环状，而霍山环钗则颇拳曲如环，余察其理，细小柔软，一经暴干，失去水分，则必收缩环曲矣（《新加坡医药月刊》第十七期）。

【形态】 为多年生草本，自生于高山湿润之岩石，或古木上，茎青绿色，高三四寸至六七寸，每离寸许，即有一节，稍似木贼，但内部充实，每节生叶，叶为披针形，具并行脉，厚而有光泽，初夏之际，每一稍端开花两朵，色有淡红与白色二种，有不整齐之花被，变种极多，栽之者多供赏玩。

【药用之部】 根。

【修治】 捣汁用、生用、阴干用。

【性味】 甘平。

【成分】 主要素为 triticin $C_{12}H_{22}O_4$（《新中药》）。

【用量】 捣汁用两许，入煎剂二钱至五六钱。

【效能】

（1）《本经》：伤中除痹下气，补五脏劳羸瘦，强阴益精，久服厚肠胃。《别录》：补肉绝不足，平胃气，长肌肤肉，逐皮肤邪热痱气，脚湿疼冷痹弱。甄权：益气治男女腰脚软弱，健阳，逐皮肌风痹，骨中久疼，补肾益力。《日华》：壮筋骨，暖水脏，益智清气。时珍：治痈疽排脓。

（2）寇宗奭曰：石斛治胃中虚热有功。邹澍曰：石斛是补剂，调处阴阳，以意消息而用之也可。

（3）用为健胃强壮药（《和汉药考》）。为强壮药，治阴痿消渴[①]等病，镇静关节炎之疼痛

---

①渴，原作削，其义恐为渴，存疑。据《和汉药物学》石斛条。

(《和汉药物学》)。曹拙巢先生曰:石斛之用,全在滋养胃阴,除此别无他用。无奈世之庸俗,以之生津退热,温病初起,遭此抑遏,邪无从出,动酿白痦;阳明府病,火郁于内,清之宜迅,甘凉清滋,与事何补! 此叶桂、吴瑭,所以为仲景罪人也。

【编者按】 自《本经》至明代本草书,皆视石斛为滋阴益肾之药,无用之为退热者。自叶天士倡伏气温病之说,群以麻桂能伤阴劫津,必生液清温,乃为正治,于斯石斛遂为温病之退热药。夫温病正当体温亢盛,吾人不用石膏、知母,以杜绝温病之来路,乃以此滋厚之石斛,胶住其邪,热虽稍杀,然而缠绵时日,往往变证而死。即寻常风温咳呛,苏医一见口渴痰厚,误用石斛,亦致久延不愈。温病常见舌尖红,舌无苔,苏医乃恣用石斛,抑知温病初起,据此而用石斛,有愈用而其舌愈绛者,白痦虽未必系石斛酿成,然温病无用石斛之必要,可断言也。然则石斛吾人将如何而用? 曰:热性病退后,津液未复者可用之;阴虚之喉症,可用之;病人脏无他病,口干便闭,所谓胃液不足者可用之。总之,石斛为滋养强壮药,非退热药。

红　花

【名称】 学名 *Carthamus tinctorius* L. 。别名黄蓝、红蓝花、丹花、摘花、红兰。

【科属】 菊科。

【品考及产地】 《伪药条辨》曰:红花三四月出新,河南归德州出者,名散红花,尚佳。亳州出者,亦名散红花,略次。浙江宁波出者,名杜红花,亦佳,皆红黄色。山东出者,名大散花,次之。孟河出者,更次。河南淮庆出者,名淮红花,略次。湖南产者,亦佳。陕西产者,名西红花,较次。日本出者,色淡黄,味薄,名洋红花。又有片红花,色鲜红,别是一种。红花鲜捣,压成薄片,晒干,大红染坊染真红用者多。河南出者名结子花,其色红紫者佳。宴州出者,为大结子花,此亦大红染坊店所用。结子花伪者,以苏木研末,用面糊捣透,做成粒子,甚次,不如用杜红花之为妥。又有西藏红花,一种花丝长,色黄兼微红,性潮润,气微香,入口沁入心肺,效力甚强,为红花之极品。黎伯概曰:红花大别为二:一为川红花,一为西红花。川红花大约为四川出产,然产地不止四川,陕甘及回部均有产。四川内部,相连西藏,此种红花,亦有产自西藏或印度者,称河红花。西藏南部外通印度之加剌吉打海口,由加剌吉打运至新加坡,复运香港,转入内地,实则与川红花同种,形色气味一样,此种红花,自古至今,皆入药品,大抵皆本国内地所产,《金匮》之红蓝花酒,即是此品。但与西红花比,则效力远逊,西红花为我国西藏所出,印度各国皆有,亦有四种,三种是真,一种是假。真者又分三种,皆与河红花形质大异。河红花一花分三部,一花柄、二花瓣、三花须。花本干燥又复微小,初视不能分辨,以水浸之,则可以认识。西红花纯系单条之物,颇似花须,亦颇似喇叭形,上大小下,每条长可一英寸余,大仅如粗线,须干而润,含有原具之油质与香气,此其大概也。今将三种真物,一种伪物,评论之:上者色黄赤,质干瘦细小,捻之爽手,有深老精结之致;次者色偏红,质略肥胀,捻之不爽手;一种色偏红,其质肥胀,捻不爽手同,此三种嗅之皆有香气。伪者色殷红而晦浊,捻之滞手,嗅之亦微有香气。以水浸之,上者,水色清黄,与河红花浸液同;次者一种,水色黄红;一种,水色淡黄;伪者,水色艳红。而真伪入水之别,真者其色徐徐而出,浸出之色,界限画然,自成一小部分,不甚溶化,振荡之而后全水溶化;伪者其色见水即出,与质完全脱离,全水皆大红艳,一见水香气即无。余据理意断,真者天然自赋之色,蕴藏于纤维组织间,故见水须徐徐乃出,伪者人造之染色,仅涂饰其外,而不入于纤维之里,故见水即刻剥脱,不能附和。推之真红花上者爽手,必其花老练精结,香色油液俱藏于组织纤维之里，故手捻之而干爽，色由红而赤，坚致有光；次者必其花不甚老练精结，油液不甚深藏，故不能干爽，其色但红稀而不老赤；又次者，油液更稀，亦不爽手，其色黄而不红，即更不老结之征；至若伪者，全非自赋之色，以染汁涂泽堆朵，故极为滞手。西藏本有红花油，人疑此伪物即制红花油之渣粕，另熬色料，染其外形，余于浸液之中，视其纤维虚松淡白，想其油液已早榨出，纯属渣粕，及再浸久，而花质膨胀，与真品西红花迥然二物，又疑系同一类似之花，取以作伪，此伪物全用不得，无一可取。医家处方，切勿用此伪品，药家心存良善，亦切勿办此伪品（《新加坡医药月刊》十七期）。

【形态】 为二年生草本，药圃多栽植之，茎高四五尺，叶为广披针形，边缘有锐锯齿，似蓟而互生，茎与叶俱有利刺，花开于梢头，色红黄，状如筒，为头状花序，总苞之边缘，亦有利刺。

【药用之部】 花。

【修治】 拣净，曝干用。

【性味】 辛温。

【成分】 小泉荣次郎曰：为红色素（红色素，即俗所称胭脂）之加乍密克酸 carthamic acitd $C_{14}H_{15}O_7$，及黄色素等。又曰：红花含有之成分，随产地种类及栽植法等之不同，而稍有多少，但其平均之数，大抵百分中含水分 7.30，加乍密克酸 0.41，黄色素及硫酸盐 30.63，蛋白质 3.76，越几斯质 4.89，木纤维 48.12，酸化铁及矾土 0.87，酸化锰 0.30（《和汉药考》）。刘绍光等曰：据顾临熙《药物学》载，红花含：①微量之挥发油；②苦红花苷（疋科红花苷 picrocrocin）；③红色物质（polychroite，即红花苷 crocin）；④无色不还原之结晶体；⑤结晶形之碳水化合物。本药物化学实验室，近由藏红花提出一种白色结晶体，其化学性质，尚待研究，此白色结晶体，经吾人最近实验，已确定其为红花之有效成分，所现作用，较用红花全体者，似更显著（全国经济委员会药物研究室：红花之药理研究）。

【用量】 八分至三钱。

【作用】

红花药理之研究云：

(1) 藏红花流膏对于一切动物，如豚鼠、家兔、猫及狗之子宫，不论其受孕与未孕，均现一致之作用，小剂量可使静息子宫发生收缩，或增加其伸缩范围与速度；大剂量可使肌紧张显著增加，最后呈一长久痉挛式之收缩。待试药洗去后，子宫又恢复原来情形，其作用颇似对于子宫之肌纤维，有直接刺激性质。

(2) 吾人用藏红花之白色晶体，作实验多次，其对于子宫之作用，与藏红花流膏所现者，完全相同，且其作用更为显明准确，足以证明此物为藏红花之有效成分。

(3) 藏红花液膏之毒性较小，因以泰诺氏溶液洗之之后，子宫立即弛缓至正常状况。

(4) 藏红花使呼吸深而快，故为一呼吸兴奋剂。其于血压，则先下降，继则渐恢复而至正常情形。毒性剂量，使动物因血循环系统之衰竭而死。

(5) 藏红花之刺激作用，与脑垂体素之作用甚相似，均增加子宫之收缩，及其肌肤紧张，脑垂体素用 0.002 公分之剂量，约与红花流膏 12.5%之一公撮之效力相当，二者之作用，对一切动物，不论受孕与未孕，均现同一之效果。但将泰诺氏溶液洗去试药后，子宫肌紧张之退归原状，在用脑垂体素所现者，似不如红花者之速而完全。又结论曰：藏红花流膏对于子宫，有显著之刺激作用，其作用似由于肌纤维直接被激刺所致。藏红花流膏之毒性较小，以泰诺氏溶液洗去试药后，子宫之肌紧张，速恢复至正常状况。藏红花流膏与当归素之作用正相反，大约前者刺激子宫之肌纤维，后者则弛缓之。藏红花流膏之作用，速而持久，与脑垂体素甚相似。其他淮红花流膏，无甚作用。

【用量】 八分至三钱。

【效能】

(1)《开宝》：产后血晕口噤，腹内恶血不尽绞痛，胎死腹中。并酒煮服，亦主蛊毒。震亨：多用留血，少用养血。时珍：活血润燥，止痛散肿通经。

(2) 王好古曰：辛而甘苦温，肝经血分之药也。汪石山曰：凡瘀行则血活，有热结于中，暴吐紫黑血者，吐出为好，吐未尽，加桃仁红花引之。大抵鲜血宜止，瘀血宜行。

(3) 有通经催进阵痛之效，应用于月经闭止，分娩时阵痛微弱等，并治分娩后眩晕(《和汉药物学》)。通经镇痛，亦可用于结膜炎症(《台湾药物学》)。

【编者按】 最近据刘绍光博士等之实验，谓红花有收缩子宫之作用，与西药麦角相类，麦角为寄生于裸麦之霉菌体，有使子宫起收缩之作用，用之适当，则子宫收缩，同时其血管亦被收缩，故子宫内残余血液，排出子宫，用于月经过多，及其他种种子宫出血，能止其出血。用于慢性子宫实质炎，能去其炎症。又能促进炎症产物之吸收。此外用于子宫筋[①]肿等，不独能止其出血，且因收缩子宫，而起局部贫血，能阻碍筋肿之荣养，抑制其发育，或渐使缩小，至于消失。妊娠子宫，较非妊娠子宫反应麦角之作用强大，就中愈近妊娠末期者，其感受性愈大，能使胎儿窒息，故妊妇忌服。在娩出期则于阵痛微弱之际，间或用之，反之，在产后则麦角之用途甚广，就中手术的分娩等之后，子宫弛缓无力，而胎盘剥离面出血之时，能使子宫起痉挛性收缩，一则以止血，一则以促子宫复旧之目的而用之，夫麦角因有收缩子宫之作用，其效果如是，而红花亦有同样作用，则效果当亦相同。古人谓红花能行瘀血，大致以红花能收缩子宫，排除子宫内残潴之血液，然实际上红花以止血为主，故经闭不宜使用也。

鹿茸(附 鹿角胶 鹿角霜)

【名称】 学名 *Young harts-horn*(注：有 2 种鹿茸供药用，分别是 *Cervus nippon* Temminck，*Cervus elaphus* Linnacus.)。别名鹿虫、袋角、囊角、茄子茸、冲天室。释名，鹿茸乃鹿之嫩角。《伪药条辨》曰：鹿茸如草芽初生之状，麋鹿雌者无角，雄者之角，年解年生，乘其初生，含血未成骨，取以为补精血药，因其状命名也。

【原动物】 哺乳类之有蹄类。

【品考及产地】 《伪药条辨》曰：采茸之法，贵乎始生含血者，渐长则成角，不适用。故云宜如茄之小者，分岐者大而不取。此举茸生初久形分大小而言，非可指为鹿角之大小解也。凡其气血，幼者弱，老者衰，惟壮大者则强，是麋鹿之茸，正当取于壮大之麋鹿为贵，当取其头骨大而茸丰肥，如马鞍形蕲形者为最。至茄茸则太嫩而小，寇宗奭已论之矣。再论采取之法，《羌海杂志》云：鹿茸一种，天下盛称关东，其实制法以西产为良，品质亦不及西产之厚也。西产制法，最上者亦曰旋茸，此指家畜而言，如遇野山之鹿，即随时义获取茸，功效尤伟。李春芝云：麋鹿俗呼梅鹿，尤有马鹿之分，二鹿均能生茸，皆有腊血片，大抵麋鹿解角后，其新茸芽生之际，初起如银杏状，渐成梨形及核桃形，名曰血包，此为第一期，再则支生两凸，如茄子

---

①筋，原为筯，据文义改。

形，或如鞍子形，名曰扈子鞍子，稍养数日，急宜取用，此为第二期；倘逾此期，即为乂子，此为第三期，即毛角也，血液枯燥，功效已薄。上述麋鹿生茸，关于时际之迟早，以区别其形状之良窳。再别其每架鹿茸切片时，复有腊片、血片、风片、骨片之分。如茸之顶尖，最首层之白如腊，油润如脂，名之曰腊片；次层白中兼黄，纯系血液贯注其中，故名曰血片；最次层片，有蜂窠色，紫黑透孔，名曰风片，俗云木通片，如木通之空通也；最次则与骨毗连，同角相仿，名曰骨片，效力更薄矣。凡辨原架鹿茸之法，须颜色紫红明润有神，顶圆如馒头式者佳；如色带黄黑，顶上凹陷者次。东三省产及青海、新疆均佳，浙江衢州、金华出亦佳。鹿茸架伪者，用猪血面粉做成，鹿与麋为二种，惟自来绝难分别，盖混用久矣（《药物地道录》）。

【形态】 为蒙有毛皮之初生角，柔软作茄子状，类蕈菌，外面呈紫褐色，有光泽，中有血管。

【修治】 切片用。

【性味】 甘温。

【成分】 含有磷玼阿摩尼亚红血输铁磷养锰等各质。

【用量】 二钱至五钱。

【效能】

(1)《本经》：漏下恶血，寒热惊痫，益气强志。《别录》：疗虚劳洒洒如疟，羸瘦，四肢酸疼，腰脊痛，小便数利，泄精溺血，破瘀血在腹，散石淋痈肿，骨中热疽痒，安胎下气。《日华》：补男子腰肾虚冷，脚膝无力，女人崩中漏血，赤白带下。炙末酒服方寸匕，壮筋骨。时珍：生精补髓，养血益阳，强筋健骨，治一切虚损，耳聋目暗，眩晕虚痢。

(2) 黄宫绣曰：补其精气不足，大为补精暖血之剂，是以书载能补髓养血，强筋健骨。凡腰肾虚冷，遗精崩带等症，服皆有效。总不外长养气血，而为补肝滋肾之要药也（《本草求真》）。阎立升曰：能治精髓骨血之病，及一切虚损，耳聋目暗，眩晕虚利（《本草选旨》）。

(3) 为强壮药，用以滋补神经病及内部病症（《和汉药物学》）。用为益精滋养补血等之强壮剂（《台湾药物学》）。

附 鹿角胶

【制法】 《伪药条辨》曰：鹿角胶原名白胶，以鹿角寸截，米泔浸七日令软，再入急流中浸七日，刮去粗皮，煮七日，频频添水，取汁沥净，加无灰酒，熬成膏，冷则膏成矣。

【形态】 为无色透明，或半透明无气味之薄片，劣者有腥臭，逢冷水则吸收而膨胀，入热汤中易溶化，冷之则凝固，再热之则融化而分解，发恶臭。

【性味】 甘平。

【成分】 为胶素(clutin)，软骨素(chondrin)等(《和汉药考》)。

【用量】 一钱至三钱。

【作用】 入胃即与胃酸化合而凝固，至肠复分解，而被肠壁吸入血中，颇有增加血液凝固之力(《新中药》)。

【效能】

(1)《本经》：伤中劳绝，腰痛羸瘦，补中益气，妇人血闭无子，止痛安胎。《别录》：疗吐血下血，崩中不止，四肢作痛，多汗淋露，折跌伤损。《药性》：男子损脏气气弱，劳损吐血，妇人服之，令有子。安胎去冷，治漏下赤白。时珍：炙捣酒服，补虚劳，长肌益髓，令人肥健，悦颜色，又治劳嗽，尿精尿血，疮疡肿毒。

(2) 黄宫绣曰：鹿胶由角煎熬，书载补阳益阴，强精活血。然惟平脏服之得宜。若使纯阴无阳，服此反能泥膈，先不免有腹胀饱满之弊矣(《本草求真》)。陈修园曰：白胶即鹿角煎熬成胶，何以《本经》白胶列为上品，鹿茸列为中品乎？盖鹿茸温补过峻，不如白胶之甘平足贵也，功用略同，其主妇人血闭，止痛安胎者，皆补冲脉血海之功也(《本草经读》)。

(3) 为止血药、治吐血、咯血、肠出血、子宫出血、血尿等，兼治尿利频数盗汗，四肢疼痛(《和汉药物学》)。用作病后滋养药(《和汉药考》)。窳笃儿《药性论》曰：鹿角胶性易消化，有滋养功效，失血太过，致精力虚损者之要药。《医方名物考》曰：鹿角胶滋养润补，易消化，治失血过多所致之虚脱症，或加砂糖、枸橼汁等，使味美。

附　鹿角霜

鹿角霜即鹿角之粉末，功同鹿角胶。内服治恶性肿疡，去其肿胀疼痛(《和汉药物学》)。

【编者按】 鹿茸古人用为峻补之品，近由俄人化验，谓鹿茸含有多量之阿摩尼亚，其峻补之力，即出于此，此说似不尽可恃。鹿茸善补气虚，糖尿病日久衰弱，尤有效验。鹿茸价奇昂，贫病者可以鹿角胶、鹿角霜代之，力虽稍逊，然价则低廉多矣。

郁　金

【名称】 学名 *Curcuma*. L(注：今作 *Curcuma longa*. L)。别名乙金、玉金、蔚金、郁鬯。

【科属】 蘘荷科。

【品考及产地】 杨野鹤曰：郁金有二，色黑者名川郁金，色黄者名广郁金。川郁金出四川打箭炉者为佳，今有以蓬术子混充之者。广郁金内赤外黄，圆如蝉肚，广东、广西均产之，市人多有以姜黄子伪之者。《伪药条辨》曰：郁金山草之根野生也，两广、江西咸有之，而以蜀产者为胜。上古不甚重，用以治马病，故又名马蒁，因其形像似莪蒁也。自唐以后，始入药料，治血证有功。本非贵重之品，清初吴乱未靖时，蜀道不通，货少居奇，致价数倍，甚则以姜黄辈伪之者，然其形锐圆如蝉腹状，根杪有细须一缕，如菱脐之苗，长一二寸，市人因呼金线吊虾蟆，蝉肚郁金是也。其皮黄白有皱纹，而心内黄赤，剉开俨然两层如井栏，产四川重庆，惟本年生者嫩小而黄，若遗地未采，逾年而收，则老而深黯，色如三七状，为老广郁金。然老郁金治血症，化瘀削积之力，胜于嫩者，若开郁散痛，即嫩黄者亦效。乃近年传黑者为野郁金，黄者为假，并误其为姜黄，殊不如此物本是野生，若姜黄皮有节纹，肉色深黄无晕，蓬蒁色黑无心，最易辨也。然老郁金虽产四川，近今名称广郁金。所谓川郁金，乃温州产也，色黯黑形扁，亦有心，惟不香耳。

【形态】 为多年生宿根草，高二三尺，叶类昙华，花稍似茗荷而大，多小苞，作鳞状，其间有三四黄蕊，其根为芋状，主根长五分至一寸五分许，叶痕作轮状环绕，周围外面灰褐色，内部暗褐色，或黄色，作角质状，有一种芳香，稍有苦味。

【药用之部】 根。

【修治】 去须根，切片用。

【性味】 辛苦。

【成分】 为黄褐色素 curcumin $C_{10}H_{10}O_3$，挥发油，淀粉等(《和汉药考》)。含有挥发油，淀粉，树脂性之加耳克明 curcumin $C_{21}H_{20}O_6$，黄色素(《和汉药物学》)。

【用量】 钱半至三钱。

【作用】 在胃时仅分解，至肠始被吸收，然半数仍由大便排出，至肠壁吸收入血中，即能增进血液氧化之功，同时又能令子宫黏膜之充血(《新中药》)。

【效能】

(1)《唐本草》：血积下气，生肌止血，破恶血，血淋尿血，金疮。甄权：单用治女人宿血气，心痛，冷气结聚。温醋摩服之，亦治马胀。李杲：治阳毒入胃，下血频痛。时珍：治血气心腹痛，产后败血冲心欲死，失心癫狂，蛊毒。

(2) 缪希雍曰：郁金味辛苦，其气寒而无毒，辛能散，苦能泄，故善降逆气，入心肝胃三经。故治血积，气降而和，则血凝者散，故主生肌止血，其破恶血，治血淋尿血，主金疮者，调气行血之功也。单用亦治女人宿血气，心痛，冷气结聚。其性轻扬，能开血滞，故为调逆气行瘀血之要药(《本草经疏》)。陈修圆曰：时医徇名有二误，一曰生脉散，因其有生脉二字，每用之以救脉脱，入咽少顷，脉未生而人已死矣；一曰郁金，因其命名为郁，往往取治于气郁之症，数服之后，气郁未解，而血脱立至矣。医道不明，到处皆然，而江、浙、闽、粤，尤其甚者。又曰：郁金气味苦寒者，谓气寒而善降，味苦而善泄也。其云血积者，血不行则为积，积不去则为恶血，血逆于上，从口鼻而出，则为衄血、吐血；血走于下，从便溺而出，有痛为血淋，无痛为尿血；即金疮之瘀血不去，则血水不断，不能生肌，此物所以统主之者，以其病原皆由于积血，特取其大有破恶血之功也。盖血以气为主，又标之曰下气者，以苦寒大泄其气，即所有大破其血，视他药更进一步，解郁二字，不见经传，切不可惑此邪说。若经水不调，因实而闭，不妨以此决之，若因虚而闭者，是其寇雠。且病起于郁者，即《内经》所谓二阳之病发心脾，大有深旨，若错认此药为解郁而频用之，十不救一。至于怀孕，最忌攻破，此药更不可以沾唇。即在产后，非热结停瘀者，亦不可轻用。若外邪未净，以此擅攻其内，则邪气乘虚而内陷。若气血两虚者，以此重虚其虚，则气血无根而暴脱，此女科习用郁金之害人也。圣经灼然可据，杂书杂说，居然鱼目混珠，甚为不解，昔人谓不读人间非圣书，吾深有味乎斯言。

(3) 石原保秀曰：用于唾血、衄血、尿血，妇人经脉逆行，心腹诸痛其他等(《本草略解》)。为止血剂，亦可供为染料(《台湾药物学》)。为健胃止血药，治胃痛及肾脏或膀胱出血，外用撒布于切创，起止血作用(《和汉药物学》)。

【编者按】 本品为妇科常用药，治月经痛及胃气痛，止血则近世无用之者。时医于湿温神昏时，好用郁金，其意为郁金辛香流气，足以疏解湿热也，然湿温里热已炽，时医仍用菖蒲、郁金，则无谓极矣。